T0216191

Die Beteiligung der Angehörigen von Menschen mit Demenz im Akutkrankenhaus

Jasmin M. Prüß

Die Beteiligung der Angehörigen von Menschen mit Demenz im Akutkrankenhaus

Formen, Arten und Limitationen

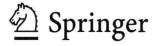 Springer

Jasmin M. Prüß
Braunschweig, Deutschland

Vorwort von
Martin W. Schnell
Witten, Deutschland

Das vorliegende Werk entstand als Dissertation an der Universität Witten/Herdecke.

ISBN 978-3-658-43961-3   ISBN 978-3-658-43962-0   (eBook)
https://doi.org/10.1007/978-3-658-43962-0

Die Deutsche Nationalbibliothek verzeichnet diese Publikation in der Deutschen Nationalbiblio-
grafie; detaillierte bibliografische Daten sind im Internet über http://dnb.d-nb.de abrufbar.

Planung/Lektorat: Renate Scheddin
Springer ist ein Imprint der eingetragenen Gesellschaft Springer Fachmedien Wiesbaden GmbH
und ist ein Teil von Springer Nature.
Die Anschrift der Gesellschaft ist: Abraham-Lincoln-Str. 46, 65189 Wiesbaden, Germany

Das Papier dieses Produkts ist recycelbar.

Gewidmet
den Menschen mit einer demenziellen
Erkrankung und ihren Angehörigen

– sowie allen, die diese auf ihrem Weg
begleiten.

Mögen alle Wesen Glück und die
Ursache des Glücks haben.

Mögen sie frei von Leiden und der
Ursache des Leidens sein.

Mögen sie nicht vom wahren Glück,
welches ohne Leid ist, getrennt sein.

Mögen sie in Gleichmut verweilen, frei
von Anhaftung und Abneigung.

(Buddhistische Wünsche)

Vorwort zum Buch von Jasmin M. Prüß zum Thema „Die Beteiligung der Angehörigen von Menschen mit Demenz im Akutkrankenhaus – Formen, Arten und Limitationen"

Die demographische Entwicklung hat in Deutschland dazu geführt, dass mit der sog. Hochaltrigkeit ein neues Lebensalter eingeführt worden ist. Hochaltrig sind Menschen, die jenseits des 80. Lebensjahres noch erheblich lange leben. Diese Menschen leben oft mit chronischen Erkrankungen, was besonders dann zu möglichen Problemen führen kann, wenn die Menschen im Akutkrankenhaus behandelt werden müssen. Die Behandlung gilt einer akuten Erkrankung, aufgrund derer jemand in das Krankenhaus gegangen ist, die chronische Erkrankung läuft lediglich mit. Insbesondere ältere Menschen mit einer demenziellen Erkrankung sind Fremdkörper im System des Krankenhauses. Deren Krankheit wird behandelt, aber was ist mit der Person eines Patienten? Können Angehörige dabei helfen, eine Passung von System und Patient zu verbessern? Welche Sichtweise verfolgen die Mitarbeiter eines Krankenhauses in dieser Sache? Damit Menschen mit Demenz erfolgreich im Krankenhaus behandelt werden können, sind sie auf die Begleitung ihrer Angehörigen angewiesen. Diesem aktuellen und komplexen Problemfeld widmet sich die vorliegende Untersuchung von Jasmin M. Prüß.

Es ist seit langer Zeit bekannt, dass Angehörige im Gesundheitswesen von großer Bedeutung sind. Sie können einen Beistand und eine Vermittlung von Heimat und Normalität für Patienten sein, sowie eine Brücke zwischen Ärzten, Pflege und eben einem Patienten. Diese Funktion wird umso wichtiger je vulnerabler die Patienten sind. Frau Prüß hat 23 Interviews geführt, um diesen Problemkomplex zu erforschen und jene Fragen zu beantworten.

Im ersten Teil stellt sie die Entwicklung der Situation von Menschen mit Demenz in den letzten 20 Jahren vor. Besonders steht dabei der extreme Kontrast im Mittelpunkt, der sich zeigt, wenn jene Menschen als Patient in ein Aktkrankenhaus kommen. Zwei völlig inkompatible Welten stoßen aufeinander! Das Krankenhaus erwartet von den Patienten, dass sie sich ihrerseits den Abläufen im Krankenhaus anpassen. Dazu sind diese jedoch kaum in der Lage. Welche Unterstützung Patienten mit Demenz durch ihre Angehörigen in dieser Situation erfahren können, wird als Forschungsfrage formuliert. Dieser erste Teil ist als durchaus spannende Problemgeschichte verfasst. Sie liest sich plausibel und begründet das Forschungsanliegen der vorliegenden Arbeit.

Im zweiten Teil werden Methodologie und Methode des empirischen Teils der Dissertation vorgestellt. Frau Prüß möchte die „soziale Verteilung von Perspektiven auf ein Phänomen" untersuchen und wählt daher als Methode der Datenerhebung das episodische Interview und als Methode der Datenauswertung die von Uwe Flick modifizierte Version der Grounded Theory nach Anselm Strauss. Im Zuge der Samplingstrategie werden vorab festgelegte Gruppen (Angehörige, Patienten etc.) ausgewählt. Die Darstellung der Ergebnisse erfolgt nach dem Kodierparadigma. Es wird dabei eine Version mit fünf statt, wie üblich, mit sechs Feldern gewählt. Die forschungsethischen Reflexionen werden dargelegt. Die Ethikkommission der DGP hat dem Vorhaben ein positives Votum erteilt. Sämtliche der Methodologie und der Forschungsethik geltenden Darlegungen sind plausibel.

Im dritten Teil präsentiert die Verfasserin die gruppenspezifischen Ergebnisse ihrer Untersuchung. Es wird deutlich, in welchem Rollen die Angehörigen (Begleiter, Stellvertreter, Expertin, Helfer etc.) aus Sicht welcher Gruppe (Angehörige selbst, Pflege, Ärzte, Patienten) im Akutkrankenhaus im Zuge der Versorgung und Behandlung von Menschen mit Demenz auftreten. Anwesenheit und Kontakt sind unspezifische, aber unverzichtbare Voraussetzungen für das Auftreten von Angehörigen demenzkranker Patienten. Anwesenheit und Erreichbarkeit fordern den Angehörigen u. U. viel Energie ab.

In der Darstellung der Rollen der Angehörigen werden alle Perspektiven mit In-Vivo-Codes unterlegt und dann ausinterpretiert. Das macht die Nachvollziehbarkeit komplex. Aufgrund der Vielgestaltigkeit der Untersuchung ist das vermutlich unvermeidlich.

Die Komplexität steigert sich bei der gruppenübergreifenden Darstellung der Rollen der Angehörigen. Es werden dabei auch die Auswirkungen der Coronasituation auf die Anwesenheit im Krankenhaus aufgezeigt.

Insgesamt wird die Beteiligung der Angehörigen im Schnittpunkt vom eigenen Wollen, dem Sollen aus Sicht der Klinik und dem Dürfen aus Sicht des Umfeldes ermöglicht. Fehlt eine dieser Ermöglichungen, dann stößt die Beteiligung auf Grenzen – und das auch zum Nachteil der Patienten mit Demenz. Die Forschungsfrage der vorliegenden Arbeit wird in diesem Zuge von Frau Prüß beantwortet. Die Ergebnisse werden sodann im Rahmen der Forschungsliteratur

diskutiert. Ebenso die Grenzen der Untersuchung. Frau Prüß skizziert abschließend die Relevanz ihrer Arbeit für die Praxis und meldet schließlich weiteren
Forschungsbedarf an.

Die vorliegende Arbeit hilft, eine Forschungslücke auf höherer Ebene zu
schließen. Studien über den Status Angehöriger gibt es (u. a. in der Pflegewissenschaft) sehr viele. Das gilt aber nicht für gruppenübergreifende Untersuchungen
wie die vorliegende.

Diese Arbeit ist sehr komplex und dennoch in sich rund. Sie ist methodisch
anspruchsvoll; das Kodierparadigma wird eher ausinterpretiert als zusätzlich schematisch gezeigt. Die Verfasserin führt souverän durch die Teile ihrer Arbeit. Die
Ergebnisse sind in der Sache nicht immer ganz neu, aber aktuell. Sie überzeugen
ob ihres panoptikalen Charakters, der die methodisch angekündigte Verteilung
von Perspektiven auf das Phänomen der Angehörigen einlöst. Die Spezifität der
Ergebnisse wird durch eine Kontrastierung mit der Rolle von Angehörigen in der
Pädiatrie hervorgehoben.

Frau Prüß plädiert für ein regelrechtes Modell der Beteiligung von Angehörigen bei der Begleitung von Menschen mit Demenz im Krankenhaus. Sie gehört zu
den Pflegewissenschaftlerinnen, die einen familienorientierten Versorgungsansatz
als Erweiterung des klassischen biomedizinischen Modells befürwortet.

Abschließend ist zu sagen, dass Frau Prüß eine sehr engagierte Arbeit vorgelegt hat. Ihr liegt das Thema am Herzen. Das Thema der Arbeit ist relevant für
Gesellschaft und das Gesundheitswesen im Hinblick auf die anstehenden Fragen
der Krankenhausreform.

Univ.-Prof. Dr. Martin W. Schnell, M.A.
Lehrstuhlinhaber für „Sozialphilosophie und
Ethik im Gesundheitswesen"
Universität Witten/Herdecke
Witten, Deutschland

Kurzfassung

Hintergrund: Bedingt durch die demografische Entwicklung steigt die Anzahl älterer und kognitiv beeinträchtiger Menschen, die in einem Akutkrankenhaus behandelt werden. Dabei sind insbesondere Patienten/Patientinnen mit einer demenziellen Erkrankung und ihren spezifischen Charakteristika auf der einen Seite und das ablauforientierte System des Akutkrankenhauses auf der anderen Seite inkompatibel – mit entsprechend negativen Auswirkungen für alle Beteiligten.

Ziel: Aus der Perspektive der beteiligten Akteuere sollte untersucht werden, ob Angehörige als Bezugspersonen zu einer Minderung oder Überbrückung des beidseitigen Interaktions- und Adaptionsdefizits zwischen Patientinnen/Patienten mit einer Demenz und den medizinisch-pflegerischen Fachpersonen des Krankenhauses beitragen können.

Methode: Der Untersuchungsansatz folgt der Methodologie des symbolischen Interaktionismus. Im Rahmen eines qualitativen Studiendesigns wurden mit 21 Teilnehmenden – Angehörigen, Menschen mit Demenz, Pflegekräften, Mediziner/ -innen und weiteren Mitarbeitenden im Krankenhaus – 23 episodische Interviews geführt. Diese wurden in Anlehnung an die Methode des thematischen Kodierens nach Flick, einer Modifikation des theoretischen Kodierens der Grounded Theory, ausgewertet.

Ergebnisse: Den thematischer Kern bildet die Beteiligung von Angehörigen als zentrales Element für eine Vermittlung zwischen den behandelten Personen mit Demenz und dem Klinikpersonal. Angehörige übernehmen dabei im Akutkrankenhaus die Rollen als Experte/Expertin, Stellvertreter/-in, Begleiter/-in und/oder Helfer/-in mit entsprechenden Funktionen und Aufgaben. Je nach Rolle erfordern die Wahrnehmung und Ausübung entweder Kontakt als Mindestvoraussetzung oder obligatorisch die Anwesenheit der Angehörigen. Dabei sind förderliche und limitierende Faktoren in Bezug auf eine Beteiligung zu berücksichtigen.

Diskussion: Es wird ein entwickeltes Modell der Beteiligung von Angehörigen bei einem Krankenhausaufenthalt einer Person mit Demenz vorgestellt. Vor dem Hintergrund der Ergebnisse wird der familienzentrierte Versorgungsansatz (family-centered care) als mögliche Alternative und ergänzende Perspektive zu den biomedizinischen oder person-zentrierten Ansätzen (person-centered care) dargelegt. Des Weiteren wird abgeleitet, dass für eine organisierte Beteiligung eine Integration der Angehörigen in vorhandene Pflegemodelle erforderlich ist. Aus den theoretischen Implikationen werden schließlich Maßnahmenansätze und Handlungsempfehlungen für die vier Ebenen Politik, Krankenhaus als System, Klinikpersonal und Angehörige abgeleitet.

Abstract

Title: The involvement of relatives of people with dementia in acute care hospitals – forms, types and limitations

Background: Due to the demographic development, the number of elderly and cognitively impaired people who are treated in an acute hospital is increasing. In particular, patients with dementia and their specific characteristics are incompatible with the organized system of the acute care hospital – with negative consequences for all involved.

Aim: From the perspective of the actors involved, it should be investigated whether relatives as reference persons can contribute to a reduction or bridging of the mutual interaction and adaptation deficit between patients with dementia and the medical and nursing professionals of the hospital.

Method: The research approach follows the methodology of symbolic interactionism. Within the framework of a qualitative study design, 23 episodic interviews were conducted with 21 participants – relatives, people with dementia, nurses, medical professionals and other hospital staff. These were analyzed following Flick's method of thematic coding, a modification of the theoretical coding of grounded theory.

Results: The thematic core is the involvement of relatives as a central element for a mediation between the treated persons with dementia and the hospital staff. In the acute care hospital, relatives assume the roles of expert, deputy, supporter and/or helper with corresponding functions and tasks. Depending on the role, the perception and exercise of the role requires either contact as a minimum prerequisite or the obligatory presence of the relatives. Conducive and limiting factors in relation to involvement must be taken into account.

Discussion: A developed model for the involvement of relatives during hospitalization of a person with dementia is presented. Against the background of the results, the family-centered care approach is presented as a possible variant and complementary perspective to the biomedical or person-centered care approaches. Furthermore, it is deduced that organized participation requires the integration of relatives into existing models of care. Finally, the theoretical implications are used to derive approaches and recommendations for action at the four levels of policy, hospital as a system, hospital staff and relatives.

Danksagung

Ein Forschungsprojekt entsteht niemals allein – beim Start, auf dem Weg und auch in der Phase des Abschlusses gibt es viele Personen, die mit ihrem Sein, ihrer Inspiration, ihren Fragen und Hinweisen für mich persönlich und für das Thema dieser Arbeit da waren.

An erster Stelle danke ich meiner Familie – meinem Mann Henning und meinen Kindern Felix, Hannah und Neele. Sie mussten oftmals auf mich warten oder sogar verzichten und haben mir den nötigen Raum und die notwendige Zeit geschenkt, um diese Arbeit durchführen zu können. Mein Mann war mir darüber hinaus Tutor, Kritiker, Korrekturleser und Enabler. Vielen Dank dafür – du hast immer an mich geglaubt.

Natürlich danke ich auch vielmals allen Menschen, die sich als Interviewpersonen zur Verfügung gestellt haben. Ohne die Einblicke, die sie mir in ihr Leben, Arbeiten, Denken und Fühlen gegeben haben, hätte diese Arbeit nicht entstehen können. Mein Dank gilt daher genauso den Personen, die mir Zugangswege zu den Teilnehmenden eröffnet haben. An dieser Stelle möchte ich explizit den Arbeitskreis „Menschen mit demenziellen Einschränkungen im Krankenhaus" der Landesgruppe Niedersachsen der Deutschen Alzheimer Gesellschaft nennen. Diese interdiszipliär besetzte Gruppe befindet sich seit Jahren an meiner Seite.

Als nächstes danke ich von Herzen meinen Mentoren: Prof. Dr. Wilfried Schnepp und Prof. Dr. Martin W. Schnell. Wilfried Schnepp hat mir die Augen für die besonderen Bedürfnisse vulnerabler Personengruppen geöffnet und mich diesbezüglich sensibilisiert. Auch meine Begeisterung für die Methoden des qualitativen Forschens wurde durch ihn geweckt. Er gab mir darüber hinaus aber ebenso zu Verstehen, wie wichtig die Zeit mit der Familie ist – und diese über die Arbeit an der Dissertation nicht zu vergessen. Martin Schnell danke ich dafür, dass er nach dem Tod von Wilfried Schnepp ohne zu zögern die Mentorenschaft übernommen hat. Seine schnellen und präzisen Rückmeldungen sowie pointierten Nachfragen gaben dieser Arbeit Präzision. Dass ich mich jederzeit an ihn wenden konnte und von ihm eine schnelle Rückmeldung erhielt, gab mir ein Gefühl der Sicherheit.

Ein herzlicher Dank geht auch an die weiteren Doktorandinnen und Doktoranden, mit denen ich regelmäßig oder zweitweise im Austausch stand. Allen voran Martin Ebers. Der monatliche – und zum Ende hin wöchentliche – Austausch zum methodischen Vorgehen und die Reflexion unserer jeweiligen Ergebnisse haben mich durch diese Zeit begleitet. Den Kollegen und Kolleginnen aus dem Doktorandenkolleg der Universität Witten Herdecke und dem Forschungscolloquium von Prof. Dr. Martin W. Schnell danke ich für ihre Rückmeldungen und konstruktiven Nachfragen zu meinem Forschungsprojekt. Auch Jutta Wergen und ihrem Team von Coachingzonen-Wissenschaft danke ich vielmals für die Unterstützung und den Rahmen, den sie für uns Doktoranden und Doktorandinnen zum Austausch zur Verfügung gestellt haben. An dieser Stelle gilt mein besonderer Dank den Mitdoktorandinnen Antoinette Conca, Birte Kimmerle, Regina Gerlach und Monja Knirsch. Die Gespräche mit ihnen, der freundschaftliche Austausch und das gegenseitige Mut zusprechen taten unheimlich gut. Und Prof. Dr. André Fringer danke ich für den inspirierenden Austausch und die Reflexion zum methodischen Vorgehen bei einer Grounded Theory.

Der Stiftung der Deutschen Wirtschaft gGmbH (sdw) danke ich für die finanzielle und ideelle Unterstützung im Rahmen der Promovierendenförderung. Auch der wertschätzende Austausch, der dadurch mit anderen Promovierenden zustande kam, war sehr gewinnbringend.

Weiterhin gilt mein Dank den Kolleginnen der Ostfalia Hochschule: Die Gespräche mit ihnen, der Austausch und die Reflexionen haben mich stets ermutigt, weiterzumachen. Explizit danken möchte ich an dieser Stelle Prof. Dr. Sandra Tschupke und Lina Stölting.

Darüber hinaus danke ich meinen Freundinnen, Freunden und Bekannten. Sie haben mich zeitweise gar nicht mehr zu Gesicht bekommen und mir dennoch versichert, dass sie an mich glauben. Mein ausdrücklicher Dank gilt Henrike Schlicksbier. Sie hat mich aufgemuntert und zuversichtlich gestimmt, wenn ich nicht weiterwusste oder sogar ans Aufgeben gedacht habe.

Zu guter Letzt bedanke ich mich bei meiner Coaching-Ausbilderin Anna Schaub. Der Blick auf die Welt und das menschliche Erleben, den sie mir vermittelt hat, ermöglichten mir, den Abschluss dieser Arbeit mit Zuversicht zu verwirklichen.

Und last but not least danke ich von ganzem Herzen der Person, die mich zu der Durchführung einer Promotion angeregt hat: Lama Ole Nydahl. Danke für das Vertrauen in mich und die Bestärkung.

Inhaltsverzeichnis

Abkürzungsverzeichnis

A	Angehörige
Abb.	Abbildung
Abschn.	Abschnitt
BGB	Bürgerliches Gesetzbuch
BMFSFJ	Bundesministerium für Familie, Senioren, Frauen und Jugend
DGN	Deutsche Gesellschaft für Neurologie
DGPPN	Deutsche Gesellschaft für Psychiatrie und Psychotherapie, Psychosomatik und Nervenheilkunde e. V.
DGP	Deutschen Gesellschaft für Pflegewissenschaft e. V.
DGPs	Deutsche Gesellschaft für Psychologie e. V.
DGS	Deutsche Gesellschaft für Soziologie e. V.
DNQP	Deutsches Netzwerk für Qualitätsentwicklung in der Pflege
E	Ergänzende Teilnehmende
e. I.	Episodisches Interview
EU	Europäische Union
FCC	Family-centered care
G	Gesundheits- und Krankenpfleger/innen (Pflegefachpersonen)
GuKP	Gesundheits- und Krankenpfleger/-in
H. d. V.	Hervorhebung durch Verfasser/-in
I	Interviewerin
Kap.	Kapitel
KHG	Krankenhausfinanzierungsgesetz
M	Mediziner/-innen
MCI	Mild Cognitive Impairment
P	Patienten/Patientinnen mit Demenz
PCC	Patient-centered care

Pos.	Position
SGB	Sozialgesetzbuch
SOEP	Sozio-oekonomisches Panel
StGB	Strafgesetzbuch
Tab.	Tabelle
WHO	World Health Organization

Abbildungsverzeichnis

Tabellenverzeichnis

Einleitung: Der Forschungsanlass

1

Das Thema Demenz ist in den Krankenhäusern noch nicht richtig angekommen, die dementen Patienten aber sehr wohl. (Prof. Dr. Ingo Füsgen, 2012)

1.1 Ausgangssituation und Themenfindung

Der demografische Wandel führt in Deutschland und Europa zu einer tiefgreifenden Veränderung der Bevölkerungsstruktur hin zu einem stark steigenden Anteil älterer und immer älter werdender Menschen (Eurostat, 2022; Verband der Ersatzkassen (vdek), 2022). Da das Alter den Hauptrisikofaktor für eine demenzielle Erkrankung darstellt, nimmt der Anteil der Menschen mit dieser Erkrankung deutlich zu (Bickel, 2020). Dies wirkt sich ebenso auf die Patientenstruktur in Akutkrankenhäusern aus: Weil ältere Menschen im Durchschnitt häufiger im Krankenhaus behandelt werden müssen als jüngere, nimmt auch der Anteil der Patienten und Patientinnen mit einer Demenz im Akutkrankenhaus deutlich zu (Boltz, Chippendale, Resnick & Galvin, 2015a, 2015b).

Die demenzielle Erkrankung hat für die Betroffenen, ihr Umfeld und die mit ihnen interagierenden Personen und Systeme gravierende Auswirkungen. So sind Menschen mit fortschreitender Demenz von einer eingeschränkten Interaktions- und Handlungsfähigkeit betroffen und zunehmend auf Unterstützung angewiesen. Außerdem wird ihnen ihre aktuelle Umgebung immer fremder, was zu Verunsicherung und Angst führen kann – mit dem daraus resultierenden Verhalten der Unruhe bis hin zu sogenanntem herausforderndem Verhalten im Sinne von Abwehr oder gar Aggressivität (Bartholomeyczik & Halek, 2017; Schütz & Füsgen, 2012).

© Der/die Autor(en), exklusiv lizenziert an Springer Fachmedien Wiesbaden GmbH, ein Teil von Springer Nature 2023
J. M. Prüß, *Die Beteiligung der Angehörigen von Menschen mit Demenz im Akutkrankenhaus*, https://doi.org/10.1007/978-3-658-43962-0_1

Benötigen Menschen mit Demenz aufgrund einer akuten Erkrankung oder Verletzung eine Behandlung in einem Akutkrankenhaus, treffen dort zwei Welten aufeinander (Burgstaller, Saxer, Mayer & Zeller, 2020; Schnell, 2017; Vogd, 2004): Die Patienten/Patientinnen mit Demenz finden sich unerwartet und unvorbereitet in einer für sie fremden, beängstigenden Umgebung wieder, welche ihre spezifischen Bedürfnisse weder kennt noch beachtet. Das Akutkrankenhaus hingegen funktioniert nach streng festgelegten, routinemäßigen Prozessen und organisationsbezogenen Abläufen mit wenig Spielraum für die medizinisch-pflegerischen Fachpersonen, die oft nicht mit dem Thema Demenz vertraut sind. Das führt in der Folge zu einer Ausnahmesituation und daraus resultierend zu Risiken für alle Beteiligten: Für die Patienten/Patientinnen mit Demenz kann dies Stress, Ängste, eine inadäquate Behandlung des akuten Problems und eine Verschlechterung des Grades ihrer demenziellen Erkrankung bedeuten. Für das Klinikpersonal und die Krankenhausprozesse kommt es ebenfalls zu Stress, außerdem zu Störungen der Abläufe oder schwierigen Problemlagen bis hin zu Krisen und Eskalationen, die auch Auswirkungen auf die Möglichkeit der Versorgung anderer Patienten oder Patientinnen haben können (Bickel et al., 2018; Deutsche Alzheimer Gesellschaft, 2019; Isfort, Klostermann, Gehlen & Siegling, 2014). Aufgrund der Inkompatibilität zwischen den krankheitsbedingten Bedürfnissen der Patientinnen/Patienten mit Demenz einerseits und den Klinikprozessen andererseits kann es sogar zu Fixierungen oder Sedierungen dieser Patientinnen und Patienten kommen (Kirchen-Peters & Krupp, 2019b; Schütz & Füsgen, 2012).

Die Relevanz und die Tragweite dieser Herausforderung führten in den letzten zehn bis 15 Jahren dazu, dass sich verschiedene Akutkrankenhäuser aus der eigenen Betroffenheit heraus und mangels übergreifend bekannter Konzepte und Lösungsansätze auf den Weg gemacht haben, eigene, individuelle Möglichkeiten des Umgangs mit dieser Herausforderung und ihrer Lösung zu finden. Als individuell sind diese Wege deshalb zu betrachten, weil es sich einerseits um jeweils einzelne Krankenhäuser handelt und andererseits auch die Perspektive und Haltung den Patienten/Patientinnen mit Demenz gegenüber variiert (Kirchen-Peters & Krupp, 2019).

Den Anstoß zu dieser Untersuchung lieferte ein Krankenhaus in Süddeutschland, das sich in der beschriebenen Konfliktsituation befand und auf der Suche nach Lösungen dafür war. Dazu wurde zunächst ein klinikinterner, interdisziplinär besetzter „Arbeitskreis Demenz" ins Leben gerufen. In diesen wurden neben Mediziner/-innen und Pflegekräften verschiedener Stationen und Fachdisziplinen auch die Klinikdirektion, das Entlassungsmanagement, der Sozialdienst, der konsiliarärztliche Dienst sowie die betriebliche Fort- und Weiterbildung einbezogen.

Externe, wissenschaftliche Beratung und Begleitung erbat sich das Krankenhaus vom Institut für Gerontologie der Universität Heidelberg, da sich dieses unter anderem mit den besonderen Bedürfnissen älter werdender Menschen mit einer demenziellen Erkrankung und der Berücksichtigung von deren Bedürfnissen in einem institutionell organisierten Alltag beschäftigt.

Die Autorin war Mitarbeiterin an diesem Institut und hatte sich bereits im Masterstudium der Pflegewissenschaft an der Universität Witten/Herdecke mit der Situation einer vulnerablen Personengruppe im Akutkrankenhaus (Menschen mit einer geistigen und/oder körperlichen Behinderung) befasst. Ausgehend von dieser Erfahrung, dem damit einhergehenden Wissen sowie den Kenntnissen aus anderen Projekten am Institut für Gerontologie wurde vermutet, dass es sich bei Patientinnen/Patienten mit Demenz im Akutkrankenhaus ebenfalls um eine vulnerable Personengruppe handeln könnte, die auf ein funktional organisiertes System trifft.

Bei einer ersten Auseinandersetzung mit dem Thema und entsprechenden Überlegungen zur Lösung der auftretenden Konfliktsituation zwischen den Patienten/Patientinnen mit Demenz und der Institution Krankenhaus kamen die Angehörigen der Menschen mit Demenz als potenzielle Schlüsselpersonen in Betracht. Daher wurde die Möglichkeit erwogen, dass Angehörige in der Lage sein könnten, die Diskrepanz zwischen den Patientinnen/Patienten mit einer demenziellen Grunderkrankung und ihren Bedürfnissen einerseits sowie den organisatorisch-institutionellen Anforderungen und Abläufen eines Akutkrankenhauses andererseits zu reduzieren oder gar zu überbrücken. Diese Überlegung bildete den Ansatzpunkt der vorliegenden empirischen Untersuchung.

In dieser Studie werden daher die Angehörigen von Patientinnen/Patienten mit Demenz bei deren Aufenthalt in einem Akutkrankenhaus in den Blick genommen. Untersucht wird, ob, wie und wann Angehörige während des Krankenhausaufenthaltes beteiligt werden und welche Rollen sie ausüben. Dabei geht es darum, ihre Handlungen und Aktivitäten zu erkunden sowie deren Konsequenzen bzw. Wirkungen zu ermitteln. Um ein möglichst umfassendes Bild zu erhalten, werden in dieser empirischen Untersuchung die verschiedenen Beteiligten in Form der Gruppe der Mediziner/-innen, der Gruppe der Pflegekräfte, der Gruppe der Patientinnen/Patienten mit Demenz wie auch der Gruppe der Angehörigen selbst befragt und betrachtet. Anhand dessen kann anschließend die Bedeutung der Beteiligung der Angehörigen bei einem Krankenhausaufenthalt der Patienten/Patientinnen mit Demenz beschreibend dargelegt werden.

1.2   Aufbau der Dissertation

Die vorliegende Dissertation umfasst 6 Kapitel, die im Folgenden kurz vorgestellt werden:

In diesem *ersten Kapitel – Einleitung –* wurde kurz der Anlass der Forschung dargestellt.

Im *zweiten Kapitel – Forschungsstand und Forschungsgegenstand –* wird der gegenwärtige Stand der Forschung aus der Sicht der vorliegenden Literatur dargelegt. Dazu werden zunächst Menschen mit Demenz, das System des (Akut-)Krankenhauses und die Kombination von beidem – der Krankenhausaufenthalt von Patientinnen/Patienten mit Demenz – betrachtet. Daran schließen sich die Begriffsbestimmung der Angehörigen und eine Literaturstudie zu deren Begleitung von Patienten/Patientinnen mit Demenz im Akutkrankenhaus an. Daraus werden schließlich das Ziel und der Zweck der Untersuchung sowie die Forschungsfragen hergeleitet.

In *Kapitel drei – Methodologie und Methodik –* erfolgt die Darlegung der dieser Forschungsarbeit zugrundeliegenden Methodologie sowie die Vorstellung des Untersuchungsdesigns und des Forschungsprozesses. In dieser Studie ist die Vorgehensweise des theoretischen Kodierens nach U. Flick als qualitativer Forschungsansatz leitend. Dazu werden das Vorgehen hinsichtlich der Datenerhebung und Datenanalyse erläutert sowie die Beachtung forschungsrelevanter Gütekriterien und forschungsethischer Prinzipien beschrieben.

Die Darstellung der Ergebnisse der Untersuchung befindet sich in *Kapitel vier – Ergebnisse.* Hierbei werden zunächst die in dieser Studie ermittelten thematischen Hauptbereiche erläutert. Danach folgt eine kurze Beschreibung der einbezogenen Fälle. Anschließend werden zuerst die gruppenspezifischen Ergebnisse und danach die gruppenübergreifenden Ergebnisse ausführlich dargelegt. Darüber hinaus werden Erkenntnisse zu besonderen Rahmenbedingungen bzw. beeinflussenden Faktoren aufgezeigt. Den Abschluss dieses Kapitels bilden die zusammenfassende Darstellung der Ergebnisse und die Beantwortung der Forschungsfragen.

In *Kapitel fünf – Diskussion –* wird das entwickelte Modell zur Beteiligung der Angehörigen von Menschen mit Demenz im Akutkrankenhaus vorgestellt. Des Weiteren werden die Ergebnisse der Studie hinsichtlich ihrer theoretischen sowie praktischen Relevanz, einschließlich der Ableitung von Empfehlungen, erörtert.

Den Abschluss der Studie bildet *Kapitel sechs* mit einer *Zusammenfassung* von Vorgehen, Ergebnissen und Schlussfolgerungen.

Forschungsstand und Forschungsgegenstand

In diesem Kapitel wird der aktuelle Stand der Forschung dargestellt. Hierzu erfolgt zunächst in Abschnitt 2.1 eine kurze Beschreibung der Themenbereiche, die dieser Untersuchung zugrunde liegen: Menschen mit einer demenziellen Erkrankung, das Akutkrankenhaus als Versorgungssystem und Menschen mit Demenz in dem Versorgungssystem Akutkrankenhaus. Danach werden in Abschnitt 2.2 Angehörige als mögliche relevante (Bezugs-)Personen in diesem Versorgungssystem einer näheren Betrachtung unterzogen. Schließlich werden aus dem Forschungsstand in Abschnitt 2.3 der Forschungsbedarf und die Forschungsfrage abgeleitet.

2.1 Thematischer Bezugsrahmen

In den folgenden Abschnitten werden das Setting und grundlegende Kenntnisstände zu Menschen mit Demenz im Allgemeinen und im Akutkrankenhaus vorgestellt, um später eine Verortung vornehmen zu können.

2.1.1 Menschen mit einer demenziellen Erkrankung

Im Jahr 2019 waren weltweit 55 Millionen Menschen von einer demenziellen Erkrankung betroffen (World Health Organization, 2021). Dies entspricht ca. 5 % der älteren Bevölkerung. Bis zum Jahr 2050 wird sich die Zahl der Betroffenen voraussichtlich auf 139 Millionen Menschen erhöhen (s. Tab. 2.1). In der Europäischen Union (EU) betrug die Anzahl demenziell erkrankter Menschen im Jahr

2018 ca. 9 Millionen. Diese wird bis zum Jahr 2050 auf schätzungsweise 16 Millionen betroffene Menschen in der EU ansteigen (Alzheimer Europe, 2019; GBD 2019 Dementia Forecasting Collaborators, 2022). Bezogen auf Deutschland haben aktuell ca. 1,8 Millionen Menschen eine demenzielle Erkrankung. Bis 2050 werden es annähernd 2,8 Millionen Menschen sein (Blotenberg & Thyrian, 2022).

Tabelle 2.1   Prävalenz von Demenz

Anzahl der Menschen mit Demenz	aktuell	2050
Weltweit	55,0 Mio.	139,0 Mio.
Europäische Union	9,0 Mio.	16,0 Mio.
Deutschland	1,8 Mio.	2,8 Mio.

Diese Zahlen der Prävalenz zeigen, dass die demenzielle Erkrankung bereits jetzt eine bedeutende Rolle in der Gesellschaft einnimmt, die sich zukünftig noch verstärken wird. Aus diesem Grund wird in der Nationalen Demenzstrategie (BMFSFJ & BMG, 2020, S. 18) von der Demenz als einer Erkrankung mit „einer der größten Herausforderungen für Gesellschaften des langen Lebens" gesprochen.

Der Hauptrisikofaktor für die Entwicklung einer Demenz ist das Alter. In Abbildung 2.1 ist ersichtlich, dass sich mit zunehmendem Lebensalter ein fast exponentieller Anstieg an demenziellen Erkrankungen ergibt. Laut Förstl (2021, S. 9) tätigte bereits Alois Alzheimer die Aussage, dass „alle Menschen diese Gebrechen und die Hirnveränderungen entwickelten, sie müssten nur alt genug werden". Ein Hinweis, dass Gedächtnisprobleme mit dem Alter der Betroffenen zusammenhängen könnten, findet sich bereits in einem 3.500 Jahre alten ägyptischen Papyrus von Ptahhotep: „Das Herz erinnert sich nicht mehr an gestern" (Förstl, 2021, S. 10).

Wenngleich das Alter einen Hauptfaktor für das Auftreten einer Demenz darstellt, können auch Menschen in einem jüngeren Lebensalter daran erkranken (Bickel, 2020).

Der Begriff der Demenz wird als Oberbegriff für unterschiedliche Arten von Demenz verwendet. Je nach Krankheitsursache wird eine demenzielle Erkrankung in unterschiedliche Bereiche und Demenzformen unterteilt (DGPPN & DGN, 2016). In der S3-Leitlinie „Demenzen" werden demenzielle Erkrankungen allgemein als Minderung kognitiver Fähigkeiten und Alltagskompetenzen mit entsprechenden Auswirkungen definiert:

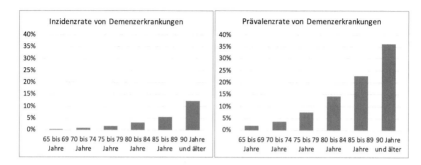

Abbildung 2.1 Inzidenz- und Prävalenzrate von Demenzerkrankungen in Deutschland im Jahr 2021. (Eigene Darstellung auf der Basis von Deutsche Alzheimer Gesellschaft, 2022a, 2022b)

> *„Demenzerkrankungen sind definiert durch den Abbau und Verlust kognitiver Funktionen und Alltagskompetenzen. Bei den zumeist progressiven Verläufen kommt es u.a. zu Beeinträchtigungen der zeitlich-örtlichen Orientierung, der Kommunikationsfähigkeit, der autobiographischen Identität und von Persönlichkeitsmerkmalen." (DGPPN & DGN, 2016, S. 10)*

Förstl (2021) weist explizit darauf hin, dass mit der Demenz ein *Verlust bislang vorhandener Fähigkeiten* einhergeht. Dies ist eine essenzielle Unterscheidung und Abgrenzung zur Minderbegabung.

Eine weitere Definition, welche maßgeblich für Diagnosestellung, Behandlung und Abrechnung von Leistungen ist, befindet sich in den ICD[1]-10-GM. Dort wird beschrieben, dass eine demenzielle Erkrankung zwar eine Reihe von kognitiven Funktionsstörungen nach sich zieht, das *Bewusstsein* der Personen hiervon jedoch unberührt bleibt:

> *„Demenz […] ist ein Syndrom als Folge einer meist chronischen oder fortschreitenden Krankheit des Gehirns mit Störung vieler höherer kortikaler Funktionen, einschließlich Gedächtnis, Denken, Orientierung, Auffassung, Rechnen, Lernfähigkeit, Sprache und Urteilsvermögen. Das Bewusstsein ist nicht getrübt. Die kognitiven Beeinträchtigungen werden gewöhnlich von Veränderungen der emotionalen Kontrolle, des Sozialverhaltens oder der Motivation begleitet, gelegentlich treten diese auch eher auf." (BfArM, BMG & KKG, 2020)*

---

[1] ICD = International Statistical Classification of Diseases and Related Health Problems; http://www.icd-code.de/icd/code/F00-F09.html.

Abzugrenzen von den Demenzen sind Erkrankungen, die mit demenzähnlichen Symptomen einhergehen können: Delir, Mild Cognitive Impairment (MCI) und Depression (Kastner, 2018). Ein Delir ist ein Verwirrtheitszustand, der durch eine akute Erkrankung oder eine Arzneimitteltoxizität verursacht wird. Dieser Zustand der Verwirrung ist in der Regel vorübergehend und reversibel. MCI kann eine Vorstufe von Demenz sein, allerdings ist im weiteren Verlauf der Übergang in eine Demenz nicht zwingend der Fall (Roden & Simmons, 2014; Sachdev et al., 2014). Die Abgrenzung von Demenz und Depression ist zuweilen schwierig und erfordert besondere diagnostische Methoden. Erschwerend kommt hinzu, dass eine Depression vor, überlappend oder als Teil einer demenziellen Erkrankung auftreten kann. Die kognitive Beeinträchtigung ist bei der Depression – wie bei einem Delir – im Gegensatz zur Demenz allerdings reversibel (DGPPN & DGN, 2016; Kitwood, 2013).

2.1.2   Das System des (Akut-)Krankenhauses

In dieser Untersuchung wurde das Krankenhaus bzw. das Akutkrankenhaus als zentraler Betrachtungsrahmen gewählt. Zur Verwendung und Unterscheidung der Begriffe Krankenhaus und Akutkrankenhaus gibt es keine allgemeingültigen Aussagen oder Regelungen. In den gesetzlichen Ausführungen findet ausschließlich der Begriff des Krankenhauses Anwendung (vgl. § 107 Absatz 1 Fünftes Sozialgesetzbuch (SGB V), § 2 Krankenhausfinanzierungsgesetz (KHG)). Der Begriff des Akutkrankenhauses, der Akutklinik oder auch des Allgemeinkrankenhauses ist eine im allgemeinen Sprachgebrauch synonym verwendete Bezeichnung für das Krankenhaus im gesetzlichen Sinne (Hansis & Hansis, 2021). Da alle Bezeichnungen dasselbe meinen, werden die Begriffe in dieser Untersuchung synonym verwendet.

In Deutschland gibt es rund 1.900 Krankenhäuser (Statistisches Bundesamt (Destatis), 2022a). Nachstehend wird anhand von Gesetzestextauszügen dargestellt, wann Krankenhäuser als solche bezeichnet werden und welchem Leistungsauftrag sie folgen:

Gemäß § 2 KHG

> *„sind Krankenhäuser Einrichtungen, in denen durch ärztliche und pflegerische Hilfeleistung Krankheiten, Leiden oder Körperschäden festgestellt, geheilt oder gelindert werden sollen […] und in denen die zu versorgenden Personen untergebracht und verpflegt werden können".*

Nähere Aussagen zu der Art der zu erbringenden Leistung finden sich in § 39 Absatz 1 Satz 3 SGB V:

> *„Die Krankenhausbehandlung umfasst im Rahmen des Versorgungsauftrages […] insbesondere ärztliche Behandlung […], Krankenpflege, Versorgung mit Arznei-, Heil- und Hilfsmitteln, Unterkunft und Verpflegung […]".*

In Deutschland nehmen Krankenhäuser eine zentrale Funktion in der Versorgung von kranken Personen ein. Durch sie werden stationär Möglichkeiten der Diagnostik und Behandlung von (akuten) Erkrankungen und Verletzungen bereitgestellt. Stationär bedeutet, dass alle zu erbringenden Leistungen an einem Ort gebündelt werden. Das Kernelement eines Krankenhaus ist die kurative Behandlung (Haubrock, 2018; Simon, 2017).

Der Gesundheitsmarkt – und in diesem insbesondere der Sektor Krankenhaus – ist in Deutschland ein hochregulierter Markt. Wie an den obigen Ausschnitten an Gesetzestexten ersichtlich wird, ist die stationäre Krankenhausversorgung vor allem im SGB V und KHG geregelt. Ergänzt werden diese Regelungen in weiteren Büchern des Sozialgesetzbuches sowie durch Modifikationen bereits geltender Gesetze und Regelungen (Freytag, 2013). Auch die Grundlage für die Leistungen, die ein Krankenhaus zu erbringen hat bzw. erbringen darf, sind gesetzlich geregelt. Leistungs- und abrechnungsrelevant ist dabei ein vorgegebener Leistungskatalog.

Insgesamt lässt sich aus den Bestimmungen für die Krankenhäuser und ihre Mitarbeitenden der Auftrag

- der Feststellung, Behandlung, Heilung oder Linderung von Krankheiten (Diagnostik und Therapie) sowie
- der Unterbringung und Verpflegung von Patienten/Patientinnen

ableiten (Hansis & Hansis, 2021; Haubrock, 2018).

Die Beziehung zwischen dem Krankenhaus und den Patienten/Patientinnen wird dabei über die zu erbringende Krankenhausleistung definiert. Leistungen in diesem Sinne haben einen funktionalen Charakter: die Behandlung und Versorgung von Patientinnen und Patienten wird in abrechenbare Leistungsprodukte segmentiert. Die damit einhergehende ökonomische Perspektive fordert eine gesteigerte funktionale Betrachtungs- und Handlungsweise von den Mitarbeitenden eines Krankenhauses (Iseringhausen & Staender, 2012).

2.1.3 Menschen mit Demenz im Akutkrankenhaus

Pro Jahr werden in Deutschland 20 Millionen Menschen in Akutkrankenhäusern behandelt (Statistisches Bundesamt (Destatis), 2022a). 8,8 Millionen der Behandelten sind 65 Jahre und älter – was einen Anteil von 44 % ausmacht (Statistisches Bundesamt (Destatis), 2019). Somit befindet sich nahezu jede zweite behandelte Person in jener Altersspanne, die für das Vorkommen einer demenziellen Erkrankung prädestiniert ist. Wie viele Patienten/Patientinnen im Krankenhaus genau betroffen sind, konnte lange Zeit nicht eindeutig beantwortet werden. So kamen Pinkert und Holle (2012) nach einer Literaturanalyse zu dem Ergebnis, dass die vorliegenden Zahlen eine Spannweite von 3,4 % bis 43,3 % aufwiesen. Bickel et al. (2018) führten aus diesem Grund eine repräsentative Studie[2] in Allgemeinkrankenhäusern in Süddeutschland durch. In dieser kamen sie zu dem Ergebnis, dass 40 % der untersuchten über 65-Jährigen Patienten/Patientinnen eine kognitive Beeinträchtigung mit unterschiedlichen Schweregraden aufwiesen. Bei 18,4 %[3] der untersuchten Personen war diese Beeinträchtigung einer Demenz zuzuordnen.

Überträgt man die Daten von Bickel et al. (2018) auf die bundesweite Anzahl von Patienten/Patientinnen ergibt sich folgendes Bild (eigene Berechnung): Von aktuell 20 Millionen im Krankenhaus Behandelten sind 8,8 Millionen (44 %) über 65 Jahre alt. Von diesen wiesen demnach 40 %, also 3,5 Millionen, eine kognitive Beeinträchtigung auf. An einer Demenz erkrankt wären 18,4 % in dieser Altersgruppe – folglich 1,6 Millionen Menschen. Um die Tragweite dessen zu verdeutlichen: Bei einer Gesamtanzahl von aktuell 1,8 Millionen Demenzerkrankten in Deutschland (vgl. Abschn. 2.1.1) bedeutet dies im übertragenen Sinne, dass rechnerisch jährlich nahezu jede an einer Demenz erkrankte Person einmal im Krankenhaus behandelt werden würde. Dies bestätigt, dass Menschen mit Demenz zwei- bis dreimal so häufig Krankenhausaufenthalte aufweisen wie ältere Menschen ohne kognitive Einschränkungen (Boltz et al., 2015a, 2015b). Auch Schütz und Füsgen (2012) verweisen auf eine höhere Anzahl an Krankenhausaufenthalten von Menschen mit Demenz. Angesichts der von Bickel et al. (2018) genannten Zahlen äußern Kirchen-Peters und Krupp (2019b, S. 12): „In den Akutkrankenhäusern gehören demnach Menschen mit kognitiven Einschränkungen mittlerweile zum klinischen Alltag".

---

[2] Die Repräsentativität bezieht sich auf die Bundesländer Baden-Württemberg und Bayern.
[3] 6,8 % der Studienteilnehmenden hatten eine leichte, 6,6 % eine mittelschwere und 5 % eine schwere Demenz.

Üblicherweise ist nicht die demenzielle Erkrankung an sich der Grund für die Einweisung in ein und die Behandlung in einem Akutkrankenhaus (Pinkert & Holle, 2012; Stiefler et al., 2022). Vorrangig sind diese auf

- Frakturen (z. B. nach Stürzen),
- Infektionen (z. B. Harnwegs- und Lungenentzündungen),
- Störungen des Ernährungszustandes (z. B. Dehydration) oder
- innere Erkrankungen (z. B. Herz-Kreislauf-System, Atmungsorgane, Verdauungssystem)

zurückzuführen (Bickel et al., 2018; Pinkert & Holle, 2012; Stiefler et al., 2022). Dementsprechend werden demenziell erkrankte Patientinnen und Patienten vor allem in den Fachabteilungen der Inneren Medizin, der Unfallchirurgie und der Allgemeinchirurgie behandelt (Isfort et al., 2014; Pinkert & Holle, 2012; Schütz & Füsgen, 2012; Stiefler et al., 2022).

Da die genannten akuten Erkrankungen bei der Aufnahme der Patienten und Patientinnen im Vordergrund stehen, kommt einer Demenz als Neben- oder Begleiterkrankung oftmals wenig Beachtung zu (Isfort et al., 2014). Dabei ist laut Angerhausen (2008, S. 465) „die Demenz weit mehr als eine Nebendiagnose: Ihre angemessene Berücksichtigung entscheidet maßgeblich darüber, inwieweit sich der Allgemeinzustand des Patienten wieder normalisiert und inwieweit eine selbständige Lebensführung auch nach dem Krankenhausaufenthalt möglich ist". Und Schütz und Füsgen (2013) weisen diesbezüglich darauf hin, dass nach der Aufnahme im Krankenhaus oftmals zeitnah die demenzielle Erkrankung mit ihren jeweiligen Auswirkungen im Mittelpunkt steht.

Ein Aufenthalt im Akutkrankenhaus stellt für demenziell erkrankte Menschen in mehrfacher Hinsicht eine Herausforderung dar:

- die fremde Umgebung,
- unbekannte und ständig wechselnde Personen,
- die Unruhe und Hektik des Klinikalltags sowie
- fehlende Tagesstrukturierungen und Beschäftigungsmöglichkeiten

bedeuten eine extreme Belastung für die Patienten und Patientinnen mit Demenz (Deutsche Alzheimer Gesellschaft, 2019; Kirchen-Peters & Krupp, 2019b). Organisationsbedingte Strukturen, Regeln und Abläufe können von diesen oftmals nicht verstanden und eingehalten werden (Bartholomeyczik & Halek, 2017). Ihre Kommunikationsmöglichkeiten sind eingeschränkt und wenn erforderliche pflegerische oder medizinische Maßnahmen von den Demenzerkrankten nicht nachvollzogen oder falsch interpretiert werden, können diese als bedrohliche Situationen erlebt werden (Deutsche Alzheimer Gesellschaft, 2019; Kirchen-Peters & Krupp, 2019b). Dies kann wiederum zu einem abwehrenden oder sogenannten herausfordernden Verhalten des Menschen mit Demenz führen. Bartholomeyczik und Halek (2017, S. 55) beschreiben dieses als „ein Verhalten, das selbst- oder fremdgefährdend ist, beängstigend wirkt oder als nicht-akzeptabel angesehen wird". Infolge der benannten Problematiken kommt es bei demenziell erkrankten Personen während des Krankenhausaufenthaltes häufig zu einem weiteren und „beschleunigten Verlust kognitiver und funktionaler Kompetenzen" (Bickel et al., 2018, S. 733).

Ein Aufenthalt im Akutkrankenhaus ist jedoch nicht nur für die demenziell erkrankte Person eine Herausforderung. Auch das medizinische und pflegerische Personal stößt bei der Begleitung von Patienten und Patientinnen mit Demenz regelmäßig an persönliche und strukturell bedingte Grenzen. Die persönlichen Grenzen werden vor allem tangiert durch (vgl. Isfort et al., 2014; Kirchen-Peters & Krupp, 2019a; Kirchen-Peters & Krupp, 2019b; Schütz & Füsgen, 2012):

- mangelndes Wissen über die demenzielle Erkrankung und ihre Auswirkungen,
- das Unterschätzen der Relevanz einer Demenz als Nebendiagnose,
- eine Fokussierung auf medizinisch-kurative Aspekte der akuten Erkrankung sowie
- eine erschwerte Kommunikation und Interaktion mit den demenziell Erkrankten.

Vor allem durch Letzteres werden Menschen mit Demenz „primär als besonders aufwendige Patienten und damit als zusätzliche Aufgabe oder Last eingeschätzt. [Sie] […] werden als nervenaufreibende Belastung im ohnehin anstrengenden Arbeitsalltag erlebt" (Kirchen-Peters & Krupp, 2019b, S. 28).

Neben den persönlichen Begrenzungen sind laut Isfort (2014) vor allem strukturelle Gegebenheiten und Bedingungen als hauptsächliche Barrieren bei der Begleitung von Menschen mit Demenz im akutstationären Setting anzusehen. Hierzu gehören insbesondere (vgl. Isfort et al., 2014; Kirchen-Peters & Krupp, 2019a, 2019b):

- eingefahrene Strukturen in Form von Routinen und Kommunikation,
- Rationalisierung und damit verbundene begrenzte (personelle) Ressourcen und Arbeitsverdichtung,
- zunehmende Standardisierung, Spezialisierung und Funktionalisierung sowie

- eine primär ablauforientierte (Tages-)Planung und Gestaltung.

Die besonderen Anforderungen bei der Versorgung von älteren, mehrfacherkrankten und demenziell veränderten Menschen konterkarieren somit die vorgesehene Funktionsweise eines Akutkrankenhauses (Angerhausen, 2008; Bickel et al., 2018; Kirchen-Peters & Krupp, 2019b).

Kirchen-Peters und Krupp (2019a) sowie das Deutsche Netzwerk für Qualitätsentwicklung in der Pflege (DNQP) (2019a) nennen nach der Auswertung von Modellprojekten in Krankenhäusern explizit die obigen Hindernisse als Begründung, warum demenzsensible Konzepte bislang nur in wenigen Krankenhäusern eingeführt und umgesetzt wurden. An Kenntnissen darüber, welche Konzepte und Verhaltensweisen sich in der Begleitung und Versorgung von Menschen mit Demenz grundsätzlich bewährt haben, mangelt es hingegen nicht. So werden in den ambulanten und vollstationären Bereichen der Langzeitversorgung seit Jahren z. B. die person-zentrierte Pflege nach Tom Kitwood, die Validation nach Naomi Feil bzw. Nicole Richard, die Mäeutik nach Cora van der Kooij oder die Biographiearbeit nach Erwin Böhm erfolgreich angewandt (vgl. Bartholomeyczik & Halek, 2017; Isfort et al., 2014; Kirchen-Peters & Krupp, 2019b). Gemeinsames Verständnis „der verschiedenen Formen ist eine empathische Grundhaltung, die versucht, die Verhaltensweisen von Menschen mit Demenz zu verstehen und die Gefühle des Betroffenen anzuerkennen und zu bestätigen" (Bartholomeyczik & Halek, 2017, S. 53).

Eine verstehende Grundhaltung setzt indes voraus, dass sich diejenigen Personen, die Menschen mit Demenz versorgen, an *deren* Bedarfe und Fähigkeiten anpassen. Das akutstationäre Setting ist in seiner Funktionsweise allerdings darauf ausgerichtet, „dass sich Patienten an die Abläufe und die Strukturen *des Krankenhauses* [Hervorhebung durch Verfasserin] anpassen" (Angerhausen, 2008, S. 463) – und nicht umgekehrt. Patientinnen und Patienten mit einer Demenz sind jedoch in der Regel nicht mehr in der Lage, eine solche Anpassungsleistung zu vollbringen (Isfort et al., 2014; Kirchen-Peters & Krupp, 2019b). Zeigen demenziell erkrankte Patienten/Patientinnen aufgrund mangelnder Anpassungsfähigkeit ein „unerwünschtes Verhalten" – wie beispielsweise das Entfernen von Verbänden und Zugängen oder ein Umherwandern –, wird zuweilen auf Mittel der Fixierung und Sedierung zurückgegriffen, „um die Abläufe im Stationsalltag aufrechtzuerhalten" (Kirchen-Peters & Krupp, 2019b, S. 13).

Im Ergebnis treffen zwei Welten aufeinander: die der vulnerablen Patienten und Patientinnen mit einer demenziellen Erkrankung und ihren spezifischen Bedürfnissen und jene der ablauforientierten Organisation des Akutkrankenhauses (Burgstaller et al., 2020; Schnell, 2017; Schrems, 2017; Schütz & Füsgen, 2012;

Vogd, 2004). Während sich demenziell beeinträchtigte Menschen im Akutkrankenhaus in einer *fremden Umgebung* mit spezifischen Eigenarten und Funktionen wiederfinden, stellt genau diese Umgebung für das Klinikpersonal eine *Alltagswelt* dar (Schnell, 2017, 2020). Vogd (2004, S. 141) äußert hinsichtlich dieser Diskrepanz zwischen Alltäglichkeit für das Klinikpersonal und Außeralltäglichkeit für die erkrankte Person: „Des einen Krise ist des anderen Routine". Gemäß Schnell (2017, S. 15) sind dabei „besonders vulnerable Personen (Behinderung, Krankheit, Pflegebedürft etc.) […] in Gefahr, ausgeschlossen zu werden; eher als ‚normale'[4], ‚gesunde', ‚vernünftige' Personen." Dies liegt vor allem darin begründet, dass Patienten und Patientinnen mit einer eingeschränkten Einsichtsfähigkeit oder fehlenden Möglichkeit der Compliance die routinemäßigen Abläufe einer Station konterkarieren (Vogd, 2004).

Wie kann nun eine adäquate Versorgung gelingen, wenn das Akutkrankenhaus eine Anpassung der Patienten und Patientinnen voraussetzt, Menschen mit einer Demenz in ihrer Anpassungsfähigkeit aber begrenzt sind? Mit Blick auf die oben genannten – in der Langzeitversorgung angewandten – Ansätze scheinen bei Menschen mit Demenz insbesondere Formen der Interaktion und Kommunikation als Zugangswege relevant zu sein. Roes et al. (2019) bezeichnen dementsprechend die Interaktion und Kommunikation als zentrale Bestandteile einer Beziehungsgestaltung – und stellen in ihren Ausführungen explizit die besondere Bedeutung von Beziehung und Beziehungsgestaltung für Menschen mit Demenz heraus. Auch Müller-Hergl (2008, S. 20) bezeichnet die Beziehung und Beziehungsgestaltung bei der Begleitung von Menschen mit Demenz als „das wichtigste ‚Arbeitsinstrument' […]".

Allerdings sind gerade die Beziehungsgestaltung, Interaktion und Kommunikation zwischen Patienten/Patientinnen mit Demenz auf der einen Seite und dem medizinisch-pflegerischen Personal im Akutkrankenhaus auf der anderen Seite deutlich erschwert (Bartholomeyczik & Halek, 2017). In diesem Fall ist laut Roes et al. (2019, S. 71) „davon auszugehen, dass dies negative Auswirkungen auf die gemeinsame Realisierung von Pflegeleistungen hat".

Daraus lässt sich ableiten, dass aktuell die optimale Versorgung von Patienten und Patientinnen mit Demenz und die Bewältigung des Krankenhausaufenthaltes sowohl durch ein Adaptionsdefizit als auch ein Interaktionsdefizit gefährdet sind (s. Abb. 2.2) (Greskötter, 2021).

---

[4] Schnell (2017, S. 113): „Normalität und Normalisierung […] bedeuten: gesund, funktionieren, gut und richtig, guter Durchschnitt, Ordnung."

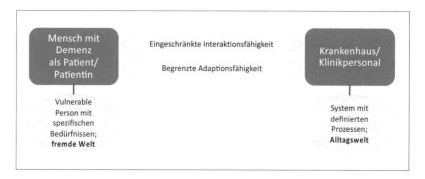

Abbildung 2.2 Interaktions- und Adaptionsdefizit bei der Versorgung von Menschen mit Demenz im Akutkrankenhaus

Diese grundlegende Situation führt zu der Überlegung, was oder wer unterstützend auf die wechselseitige Adaptions- und Interaktionsfähigkeit zwischen den Patientinnen und Patienten mit Demenz und den Mitarbeitenden im Akutkrankenhaus einwirken könnte. In den Fokus treten dabei die Angehörigen der demenziell beeinträchtigten Patienten und Patientinnen.

2.2   Angehörige von Menschen mit Demenz im Akutkrankenhaus

Zu (pflegenden) Angehörigen von Menschen mit Demenz und ihren Rollen, Funktionen und Aufgaben im Allgemeinen sind in der bestehenden Literatur Erkenntnisse vorhanden. Diesbezüglich wird zunächst dargelegt, welche Personen in dieser Studie als Angehörige definiert werden und welche Unterstützungsleistungen Angehörige in der Regel erbringen (Abschn. 2.2.1 und 2.2.2). Da Angehörige in bisherigen Untersuchungen im Setting Akutkrankenhaus lediglich in einer Randbetrachtung Erwähnung fanden, wurde eine Literaturstudie zu der besonderen Situation der Angehörigen von Menschen mit Demenz im Akutkrankenhaus durchgeführt. Die Ergebnisse werden in Abschnitt 2.2.3 erörtert.

2.2.1 Angehörige – eine Begriffsbestimmung

Bevor dargelegt werden kann, wie viele Angehörige als Pflege-, Betreuungs-
oder Begleitpersonen bei Menschen mit Demenz in Erscheinung treten und
welche Rollen, Aufgaben und Funktionen sie übernehmen, ist eine Begriffs-
klärung für „Angehörige" erforderlich. Unterschiedliche Bezeichnungen führen
ohne eine begriffliche Klärung ansonsten zu „einer uneinheitlichen und nicht
eindeutigen Begriffsverwendung" (Bauernschmidt & Dorschner, 2018, S. 305).
Wird von Angehörigen gesprochen, ist damit oftmals „Familie" oder ein Mit-
glied derselben gemeint. Was bedeutet nun Familie? Ursprünglich wurde mit
dem Begriff zwischen dem 16. und 18. Jahrhundert die Hausgenossenschaft
bezeichnet. Zu dieser zählten „neben der Kernfamilie auch ledige Verwandte
und nicht verwandte Arbeitskräfte" (Bauernschmidt & Dorschner, 2018, S. 301).
Im Laufe der Zeit konzentrierte sich die Bezeichnung Familie vor allem auf
die Kernfamilie, bestehend aus Mann, Frau und ihren minderjährigen Kindern;
gegebenenfalls erweitert um die (Bluts-)Verwandten (Bauernschmidt & Dorschner, 2018). Dieses Verständnis liegt auch der Gesetzgebung zugrunde, wenn
von Angehörigen die Rede ist. So expliziert das Strafgesetzbuch (StGB) im §
11 Abs. 1 Nr. 1 Angehörige als Verwandte in gerader Linie oder durch Hei-
rat erworbene Verwandtschaft. Schnell (2017) führt an, dass dieser traditionelle
Begriff der Familie einer Wandlung unterliegt und daher neu betrachtet werden
muss. Hierbei sei „es wichtig, den Unterschied zwischen der Familie als System und der Familie als ethischen Sorgezusammenhang zu beachten" (Schnell,
2017, S. 56). Die Wandlung und damit die Notwendigkeit einer Neubetrachtung
des Familienbegriffs wird vor allem durch sich neu konstituierende, plurale Formen des Zusammenlebens hervorgerufen. Büscher und Schnepp (2014, S. 470)
nennen diesbezüglich exemplarisch „Alleinwohnende, kinderlose Ehen, getrenn-
tes Zusammenleben, nichteheliche Lebensgemeinschaften, gleichgeschlechtliche
Lebensgemeinschaften, Ein-Eltern-Familien, Stieffamilien, Adoptivfamilien" und
weitere. Bauernschmidt und Dorschner (2018) ergänzen die Auflistung durch den
Begriff Wahlfamilie beziehungsweise Wahlverwandtschaft, mit der eine selbst
gewählte, familienähnliche Beziehung formuliert wird.

Wer sind nun also die *Angehörigen* einer Familie? Eine mögliche Definition
dazu nennen Bienstein, Budroni, Fringer and Schnepp (2009, S. 35): „Familie
definiert sich in unserem Kulturkreis also nicht [mehr] über Blutsverwandtschaft,
sondern über enge soziale Beziehungen, Emotionalität und Gefühle von Verpflichtung und Verantwortung." Sie weisen in diesem Zusammenhang darauf hin, dass
dies sowohl Familienangehörige im traditionellen Sinne als auch Freunde, Nachbarn oder Bekannte sein können. „Familie ist [also] das, was die Betroffenen

darunter verstehen" (Schnepp & Budroni, 2009, S. 22), oder, wie Schnell (2017, S. 57) es beschreibt, „zur Familie gehört, wer vom Patienten und den relevanten Anderen als dazugehörig anerkannt wird". Bauernschmidt und Dorschner (2018, S. 307) leiten aus den bestehenden Diskussionen rund um die Begriffe Familie und Angehörige zusammenfassend folgende Definition als Begriffsbestimmung ab: „Angehörige sind alle Personen, zu denen eine besondere Bindung auf der Basis einer verwandtschaftlichen und / oder emotionalen Beziehung besteht, die [...] zwischen Fürsorge und Verpflichtung gelebt wird."

In manchen Quellen wird laut Bauernschmidt and Dorschner (2018) von „Angehörigen und Zugehörigen" gesprochen. Ist dies der Fall, werden verwandte Personen in der Regel als Angehörige und nicht verwandte Personen als Zugehörige bezeichnet.

In dieser Studie findet für Angehörige und Familie die moderne, erweiterte Begriffsdefinition Anwendung – dies schließt explizit nicht-verwandte Personen wie Freunde, Bekannte, Nachbarn etc. mit ein. Um es mit Schnell (2017, S. 57) zu sagen: „Sorge um jemanden konstituiert die Familie, nicht das Blut und auch nicht der Ehevertrag."

2.2.2 Unterstützung durch Angehörige

Bei der Recherche nach Informationen dazu, wie viele Angehörige hilfs- und pflegebedürftige Familienmitglieder unterstützen, fällt auf, dass es hierzu keine gesicherten Daten gibt (BMFSFJ & BMG, 2020; Büscher & Schnepp, 2014). Das BMFSFJ (2016, S. 195) äußert diesbezüglich: „Ihr Beitrag, ihre Lebenssituation und sich ergebende Aufgaben ihrer Begleitung, Entlastung sowie ihres Schutzes sind bislang kaum erforscht." Dies liegt auch darin begründet, dass bislang ausschließlich pflegebedürftige Personen mit einem festgestellten Pflegebedarf nach dem Elften Sozialgesetzbuch (SGB XI) statistisch erfasst werden. „Noch nicht systematisch erfasst wurden bislang die Zahl und die Art der Hilfearrangements derjenigen Haushalte, in denen eine Person der Hilfe bei krankheits- und/oder therapiebedingten Anforderungen bedarf, aber nicht pflegebedürftig ist" (Büscher & Schnepp, 2014, S. 472). Daher wird an dieser Stelle auf einen „Ansatz zur Quantifizierung der Pflege durch Angehörige [...] in der Betrachtung der Leistungsempfänger der Pflegeversicherung" zurückgegriffen (Büscher & Schnepp, 2014, S. 471). Die aktuellsten Zahlen zu Pflegebedürftigen im Rahmen der Pflegeversicherung liegen aus dem Jahr 2021 vor (Statistisches Bundesamt (Destatis), 2022b): Es gibt insgesamt 5 Millionen Pflegebedürftige von denen rund 4,2 Millionen Menschen (84 %) zu Hause versorgt werden. Davon erhalten 2,6 Millionen

(62 %[5]) keine weitere Unterstützung durch ambulante Pflegedienste oder eine teilstationäre Versorgung. Werden nur die Pflegebedürftigen innerhalb der Gruppe der über 65-Jährigen pflegebedürftigen Personen betrachtet, machen diese mit einer Anzahl von 3,9 Millionen den größten Anteil aus. Von diesen werden knapp 82 % (3,2 Millionen) zu Hause versorgt. Bei den Personen, die zu Hause versorgt werden, kann davon ausgegangen werden, dass dies unter „starker Mithilfe von Familie und Freunden" geschieht (Fischer & Müller, 2020, S. 855). In der Regel erfolgt die Unterstützung hilfs- und pflegebedürftiger Familienmitglieder durch zwei und mehr Personen, wobei eine Person üblicherweise „als Hauptpflegeperson fungiert" (Büscher & Schnepp, 2014, S. 474). Geyer und Schulz (2014) kommen auf der Grundlage von Daten des Sozio-oekonomischen Panels (SOEP) zu der Schätzung, dass 5 bis 6 % aller Erwachsenen regelmäßig Unterstützung leisten. Dies entspricht circa 4 Millionen (pflegenden) Angehörigen (vgl. Statistisches Bundesamt, 2022 – eigene Berechnung). Angehörige sind demnach „eine zentrale Stütze des deutschen Pflegesystems" (Geyer & Schulz, 2014, S. 294) oder, wie das BMFSFJ (2016, S. 195) es ausdrückt: „Die ‚Hauptpflegestelle der Nation' ist immer noch die Familie."

In Bezug auf die Begleitung von Menschen mit Demenz durch Angehörige „liegen keine separaten Daten vor. Insofern muss davon ausgegangen werden, dass […] Angehörige in gleichem Umfang Pflege […] übernehmen, wie der Durchschnitt der pflegenden Angehörigen" (BMFSFJ & BMG, 2020, S. 49). So gehen auch Kurz, Freter, Saxl und Nickel (2019, S. 42) davon aus, dass mehr als „zwei Drittel aller Menschen mit Demenz […] von ihren Angehörigen, Freunden und Nachbarn versorgt" werden. Werden nun die oben dargelegten Schätzwerte herangezogen, ergibt sich eine Zahl von 1,3 bis 2,7 Millionen Angehörigen[6] (eigene Schätzung).

Bei der Darlegung und Schätzung der Anzahl pflegender Angehöriger fällt auf, dass diese sich in der Regel auf die Versorgung zu Hause lebender Personen mit Hilfe- und Pflegebedarf beziehen. Sobald Personen in eine andere Wohnform, z. B. ein Alten- oder Pflegeheim umziehen, werden Angehörige scheinbar nicht mehr als pflegende Angehörige betrachtet – selbst, wenn sie weiterhin unterstützend und (ver-)sorgend tätig sind. Einen Hinweis hierauf gibt das Pflegethermometer (Isfort et al., 2014): In einer Untersuchung wurde festgestellt, dass 54,4 % der im Krankenhaus aufgenommenen Patientinnen und Patienten mit

---

[5] Eigene Ermittlung auf Grundlage der Pflegestufen.

[6] Die Werte wurden geschätzt aufgrund folgender Daten: 70 % von 1,8 Millionen Menschen mit Demenz (1,3 Millionen) und 1,5 Personen versorgende Angehörige pro Mensch mit Demenz (2,7 Millionen).

Demenz aus einer Pflegeeinrichtung eingewiesen wurden. Allerdings waren bei knapp 73 % der Patienten/Patientinnen im Erhebungszeitraum Angehörige zugegen, und bei 61 % der stationär aufgenommenen Menschen mit Demenz waren „Angehörige mit dabei, die auch im Rahmen der Versorgung und Betreuung mit eingebunden wurden" (Isfort et al., 2014, S. 37).

2.2.2.1 Rollen, Funktionen und Aufgaben von Angehörigen

Worin drücken sich die besondere Rolle, Verantwortlichkeit, Fürsorge und Sorge von Angehörigen aus? Wenn eine Person erkrankt und auf Hilfe angewiesen ist, spielen Familienmitglieder „in allen Krankheitsphasen eine bedeutende Rolle" (Schnepp, 2002a, S. 9). Angehörige können unerwartet und plötzlich mit dem Krankheitsgeschehen eines Familienmitglieds konfrontiert sein oder die betroffene Person über einen langen Zeitraum der Hilfe- und Pflegebedürftigkeit begleiten. „Angehörigenpflege entspringt familialer Sorge" (Schnepp, 2002a, S. 9) und „ist Teil familialer Sorge" (Schnepp, 2002a, S. 11). Wenn eine Person erkrankt, ist immer die ganze Familie betroffen, wenn auch jedes Familienmitglied auf eine andere und eigene Weise. Somit folgern Schnepp and Budroni (2010, S. 220), dass „Krankheitserleben geteiltes Erleben" ist. Aus diesem geteilten Erleben und der familialen Sorge ergibt sich eine zentrale „Rolle der Familie im Kontext von Krankheit und Pflegebedürftigkeit" (Bienstein et al., 2009, S. 34). Im Mittelpunkt der familialen Sorge liegt die Protektion: Angehörige übernehmen eine schützende und erhaltende Funktion für die erkrankte Person; ggf. für die gesamte Familie (Bienstein et al., 2009; Büscher & Schnepp, 2014; Schnell, 2017). Schnepp (2002b) benennt diesbezüglich das Aufpassen und das Helfen als typische Handlungsweisen von Angehörigen. „Aufpassen ist notwendig, um die Bedürfnisse des Verwandten zu erfüllen und Verletzungen zu vermeiden" (Schnepp, 2002b, S. 180). Das Helfen bezieht sich auf Unterstützung bei Alltagsaktivitäten wie z. B. bei dem Toilettengang, Duschen, Umsetzen, Essen etc. und der Unterstützung bei Hausarbeiten.

Die meiste Unterstützung durch Angehörige wird im häuslichen Umfeld der erkrankten Person erbracht (Fischer & Müller, 2020). Wenn eine hilfs- oder pflegebedürftige Person in einem Krankenhaus behandelt werden muss, ergeben sich für die Angehörigen weitere Anforderungen, um ihrer schützenden und erhaltenden Funktion für das erkrankte Familienmitglied nachkommen zu können. Während der stationären Versorgung können das Aufpassen und das Helfen als Elemente familialer Sorge am ehesten durch ein Da-Sein realisiert werden. Das Da-Sein beinhaltet ein Überwachen, Beobachten, Schützen, Kümmern und Warten der Angehörigen, um die betroffene Person zu unterstützen und ihre „körperlichen und emotionalen Bedürfnisse zu erfüllen"[7] (Higgen, 2002, S. 122). Angehörige gewähren der erkrankten Person „Nähe, Intimität, emotionale Wärme und Schutz" und bilden den Rahmen für ein Gefühl „des Vertrauens, der Sicherheit und Kontinuität" (Higgen, 2002, S. 112). Zegelin (2019, S. 10) weist diesbezüglich darauf hin, dass insbesondere „bei alten Patienten, die viel Unterstützung benötigen" die „Anwesenheit vertraute[r] Personen […] nachweislich die Genesung" unterstützt. Angehörige sind in dieser Zeit oftmals auch die Augen, Ohren und Stimme der Patientin oder des Patienten (Bienstein et al., 2009; Gerrard & Jones, 2019; Schnepp & Budroni, 2010). Dadurch können Angehörige unter anderem „die Brücke des Patienten in die professionelle Welt von Pflegenden und Ärzten" sein (Gerrard & Jones, 2019, S. 22).

Angehörige sind in ihrer Verhaltensweise, Funktion und Rolle demnach regelmäßig als „jemand, der für jemand anders etwas tut", wirksam und dadurch sowohl Stellvertretung als auch Fürsprecher/-in für die Betroffenen (Schnell, 2005, S. 77). Als Stellvertretung wird laut Schnell (2005, S. 78) „das grundsätzliche Einstehen […] für den anderen Menschen" verstanden, ohne dass dies einer expliziten Beauftragung durch die erkrankte Person bedarf. Bei der Fürsprache geht es um das Handeln für oder zeitweise sogar anstelle der zu schützenden Person. Die Fürsprache ist zeitlich begrenzt und wird „im Falle von Machtasymmetrien" eingesetzt (Schnell, 2005, S. 77). Angehörige werden bei der Fürsprache als Advokaten, als herbeigerufene Helfende, aktiv – insbesondere, wenn es um Interessensvertretung und/oder „Machtausgleich zugunsten vulnerabler Personen" geht (Schnell, 2005, S. 78). Fürsprache setzt laut Schnell (2005) Stellvertretung voraus beziehungsweise Fürsprache ist eine Form der Gestaltung von Stellvertretung.

Ergänzend sei erwähnt, dass sich die Änderung des oben beschriebenen traditionellen Familiengefüges nicht nur begrifflich, sondern auch in der Verantwortlichkeit füreinander auswirkt. Waren früher Familien und Angehörige per Ehe und Verwandtschaft automatisch mit der Fürsorge und Pflege untereinander betraut, kann nunmehr „die Fürsorge auch von Staats wegen angeordnet" werden (Schnell, 2017, S. 59). Hierbei bestellt das Gericht gemäß § 1896 Bürgerliches Gesetzbuch (BGB) eine gesetzliche Vertretung für körperlich, geistig oder seelisch beeinträchtigte Personen. Diese können Angehörige oder Berufsbetreuende sein. In der Folge ergibt sich häufig eine Doppelrolle: Angehörige sind Angehörige und gesetzlich bestimmte Betreuende zugleich (Schnell, 2017).

---

[7] Die Häufigkeit und das Ausmaß des Da-Seins handhabt indes jede angehörige Person individuell (Higgen, 2002).

2.2.2.2 Angehörige von Menschen mit Demenz im Akutkrankenhaus

In Vorbereitung auf die Untersuchung wurde nach Informationen gesucht, welche Rollen, Aufgaben und Funktionen Angehörige von Menschen mit Demenz bei einem Krankenhausaufenthalt wahrnehmen. Bei der Recherche fiel auf, dass es durchaus Aussagen *über* Angehörige von Menschen mit Demenz gibt, aber kaum Auskünfte *von* Angehörigen selbst. An dieser Stelle werden daher die externen Meinungen und Beobachtungen dargelegt. Die Angaben der Angehörigen selbst wurden im Rahmen einer Literaturstudie erörtert und werden im nächsten Abschnitt (2.2.3) dargestellt.

Bei einer Befragung von Stationsleitungen zur Situation von demenziell erkrankten Menschen im Akutkrankenhaus wurde deutlich, dass Angehörige vor allem als vertraute Personen eine wichtige Rolle spielen und ihre Anwesenheit den Patienten und Patientinnen Sicherheit, Orientierung und Vertrautheit vermittelt (Isfort et al., 2014). Die herausragende Bedeutung, demenziell erkrankten Personen ein Gefühl von Sicherheit, Geborgenheit und Vertrautheit zu geben, wird regelmäßig hervorgehoben (vgl. Bosch & Schnepp, 1998; Roes et al., 2019). Zudem bringen Angehörige Kleidung und persönliche Utensilien der Patienten und Patientinnen ins Krankenhaus und einige Angehörige übernehmen direkte Pflegetätigkeiten, wie z. B. Waschen und Ankleiden (Isfort et al., 2014). Als Bezugspersonen helfen Angehörige den Menschen mit Demenz bei den Mahlzeiten oder bei der Begleitung zu Untersuchungen (Isfort et al., 2014; Klostermann, 2004; Schütz & Füsgen, 2012). Pflegekräfte und Mediziner/-innen erhalten von Angehörigen wichtige „Hinweise und Informationen, die Verhaltensweisen von Patienten besser nachvollziehbar machen und Ansatzpunkte für […] pflegerische Interventionen aufzeigen" (Kleina & Wingenfeld, 2007, S. 74). Angehörige werden bei der Begleitung und Unterstützung von Menschen mit Demenz durchaus als sehr wichtige Personen angesehen. Clissett, Porock, Harwood und Gladman (2013, S. 2708) schreiben diesbezüglich: „[T]hey provide direct assistance, emotional support and act as advocates". Insbesondere bei der Begleitung im Krankenhaus kommt ihnen laut Boltz et al. (2015b) eine Schlüsselrolle zu: sie handeln im Sinne eines „Pflegemanagements" als informierende, stellvertretende, koordinierende oder pflegeerbringende Person. Folglich sind Angehörige „ein wichtiger Baustein bei der Behandlung von Menschen mit Demenz im Krankenhaus [und sollten] als Ressource und Partner im Behandlungsprozess gesehen werden" (Kirchen-Peters & Krupp, 2019b, S. 95).

Warum aber werden Angehörige bislang „nur unregelmäßig und meist ungeplant" (Kleina & Wingenfeld, 2007, S. 73) in den stationären Versorgungs- und Behandlungsprozess einbezogen, obwohl die Vorteile und die Notwendigkeit des

Einbezugs bekannt sind und immer wieder aufgezeigt werden (Kirchen-Peters & Krupp, 2019b; BMFSFJ, 2016)? Aus der Literatur lassen sich diesbezüglich zwei Ansätze herleiten: (1) Die Einstellung des medizinisch-pflegerischen Personals zu Angehörigen und (2) das Wissen um die hohe Belastung pflegender Angehöriger.

Im Krankenhaus ist noch immer ein Pflege- und Behandlungsverständnis anzutreffen, das ausschließlich bei den Patienten/Patientinnen ansetzt. „Im Mittelpunkt steht der Patient, losgelöst aus seinem familialen Kontext" (Higgen, 2002, S. 112). Angehörige werden nicht als wichtige Bezugspersonen und Teil der familialen Sorge betrachtet, sondern vielmehr als reguläre Besucher/-innen und damit als Außenstehende (Higgen, 2002; Schnepp & Budroni, 2010). Laut Schnell (2017) werden Angehörige zeitweilig sogar als Störer im Krankenhaussystem angesehen. Dies liegt vor allem darin begründet, dass Angehörige „weder durch den Behandlungsvertrag noch durch die Arztethik" mit dem Krankenhaus und den Mitarbeitenden verbunden sind (Schnell, 2017, S. 126). Des Weiteren wird Angehörigen eine mangelnde Kompetenz zugeschrieben. Insbesondere bei professionell Pflegenden ist die Sichtweise verbreitet, „bei pflegenden Angehörigen handele es sich in Sachen Pflege um Laien" (Schnepp, 2002a, S. 7). Aber auch von ärztlicher Seite wird Angehörigen eine Expertise in Bezug auf die Person des Patienten/der Patientin oder die Erkrankung abgesprochen oder zumindest nicht als relevant erachtet (Vogd, 2011). In der Folge werden Unterstützungsangebote durch Angehörige regelmäßig von dem medizinisch-pflegerischen Personal „zurückgewiesen oder abgewehrt" (BMFSFJ, 2016, S. 197).

Ein weiterer Grund für die geringe Einbindung Angehöriger ist das Wissen um die hohen Belastungen, die mit der Pflege eines erkrankten Familienmitglieds einhergehen können (Büscher & Schnepp, 2014). Angehörige tragen teilweise 24 Stunden am Tag die Verantwortung für die betroffene Person. „Man kann keinen Urlaub machen, kein Wochenende weg gehen, man ist wie angebunden" (Schnepp, 2002b, S. 181). Zudem ist die Pflege „physisch wie auch psychisch" belastend (Büscher & Schnepp, 2014, S. 475). Insbesondere die Abnahme kognitiver Fähigkeiten und das Auftreten von Verhaltensproblemen bei unterstützungsbedürftigen Personen führen zu einem starken Anstieg des Belastungsempfindens der Angehörigen (BMFSFJ & BMG, 2020; Büscher & Schnepp, 2014). „Entsprechend sind Angehörige demenziell erkrankter Personen deutlich stärker belastet" (Büscher & Schnepp, 2014, S. 475). Außerdem kann die Position als pflegende Angehörige zu Rollenkonflikten führen, „die sich aus den Anforderungen und Erwartungen in Verbindung mit den unterschiedlichen Rollen als (pflegende) Angehörige, Mutter oder Vater, Arbeitnehmerin oder Arbeitnehmer etc. ergeben" (Bienstein et al., 2009, S. 37). Aufgrund dieser Belastungen

ist es für das Klinikpersonal nachvollziehbar, wenn Angehörige den Krankenhausaufenthalt des erkrankten Familienmitgliedes „als Erholungsphase von ihrer
herausfordernden Aufgabe der Pflege und Betreuung" nutzen (Kirchen-Peters &
Krupp, 2019b). Dabei möchten sie die Angehörigen unterstützen.

2.2.3 Literaturstudie: Angehörige begleiten und unterstützen Menschen mit Demenz im Akutkrankenhaus

Im vorangegangenen Abschnitt (2.2.2) wurde beschrieben, welche Informationen *über* Angehörige bei der Unterstützung und Begleitung von Menschen
mit Demenz im Akutkrankenhaus bekannt sind. Da diese vorrangig auf der
Sichtweise des pflegerischen und medizinischen Personals beruhen, erfolgte
eine systematische Literaturstudie, um die Perspektiven der Angehörigen selbst
in Bezug auf ihre Begleitung und Unterstützung zu erfassen. Die Ergebnisse
der Literaturstudie, die hier dargelegt werden, wurden erstmalig 2021 in der
Zeitschrift für Gerontologie und Geriatrie veröffentlicht (Greskötter, 2021)[8].

Seit 2015 wurde fortlaufend eine orientierende Recherche zu dieser Thematik
durchgeführt. Von Mai bis Juli 2020 erfolgte für die Erstellung einer Literaturübersicht eine systematische Literaturrecherche (vgl. Bayer, Cascant Ortolano,
Hoffmann & Schweizer, 2019; Nordhausen & Hirt, 2019; Pati & Lorusso, 2018).
Die leitende Frage für die Suche und anschließende Analyse lautete: Wie erleben
und beschreiben Angehörige ihre Begleitung und Unterstützung von Patientinnen
und Patienten mit Demenz im Akutkrankenhaus? Das Ziel der Literaturstudie
war eine Darstellung dessen, welche Bedingungen Angehörige im Krankenhaus
antreffen und welche sie benötigen, um unterstützend tätig sein zu können.

Im Vorfeld der Recherche erfolgte auf Basis der oben genannten Fragestellung zunächst eine Festlegung von Suchkomponenten und Schlüsselwörtern unter
Verwendung des PICO-Schemas (s. Tab. 2.2).

Zusätzlich wurden Ein- und Ausschlusskriterien formuliert und das Rechercheprinzip definiert. Eingeschlossen wurden alle Publikationen in Deutsch und
Englisch ab dem Jahr 2000, da seit dieser Zeit die besondere Situation von Patientinnen und Patienten mit Demenz im Akutkrankenhaus zunehmend in den Fokus
rückte. Ausgeschlossen wurden Publikationen mit den Schwerpunkten Delir oder
leichte kognitive Beeinträchtigung (Mild Cognitive Impairment, MCI), da Delir

---

[8] Online publiziert: April 2021, Printmedium: November 2021. Der Name der Autorin
Jasmin M. Prüß lautete seinerzeit Jasmin M. Greskötter.

Tabelle 2.2   PICO-Schema

PICO-Schema	
Population	Angehörige von Patienten/Patientinnen mit Demenz
Intervention	Begleitung während des Krankenhausaufenthaltes
Comparison	Auswirkungen bei Abwesenheit von Angehörigen
Outcome	Sichtweisen im Hinblick auf die Begleitung
Time	Seit dem Jahr 2000
Setting	Krankenhaus, akutstationär

und MCI diagnostisch von der Demenz abgegrenzt sind (vgl. Abschn. 2.1.1). Weitere Ein- oder Ausschlusskriterien wurden vorab nicht formuliert, da das Rechercheprinzip primär sensitiv angelegt war.

Im nächsten Schritt wurden zu den aus dem PICO-Schema abgeleiteten Suchbegriffen Suchmatrizen erstellt, um verwandte Begriffe und Synonyme auf Deutsch und Englisch zu ermitteln. Anschließend wurden die in die Suche einzubeziehenden Fachdatenbanken benannt: Medline (PubMed), Cochrane, CINAHL und GeroLit. Jede Datenbank hat ihre eigene Verschlagwortung, so dass die jeweils zutreffenden Schlagwörter identifiziert wurden. Durch Kombination von Stich- und Schlagwörtern je Suchkomponente und Fachdatenbank entwickelte sich der jeweilige Suchstring (s. Beispiel in Tab. 2.3). Hierbei fanden Trunkierungen und Boolesche Operatoren Anwendung.

Tabelle 2.3   Suchstring in der Datenbank Medline (PubMed)

(((((((relative*[Title/Abstract]) OR (family member[MeSH Terms])) OR (family members[MeSH Terms])) OR ((kinsman[Title/Abstract]) OR (kinsmen[Title/Abstract])))) OR ("dependant"[Title/Abstract])) OR (((("caregivers"[MeSH Terms]) OR (caregiver*[Title/Abstract])) OR (family caregiver[MeSH Terms])) OR (caregiving[Title/Abstract]))) AND ((("dementia"[MeSH Terms]) OR (dementia[Title/Abstract])) OR ("cognitive impairment" [Title/Abstract]))) AND ((((("hospitalization"[MeSH Terms]) OR ("hospitalisation"[Title/Abstract])) OR ("hospital"[Title/Abstract])) OR ("hospital stay"[Title/Abstract])) OR ("stay in hospital" [Title/Abstract])) OR ("acute inpatient"[Title/Abstract])) Filters: Abstract, Humans, from 2000 - 2020

Die Datenbankrecherche erfolgte von Mai bis Juli 2020 und wurde durch eine manuelle Recherche in deutschsprachigen Fachzeitschriften ergänzt: Zeitschrift für Gerontologie und Geriatrie, Pflegewissenschaft, PflegeZeitschrift,

Pflege, Pflege & Gesellschaft. Eine Übersicht zum Screeningprozess einschließlich der Ausschlussgründe von Publikationen zeigt das PRISMA-Flussdiagramm in Abb. 2.3.

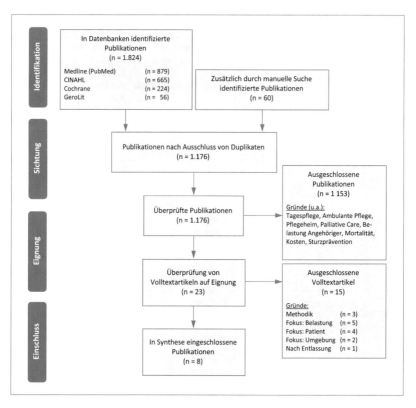

Abbildung 2.3 Darstellung des Rechercheprozesses mit dem PRISMA-Flussdiagramm

Zu 23 Volltextartikeln erfolgte eine detaillierte inhaltliche Bewertung und Analyse. Schließlich wurden international acht Publikationen, die die Perspektive von Angehörigen berücksichtigen, in die nähere Betrachtung einbezogen: fünf qualitative Studien, eine Sekundäranalyse, eine Mixed-Method-Studie und ein systematisches Review (vgl. Tab. 2.4).

Tabelle 2.4 Eingeschlossene Publikationen

Verfassende	Jahr	Land	Design	Ziel
Beardon, S.; Patel, K.; Davies, B.; Ward, H.	2018	England	Systematisches Review	Sicht der Angehörigen auf die Qualität der Versorgung von Menschen mit Demenz im Akutkrankenhaus
Boltz, M.; Chippendale, T.; Resnick, B.; Galvin, J. E.	2015	USA	Deskriptive Sekundäranalyse mit einem Mixed-Methods-Ansatz	Faktoren, die zu Angst bei Angehörigen von hospitalisierten Personen mit Demenz beitragen sowie Perspektiven der Angehörigen auf die akute Krankheit und den Krankenhausaufenthalt
de Vries, K.; Drury-Ruddlesden, J.; Gaul, C.	2019	Neuseeland	Mixed-Method-Studie	Erfahrungen der Familienmitglieder von Menschen mit Demenz bei der Unterstützung während der Krankenhausaufnahme
Hynninen, N.; Saarnio, R.; Isola, A.	2015	Finnland	Qualitatives, deskriptives Design	Die Behandlung älterer Menschen mit Demenz auf einer chirurgischen Station aus der Perspektive der Patienten und ihrer nahen Angehörigen
Jurgens, F. J.; Clissett, P.; Gladman, J. R.; Harwood, R. H.	2012	England	Qualitative Studie	Erklärung der Unzufriedenheit von Angehörigen mit der Versorgung von Menschen mit Demenz im Allgemeinkrankenhaus
Kelley, R.; Godfrey, M.; Young, J.	2019	England	Ethnographische Studie	Prozess des Einbezugs Angehöriger in die Pflegeplanung und allgemeine Krankenhaus-Demenzpflege

(Fortsetzung)

Tabelle 2.4 (Fortsetzung)

Verfassende	Jahr	Land	Design	Ziel
Moyle, W.; Bramble, M.; Bauer, M.; Smyth, W.; Beattie, E.	2016	Australien	Explorativ-deskriptives Design	Rolle und Bedürfnisse von Angehörigen, deren Familienmitglied mit Demenz in einem Akutkrankenhaus versorgt wurde
Nufer, T. W.; Spichiger, E.	2011	Schweiz	Qualitative Studie	Angehörige von Menschen mit Demenz erleben und beschreiben deren Aufenthalt auf einer Akutstation und ihre eigene Zusammenarbeit mit den Fachpersonen

Diese Veröffentlichungen wurden anschließend hinsichtlich ihrer Informationen zu folgenden Fragen analysiert:

- Wie beschreiben Angehörige selbst ihre Begleitung und Unterstützung der demenziell erkrankten Patienten und Patientinnen?
- Welche Gründe geben Angehörige für ihre Begleitung und/oder Unterstützung an?
- Welche Aufgaben und Tätigkeiten übernehmen Angehörige von Menschen mit Demenz im Akutkrankenhaus?
- Sehen sie förderliche oder hinderliche Faktoren bei der Begleitung bzw. Unterstützung?

Bei der Auseinandersetzung mit den Publikationen fiel auf, dass sich die exzerpierten Aussagen, Schilderungen und Wünsche der Angehörigen im Hinblick auf die Begleitung und Unterstützung der Patienten und Patientinnen mit einer Demenz im akutstationären Setting unabhängig von den unterschiedlichen Gesundheitssystemen in den Ländern stark ähneln.

Im Verlauf der Analyse konnten fünf Themengebiete identifiziert werden: Gründe für die Unterstützung und Begleitung, Art und Umfang der Unterstützung, hinderliche Faktoren für die Unterstützung und Begleitung, förderliche Faktoren sowie die Auswirkungen der Abwesenheit von Angehörigen.

2.2.3.1 Gründe für die Unterstützung und Begleitung durch Angehörige

Für Angehörige existieren vielfältige Gründe, Patienten und Patientinnen mit einer demenziellen Erkrankung während des Krankenhausaufenthaltes zur Seite zu stehen. Angehörige wissen um die Vulnerabilität der Person mit Demenz (Beardon, Patel, Davies & Ward, 2018). Daher liegen die Gründe für eine Unterstützung und Begleitung zum einen in der Beziehungsstruktur zwischen den erkrankten Personen und ihren Angehörigen und andererseits in der Organisation innerhalb des Krankenhauses. Das Anliegen der Unterstützung und Begleitung ist immer, sicherstellen, dass es den Personen mit einer demenziellen Erkrankung gut geht, dass sie in einer bestmöglichen Art und Weise versorgt sind und ihre Grundbedürfnisse erfüllt werden (Beardon et al., 2018; Hynninen, Saarnio & Isola, 2015; Kelley, Godfrey & Young, 2019; Nufer & Spichiger, 2011).

Üblicherweise besteht bereits vor dem Krankenhausaufenthalt eine enge emotionale und pflegerische Verbindung zwischen den Patienten/Patientinnen und der primären Bezugsperson. Diese Verbindung erlebt durch die Einweisung ins Krankenhaus einen eklatanten Einschnitt und führt in der Konsequenz oftmals zu einer Krise bei den Menschen mit Demenz. Um diesen Bruch in der familiären und pflegerischen Beziehung abzumildern, sind Angehörige bestrebt, dem/der Patienten/Patientin durch ihre Anwesenheit ein Gefühl der Vertrautheit und Sicherheit zu vermitteln. In diesem Sinne sind sie bemüht, bekannte und übliche Routinen und pflegerische Abläufe aufrechtzuerhalten (de Vries, Drury-Ruddlesden & Gaul, 2019; Hynninen et al., 2015; Jurgens, Clissett, Gladman & Harwood, 2012; Kelley et al., 2019; Nufer & Spichiger, 2011). Durch das Vermitteln von Vertrautheit und Sicherheit wird zudem die Grundlage für eine kooperative Mitarbeit der Patientinnen und Patienten mit Demenz geschaffen.

Da diese Routinen über einen längeren Zeitraum entstanden sind, interagieren Patienten/Patientinnen mit Demenz und ihre Angehörigen auf vielfältige und manchmal subtil erscheinende Weise. Angehörige kennen die grundlegenden Bedürfnisse, Präferenzen, Verhaltensweisen und Ängste der demenziell erkrankten Person und finden selbst in schwierigen Situationen und bei fortgeschrittener Demenz, wenn eine Kommunikation nur noch eingeschränkt möglich ist, einen Zugang zum Patienten oder zur Patientin (Beardon et al., 2018; Boltz et al., 2015a; de Vries et al., 2019; Hynninen et al., 2015; Jurgens et al., 2012; Kelley et al., 2019; Nufer & Spichiger, 2011).

Das Anliegen, sich um die demenziell erkrankte Person zu kümmern, tritt unabhängig von der Art der Beziehung zwischen den Patienten/Patientinnen und ihren Angehörigen in Erscheinung. Angehörige haben das Empfinden, eine besondere Verantwortung für den Patienten/die Patientin zu tragen und wollen dieser gerecht werden (Hynninen et al., 2015). So kümmern sich manche aus Sorge oder Fürsorge und dem Bemühen um das Wohlergehen der demenzkranken Person. Andere, vor allem Ehepartner, die bereits vor dem Krankenhausaufenthalt die pflegerische Versorgung übernommen hatten, bringen sich aus Pflichtgefühl ein und setzen die bekannte Routine im Krankenhaus fort (de Vries et al., 2019; Nufer & Spichiger, 2011).

2.2.3.2 Art und Umfang der Unterstützung

Einige Angehörige sind mehrfach täglich oder den ganzen Tag im Krankenhaus. Sie nutzen die Besuche, um der Person mit Demenz eine Verbindung zur Außenwelt wie auch zu ihrem Selbst und ihrer Identität aufrechtzuerhalten. Hierzu werden Nachrichten und Neuigkeiten mitgeteilt, Fotos gezeigt, Kleidungsstücke und persönliche Gegenstände mitgebracht oder Spaziergänge unternommen (Boltz et al., 2015a; Kelley et al., 2019; Moyle, Bramble, Bauer, Smyth & Beattie, 2016). Die soziale Interaktion soll ein Gefühl von Vertrautheit in einer unbekannten Umgebung erzeugen, gezielt stimulieren, Langeweile lindern und dem Gefühl der Einsamkeit vorbeugen (Beardon et al., 2018; Boltz et al., 2015a; Moyle et al., 2016).

Manche Angehörige übernehmen darüber hinaus konkrete pflegerische Handlungen: Unterstützung bei der Medikamenteneinnahme, Hilfe bei der Nahrungs- und Flüssigkeitsaufnahme, Übernahme der Körperpflege, Unterstützung beim Umkleiden sowie Begleitung bei Toilettengängen (Beardon et al., 2018; Boltz et al., 2015a; de Vries et al., 2019; Hynninen et al., 2015; Jurgens et al., 2012; Kelley et al., 2019; Moyle et al., 2016). Die Übernahme der Tätigkeiten erfolgt entweder aus dem Wunsch, im Sinne der demenziell beeinträchtigten Patientinnen und Patienten für Normalität zu sorgen, oder aus dem Bestreben, das Pflegepersonal zu entlasten. Indes gibt es auch Angehörige, die explizit nicht in die direkte Pflege involviert werden möchten (Beardon et al., 2018).

Durch die Anwesenheit von Angehörigen und ihre Beziehung zur Person mit Demenz können oftmals schwierige Situationen, hervorgerufen durch Unruhe, Angst oder aggressives Verhalten, aufgelöst werden (Boltz et al., 2015a; de Vries et al., 2019; Hynninen et al., 2015; Nufer & Spichiger, 2011). Zusätzlich können Angehörige das medizinische und pflegerische Fachpersonal in die Lage versetzen, mit den Patienten und Patientinnen zu interagieren, ihre Bedürfnisse und spezifische Äußerungen wie Hunger, Durst, Schmerz oder Angst zu erkennen und folgerichtig zu interpretieren. Dadurch können potenzielle Probleme in der Versorgung dieser Patientgruppe frühzeitig gelöst oder sogar gänzlich vermieden werden (Boltz et al., 2015a; Moyle et al., 2016).

In dieser Hinsicht können Angehörige zudem als Fürsprecher/-in auftreten und die Erfüllung der Bedürfnisse der Betroffenen aktiv einfordern (Beardon et al., 2018; de Vries et al., 2019; Hynninen et al., 2015; Jurgens et al., 2012; Moyle et al., 2016; Nufer & Spichiger, 2011). Angehörigen ist es sehr wichtig, für den demenziell erkrankten Menschen und in seinem Sinne zu sprechen, sofern er selbst dazu nicht mehr in der Lage ist. So soll die Versorgung positiv beeinflusst und eine potenzielle Verschlechterung des physischen und mentalen Zustands abgewendet werden (Beardon et al., 2018; Jurgens et al., 2012). In dieser Rolle können Angehörige dem Klinikpersonal gegenüber sehr energisch auftreten. Aus ihrer Sicht ist die Notwendigkeit dafür vor allem dann gegeben, wenn sie eine demütigende oder vernachlässigende Behandlung der demenziell erkrankten Person wahrnehmen oder sie deren grundlegende Bedürfnisse als nicht erfüllt ansehen (de Vries et al., 2019). Haben Angehörige den Eindruck, das medizinische und pflegerische Personal lässt den Patienten/Patientinnen mit Demenz wenig Aufmerksamkeit zukommen oder wird ein respekt- und würdevoller Umgang mit diesen Personen vermisst, sind Angehörige in der Folge besonders häufig im Krankenhaus anwesend, um für eine adäquate Versorgung des Patienten oder der Patientin zu sorgen (Beardon et al., 2018; Moyle et al., 2016; Nufer & Spichiger, 2011). Ein weiteres Beispiel der Fürsprache ist gegeben, wenn Angehörige entweder aktiv für eine Entlassung der Patienten/Patientinnen eintreten oder andersherum darum kämpfen, dass die demenziell erkrankte Person aufgenommen wird beziehungsweise im Krankenhaus verbleiben darf (de Vries et al., 2019).

Angehörige sind bei den Visiten anwesend. Zum einen, um Informationen zum Behandlungs- und Genesungszustand der Patientinnen und Patienten zu erfahren und Fragen zu stellen, zum anderen, um ihre patientenbezogene Meinung und Erfahrung zu äußern (de Vries et al., 2019). Darüber hinaus geben Angehörige als Experten/Expertinnen und Kenner der Patienten und Patientinnen gerne Informationen über die persönliche und medizinische Historie des Menschen mit Demenz an das Fachpersonal (Moyle et al., 2016; Nufer & Spichiger, 2011). In ihrer Expertenrolle sind sie ferner in der Lage, Veränderungen des Zustandes der Patienten/Patientinnen, beispielsweise hinsichtlich ihres Gesundheits- und Ernährungszustandes oder des Befindens, zeitnah zu registrieren und Anpassungen vorzuschlagen beziehungsweise einzufordern (Nufer & Spichiger, 2011).

2.2.3.3 Hinderliche Faktoren für die Unterstützung und Begleitung

Angehörige sehen sich bei der Begleitung von Patientinnen und Patienten mit Demenz mit unterschiedlichen Gegebenheiten konfrontiert, die sich negativ auf die Versorgung der betroffenen Personen und limitierend auf ein wirkungsvolles Handeln der Angehörigen auswirken. Hierzu gehören starre Besuchszeiten, vorgegebene Stationsabläufe sowie fehlende Kenntnisse und Handlungsansätze im Umgang mit Menschen mit Demenz. Zudem ist das Akutkrankenhaus regulär nicht auf die Begleitung durch externe Personen, wie Angehörige, ausgerichtet, da diese nicht geplanter Teil des Systems oder der Prozesse sind (Beardon et al., 2018; de Vries et al., 2019; Hynninen et al., 2015; Kelley et al., 2019; Moyle et al., 2016). Fehlende stationsübergreifende Standardansätze oder primäre Ansprechpersonen führen zu wiederholten Informationen und Auskünften der Angehörigen über die Person mit Demenz (Beardon et al., 2018; Boltz et al., 2015a; Kelley et al., 2019; Nufer & Spichiger, 2011). Ein gezielter Informationsaustausch und die Wissensweitergabe zwischen Angehörigen und Fachpersonen werden dadurch deutlich erschwert. Auch ist vielen Angehörigen nicht klar, welche Erwartungen an sie gestellt werden. Welche Rolle dürfen und sollen sie einnehmen? Sind sie Besucher oder aktiv pflegende Angehörige? Wird die Weitergabe ihres Wissens gewünscht oder abgelehnt? Dürfen sie sich aktiv einbringen und wenn ja, in welchem Umfang (Kelley et al., 2019; Moyle et al., 2016)?

Wiederholt wird von den Angehörigen eine mangelnde oder unglückliche Kommunikation geschildert. Hierzu gehört beispielsweise das Reden über den Patienten/die Patientin in deren Anwesenheit, ohne sie einzubeziehen (de Vries et al., 2019; Kelley et al., 2019; Nufer & Spichiger, 2011). Darüber hinaus fühlen sich Angehörige regelmäßig nicht ernst genommen oder beachtet. Fachpersonen, vor allem Mediziner/-innen, ignorieren die durch Angehörige vorgebrachten Informationen. Dadurch wird den Angehörigen ihre wichtige Rolle der Fürsprache aberkannt und sie werden aus der Versorgungssituation exkludiert[9] (Beardon et al., 2018; Boltz et al., 2015a; Hynninen et al., 2015; Jurgens et al., 2012; Moyle et al., 2016; Nufer & Spichiger, 2011). Auch kurze und von Eile geprägte Gespräche unter Verwendung einer den Angehörigen nicht verständlichen Fachsprache erschweren ihnen den Zugang zum System Krankenhaus und zu einer umfassenden Versorgung ihres Anvertrauten.

In organisatorischer Hinsicht ist die Verabreichung von sedierender Medikation und der Gebrauch von Fixierungen ohne vorherige Absprache mit dem Angehörigen kontraproduktiv (Boltz et al., 2015a; de Vries et al., 2019; Hynninen et al., 2015). Diese Maßnahmen wirken sich direkt auf den Zustand der

---

[9] Vgl. Schnell (2005): Die Fürsprache bedarf zwingend der Anerkennung (1) durch die Person, für die gesprochen oder eingetreten wird und zugleich (2) durch die Person(en), denen gegenüber die Vertretung stattfindet – hier das medizinische und pflegerische Fachpersonal. Wird die Rolle der Fürsprache durch eine der beiden Parteien nicht anerkannt, kann keine Fürsprache stattfinden.

Patientinnen und Patienten aus und können langfristige Folgen, wie zum Beispiel Funktionsverluste, auslösen, die die Angehörigen in der Folge mitzutragen haben. Auch ein mangelnder Einbezug in die Entlassungsplanung und -entscheidung ist aus Sicht der Angehörigen nachteilig, wenn sie diese weder mitgestalten noch vorbereiten können (Beardon et al., 2018; Jurgens et al., 2012; Nufer & Spichiger, 2011). Manche Angehörige erleben, dass ihre Hilfe auf der Station unerwünscht ist oder sogar verhindert wird (Jurgens et al., 2012).

2.2.3.4 Förderliche Faktoren für die Unterstützung und Begleitung

Gegenüber den soeben dargestellten, erschwerenden Bedingungen gibt es auch Faktoren, die einer Unterstützung und Begleitung dienlich sind. Ein respektvoller Umgang des Fachpersonals mit den Angehörigen sowie ein Gefühl des Willkommen-Seins auf der Station erleichtert Angehörigen die Begleitung und Unterstützung der demenzkranken Person. Zudem wird dadurch die Basis für eine gelingende Kommunikation zwischen dem Fachpersonal und den Angehörigen gelegt (Boltz et al., 2015a; de Vries et al., 2019; Hynninen et al., 2015; Jurgens et al., 2012; Kelley et al., 2019; Nufer & Spichiger, 2011). Werden Angehörige zusätzlich in die Planung und Entscheidungen zur medizinischen Behandlung und pflegerischen Versorgung einbezogen, fühlen sie sich als Teil des Teams, das sich gemeinsam um das Wohlergehen der Person mit Demenz kümmert.

Eine bewusste Beziehungsgestaltung ist essenziell für eine gute Zusammenarbeit (Beardon et al., 2018; Boltz et al., 2015a; Hynninen et al., 2015; Jurgens et al., 2012; Moyle et al., 2016; Nufer & Spichiger, 2011). Ebenfalls wichtig ist eine feste Ansprechperson für die Angehörigen, um sich bestmöglich gegenseitig zu informieren (Boltz et al., 2015a; Moyle et al., 2016; Nufer & Spichiger, 2011).

Ein weiteres unterstützendes Element ist geschultes Fachpersonal, das merklich mit der besonderen Versorgungssituation von Patienten und Patientinnen mit Demenz vertraut ist (Boltz et al., 2015a; Hynninen et al., 2015; Jurgens et al., 2012; Moyle et al., 2016). Wird darüber hinaus bei der Versorgung ein personen-zentrierter Ansatz verfolgt, haben Angehörige das Gefühl, dass sich um die Patienten/Patientinnen gut gekümmert wird. Dies vermittelt Angehörigen ein Gefühl von Vertrauen in eine adäquate Versorgung (Jurgens et al., 2012; Moyle et al., 2016).

2.2.3.5 Auswirkung der Abwesenheit von Angehörigen

Aus den analysierten Publikationen lassen sich zusätzlich Auswirkungen in Verbindung mit der Abwesenheit von Angehörigen ableiten. Demenziell erkrankte Patienten und Patientinnen zeigen unterschiedliche Verhaltensweisen, wenn

Angehörige nicht anwesend sind. So können sie diese vermissen, suchen oder nach ihnen rufen. Auch die Ablehnung von Nahrung, das Verwehren medizinisch-pflegerischer Maßnahmen oder ein Verweigern verordneter Medikamente ist möglich (Hynninen et al., 2015; Kelley et al., 2019; Nufer & Spichiger, 2011).

Ein häufig anzutreffendes Problem ist eine ungenügende Schmerzlinderung aufgrund von Fehlinterpretationen der Symptomäußerung, da sich Schmerz bei Patientinnen und Patienten mit Demenz oftmals atypisch äußert, zum Beispiel durch Unruhe, Bewegungsverweigerung, Abwehrverhalten bis hin zu körperlicher Aggression (Hynninen et al., 2015; Kelley et al., 2019; Nufer & Spichiger, 2011).

Eine weitere Auswirkung kann eine vermehrte Sturzgefahr sein. De Vries et al. (2019) beschreiben diesbezüglich eine Negativspirale: Sind keine Angehörigen anwesend, die ein Gefühl von Normalität, Sicherheit und Geborgenheit vermitteln, führt dies bei Patientinnen und Patienten mit Demenz unter Umständen zu Unruhe, Stress und Angst. Aus diesen Gefühlen wiederum können Agitation, Aggression oder gewalttätiges Verhalten resultieren. Das Klinikpersonal reagiert auf diese Art der Gefühlsäußerung aufgrund mangelnder Kenntnisse und knapper Ressourcen regelmäßig mit sedierender Medikation oder mit Fixierung (de Vries et al., 2019; Hynninen et al., 2015). Beardon et al. (2018) führen an, dass es gewiss auch in diesen Fällen Pflegefachpersonen gibt, die den Patienten/Patientinnen einfühlsam begegnen, flexibel reagieren und eine individuelle Lösung finden.

2.3 Forschungsgegenstand

In diesem Kapitel wurde bislang dargestellt, dass die akutstationäre Behandlung und Versorgung von Patientinnen und Patienten mit einer demenziellen Erkrankung für alle Beteiligten – für die Patienten und Patientinnen selbst genauso wie für die Mediziner/-innen und Pflegefachpersonen – mit enormen Herausforderungen verbunden sind. Diese Herausforderungen sind vor allem durch die Auswirkungen der Demenz und die systembedingten Abläufe im Akutkrankenhaus begründet. Sie führen im Vergleich zu allgemeinen Patientinnen und Patienten zu einer verringerten beidseitigen Anpassungsmöglichkeit und einem beeinträchtigten Interaktionsbereich zwischen den Mitarbeitenden im Krankenhaus und den Personen mit einer demenziellen Erkrankung.

In diesem Kontext stellt sich die Frage, welche Mittel und Maßnahmen unterstützend hinzugezogen werden können, um die Interaktions- und Adaptionsmöglichkeiten zwischen Patient/Patientin mit Demenz und dem Klinikpersonal zu erweitern. Aus der häuslichen Versorgung ist bekannt, dass Angehörige von

zentraler Bedeutung für Menschen mit Demenz sind. Sie kennen die Lebensgeschichte, Charaktereigenschaften, Bedarfe und Bedürfnisse der Betroffenen und
sind in der Lage, ihnen ein Gefühl von Sicherheit und Vertrautheit zu vermitteln.
Durch die enge Interaktion zwischen Angehörigen und Menschen mit Demenz
können diese als Dyade angesehen werden (Bloomer, Digby, Tan, Crawford &
Williams, 2016; Jurgens et al., 2012; Karlsson et al., 2015; Miller, Lee, Whitlatch & Lyons, 2018; Parke et al., 2013; Sadak, Foster Zdon, Ishado, Zaslavsky &
Borson, 2017).

Im akutstationären Setting wird die besondere Bedeutung von Angehörigen
bislang oftmals nicht oder zumindest nicht bewusst wahrgenommen. Dabei sind
sie neben der Rolle als Besucher/-in auch Bezugsperson für die Patientinnen
und Patienten mit einer Demenz. Als deren Stellvertreter/-in und Fürsprecher/
-in sowie als Experte/Expertin für die betroffene Person sind sie zudem in der
Lage, mit dem Krankenhauspersonal zu interagieren. Zusätzlich könnten sie zwischen den Patienten und Patientinnen mit ihren spezifischen Bedürfnissen und
dem System Krankenhaus als Vermittler/-in und Übersetzer/-in agieren.

In den bisherigen Studien und Modellprojekten zur Versorgung von Menschen
mit Demenz im Akutkrankenhaus kommen Angehörige lediglich in einer Randbetrachtung vor. In der Regel werden Angehörige primär als Besucher/-innen
wahrgenommen, weniger als Unterstützer/-innen, Stellvertreter/-innen oder Für-
sprecher/-innen der Patientinnen und Patienten mit Demenz. Als Dyade werden
Betroffene und ihre Angehörigen im Akutkrankenhaus bislang gar nicht gesehen.

2.3.1   Ziel und Zweck der Untersuchung

In dieser Untersuchung werden explizit die Angehörigen bei der Krankenhausbegleitung von Patientinnen und Patienten mit einer Demenz in den Mittelpunkt
der Betrachtung gestellt. Ausgehend von bisherigen Forschungsergebnissen, welche die hohe Bedeutung der Beziehung zwischen Angehörigen und Menschen
mit Demenz darlegen, ergibt sich die Annahme, dass diese Beziehung und deren
Gestaltung ebenso – oder sogar insbesondere – während eines Krankenhausaufenthaltes der demenzkranken Person relevant ist. Dieser Annahme wird in der
Untersuchung nachgegangen.

Primäres Ziel der Forschung ist es demnach, die Bedeutung von Angehörigen
während eines Krankenhausaufenthaltes einer Patientin oder eines Patienten mit
einer demenziellen Erkrankung zu untersuchen und aus den unterschiedlichen
Perspektiven der beteiligten Akteure (Patienten/Patientinnen mit Demenz, Pflegefachkräfte, Mediziner/-innen und Angehörige) zu beleuchten. Dadurch soll ein

möglichst umfassendes Verständnis der Situation gewonnen werden. Erst das Verständnis einer Situation und der in ihr handelnden Akteure bildet die Grundlage für mögliche Anpassungen oder Änderungen derselben.

Zusätzlich soll die Untersuchung Hinweise darauf geben, ob, wann und wie es angezeigt ist, Angehörige bewusst zur Erweiterung der Adaptions- und Interaktionsmöglichkeiten zwischen dem System Krankenhaus und den Patienten/ Patientinnen mit Demenz einzubeziehen (s. Abb. 2.4).

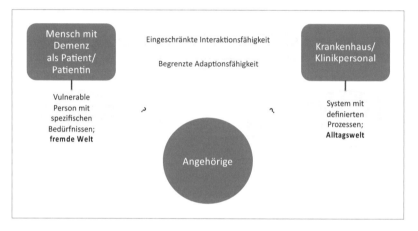

Abbildung 2.4 Möglichkeit zur Verringerung des Interaktions- und Adaptionsdefizits durch Angehörige

2.3.2 Forschungsfragen

Aus der Beschreibung des Forschungsgegenstandes und den angestrebten Zielen leiten sich mehrere Fragen ab. Von besonderer Bedeutung ist hierbei die Hauptfragestellung, die die Untersuchung leitet. Ergänzt wird die Hauptfrage durch Nebenfragestellungen, die sich aus theoretischem und praktischem Vorwissen sowie darauf basierenden Annahmen ableiten.

Die Hauptfragestellung lautet:
Welche Bedeutung haben Angehörige für die Begleitung von Patientinnen und Patienten mit Demenz im akutstationären Setting aus der Sicht der beteiligten Akteure?

Die Nebenfragestellungen sind:

- Wie wirkt sich die Anwesenheit von Angehörigen auf den Menschen mit Demenz aus?
- Welche Rollen und Funktionen haben Angehörige bei der Begleitung inne?
- Welche Aufgaben übernehmen Angehörige im akutstationären Setting?
- Gibt es Situationen, in denen die Anwesenheit von oder die Begleitung durch Angehörige besonders relevant ist?
- In welcher Hinsicht ist der Einbezug von (begleitenden) Angehörigen hilfreich?
- Wie gestalten sich Kontakt und Austausch zwischen den Angehörigen und den weiteren Beteiligten im Krankenhaus?

Methodologie und Methodik

3

Dieses Kapitel erläutert zunächst die Vorgehensweise der Untersuchung in Form der Methodologie (Abschn. 3.1). Das umfasst die theoretische Verortung und die empirisch begründete Theoriebildung mit der Methode des thematischen Kodierens. Das Untersuchungsdesign und der Forschungsprozess werden in Abschnitt 3.2 erläutert. Dies beinhaltet den Umgang mit theoretischem und praktischem Vorwissen, die Methode der Datenerhebung und die Samplingstrategie sowie den Zugang zum Forschungsfeld und die Darstellung der Methoden zur Datenanalyse. Die Gütekriterien und die forschungsethische Betrachtung runden die methodische Betrachtung ab.

3.1 Methodologie

In Deutschland konnte keine Untersuchung gefunden werden, die sich explizit mit der Bedeutung der Angehörigen bei der Begleitung von Menschen mit einer demenziellen Erkrankung in der stationären Akutversorgung beschäftigt (vgl. Abschn. 2.2.3 Tab. 2.4). In internationalen Studien und Publikationen wurden zwar ähnliche Thematiken diskutiert, dabei waren aber andere Perspektiven leitend (Greskötter, 2021). Zudem lassen sich diese Sichtweisen und Ergebnisse nicht ohne Weiteres auf das deutsche Gesundheitssystem übertragen.

Ergänzende Information Die elektronische Version dieses Kapitels enthält Zusatzmaterial, auf das über folgenden Link zugegriffen werden kann https://doi.org/10.1007/978-3-658-43962-0_3.

Daher wurde als Ausgangspunkt für diese Untersuchung ein qualitativer Zugang gewählt. Qualitative Forschung ist durch eine starke Anwendungsorientierung charakterisiert und erhebt den Anspruch, „Lebenswelten ‚von innen heraus' aus der Sicht der handelnden Menschen zu beschreiben" (Flick, Kardorff & Steinke, 2005, S. 14). Das Ziel dieser Beschreibung ist ein besseres Verständnis sozialer Wirklichkeiten sowie der in ihnen stattfindenden Handlungsstrategien, um Strukturen und Muster erkennen und ableiten zu können. Letztere werden in der qualitativen Forschung oftmals verwendet, um empirisch fundierte Konzepte und Theorien zu entwickeln. Dementsprechend findet qualitative Forschung ihre Grundlage im Alltagshandeln von Personen. Dabei sollen das Handeln und Interagieren der Personen in Bezug auf einen zuvor bestimmten Untersuchungsgegenstand erforscht und die sozialen Wirklichkeiten aus der Sicht der betroffenen Menschen rekonstruiert werden (Flick, 2005b).

„Die Methodologie qualitativer Forschung beschäftigt sich mit der Vermittlung zwischen Theorie und Methode und der konzeptionellen Gestaltung des Vorgehens in empirischen Studien" (Flick et al., 2005, S. 251). Auch wenn es innerhalb der qualitativen Forschung eine Vielzahl unterschiedlicher theoretischer Modelle und Vorgehensweisen gibt, lassen sich grundlegende gemeinsame Kennzeichen ausmachen (Flick, 2005b; Hanna Mayer, 2019):

- *Gegenstandsangemessenheit von Methoden und Theorien:*
  In der qualitativen Forschung bildet der zu untersuchende Gegenstand die Grundlage für die Auswahl einer passenden Forschungsmethode. Der Untersuchungsgegenstand soll in seinem alltäglichen Kontext und in seiner Komplexität und Ganzheit erfasst werden.
- *Perspektiven der Beteiligten und ihre Vielschichtigkeit:*
  Die Unterschiedlichkeit der Perspektiven gibt Auskunft über die subjektiven Sichtweisen sowie das bewusste und unbewusste Wissen und Handeln der beteiligten Personen zum Zeitpunkt der Datenerhebung.
- *Rolle der forschenden Person:*
  Die Forscher/-innen sind mit ihren Handlungen im Feld, ihren eigenen Sichtweisen und Interpretationen selbst Bestandteil der Forschung und des Forschungsprozesses. Dies hat zwangsweise Einfluss auf die jeweilige Art und Weise der Datenerhebung und Dateninterpretation. Eine Reflexion der eigenen Rolle, Sichtweise und Art der Wahrnehmung ist daher unerlässlich.
- *Verstehen als Erkenntnisprinzip:*
  Ein Phänomen oder eine Situation soll aus der Sicht eines Subjektes oder mehrerer Subjekte nachvollzogen und verstanden werden können.

- *Fallrekonstruktion als Ansatz:*
  Ausgegangen wird vom oder am Einzelfall, bevor über den Vergleich mehrerer (Einzel-)Fälle allgemeine Aussagen abgeleitet werden. Ein Fall kann dabei eine Person mit ihrer Sichtweise, eine Situation, eine Interaktion o. Ä. sein.
- *Konstruktion von Wirklichkeit als Grundlage:*
  Die Wirklichkeit ist keine Wahrheit im objektiven Sinne, sondern das Ergebnis unterschiedlicher Perspektiven und Bedeutungszuschreibungen hinsichtlich eines Phänomens. Die Wirklichkeit wird aus dem Verstehen konstruiert bzw. rekonstruiert.
- *Text als empirisches Material:*
  Um eine Rekonstruktion von Fällen vornehmen zu können, wird das erhobene Material (z. B. durch Interviews, Beobachtungen, Videosequenzen) in einen Text überführt. Dieser bildet die Basis für die folgende Analyse.

Die vorliegende Untersuchung findet in einem begrenzten zeitlichen und räumlichen Setting mit definierten Personen statt: dem Krankenhausaufenthalt von Menschen mit Demenz und die Bedeutung der Angehörigen bei der Krankenhausbegleitung. Allerdings ist dies ein sehr vielschichtiger Untersuchungsgegenstand, den es in seiner Komplexität und Ganzheit mit den unterschiedlichen Perspektiven und Wirklichkeiten der beteiligten Akteure zu beleuchten gilt. Von besonderem Belang ist es dabei, die jeweiligen Sichtweisen von Patienten und Patientinnen mit einer demenziellen Erkrankung, von ihren Angehörigen und von den Mitarbeitenden im Krankenhaus zu ermitteln, um ihr Wissen, ihre Meinungen und ihr Handeln in dieser Situation nachvollziehen und verstehen zu können. Um sich diesem Erkenntnisinteresse anzunähern, wird angenommen, dass alle Beteiligten sowohl als Individuen als auch innerhalb ihrer Gruppe eigene Konstruktionen von Wirklichkeit erleben – je nach Rolle und individueller Geschichte. Um zu den Gemeinsamkeiten dieser Wirklichkeiten und zu einer allgemeinen Abbildung der Situation zu gelangen, wird die Rekonstruktion von Einzelfällen mit anschließenden gruppeninternen und gruppenübergreifenden Fallvergleichen als gegenstandsangemessene Vorgehensweise erachtet.

Im Zentrum des Untersuchungsgegenstandes befindet sich die Sichtweise der beteiligten Akteure. Nach Flick (2005b) ist in der qualitativen Forschung das Erfassen der Sicht von Subjekten eine Forschungsperspektive, die sich in der theoretischen Position des Symbolischen Interaktionismus verorten lässt (s. Abschn. 3.1.1). Gleichzeitig gibt sie Hinweise auf bevorzugte Methoden der Datenerhebung und Dateninterpretation, um diese Sichtweisen

abbilden und allgemeingültige Strukturen und Muster herausarbeiten zu können
(s. Abschn. 3.1.2).

Die Rolle der Forscherin lässt sich wie folgt darstellen: Sie verfügt als Alten-
pflegerin und Pflegewissenschaftlerin über theoretische und praktische Kenntnisse
im Umgang mit Menschen mit einer demenziellen Erkrankung, über strukturelle
Gegebenheiten und Anforderungen pflegerischer Versorgungsstrukturen sowie
über das wissenschaftliche Arbeiten in empirisch angelegten Forschungsprojekten.

Die Betrachtungsweise der Forscherin hinsichtlich der Beschaffenheit von
Wirklichkeit ist grundlegend für die Art und Weise, in der Forschung durchgeführt und interpretiert wird. Forschung und Wissenschaft sind in der Lage, mit
der Sichtbarmachung des bislang Unbekannten die Sichtweise von Subjekten zu
verändern und damit die Wirklichkeit von einzelnen Personen oder Gruppen zu
beeinflussen. Dadurch können Adaptionen vorgenommen werden: Beispielsweise
kann eine Handlungsweise in Bezug auf etwas oder in einem bestimmten Kontext
modifiziert werden. Das ist auch der angestrebte Nutzen dieser Untersuchung.

Forschung schafft neues Wissen und damit neue Wirklichkeiten. Wissen
bedeutet Kenntniserweiterung. Dabei ist zu beachten, dass Wissen nicht voll-
kommen, sondern immer nur vorläufig ist. Das vorhandene und demnach gültige
Wissen gilt nur so lange, bis neue Kenntnisse zu dieser Thematik erlangt werden.

3.1.1 Theoretische Verortung

Der symbolische Interaktionismus stellt innerhalb der qualitativen Forschung eine
Forschungsperspektive dar, welche die Sicht des Subjekts mit seinen individuellen
Bedeutungs- und Sinnzuschreibungen in den Fokus nimmt. Geschichtlich betrachtet entwickelte sich der symbolische Interaktionismus aus der philosophischen
Anschauung des amerikanischen Pragmatismus. In diesem Zusammenhang ist er
mit dem Verständnis der Chicagoer Schule in Verbindung zu bringen, nament-
lich mit George Herbert Mead und Herbert Blumer (Denzin, 2005; Flick, 2005).
Blumer war ein Schüler Meads und begründete den symbolischen Interaktionismus, indem er die Grundgedanken von Mead aufgriff und in drei Prämissen
zusammenfasste (Blumer, 1973):

- Menschen handeln „Dingen" gegenüber auf der Grundlage der Bedeutung, die
  diese Dinge für sie besitzen.
- Die Bedeutung dieser Dinge entsteht aus der sozialen Interaktion, die man mit
  seinen Mitmenschen eingeht oder aus ihr ableitet.

- Diese Bedeutung kann in einem interpretativen Prozess, den die Personen in ihrer Auseinandersetzung mit den Dingen anwenden, gestützt oder abgeändert werden.

Als Dinge, denen Bedeutung zugesprochen werden kann, gelten z. B. Gegenstände, Menschen, Rollen, Institutionen, Ereignisse, Erfahrungen oder Handlungen (Denzin, 2005; Flick, 2005b). Der Person wird dabei eine aktive Rolle bei der Gestaltung von Wirklichkeit gegeben. Der subjektive Sinn, aus dem heraus Menschen Handlungen vollziehen, wird im symbolischen Interaktionismus zum zentralen empirischen Ansatz. Die Rekonstruktion der jeweiligen subjektiven Sichtweisen ist dabei ein wesentliches Element zur Analyse sozialer Wirklichkeiten.

Die vorliegende Arbeit ist der Forschungsperspektive des symbolischen Interaktionismus zuzuordnen, da es hier um die Ermittlung subjektiver Sinn- und Zusammenhangszuschreibungen von Personen zu ihrem Handeln und ihrer Umgebung geht (vgl. Flick, 2005). So sollen die individuellen Bedeutungszuschreibungen, Handlungen und Interaktionen der unterschiedlichen Personengruppen rund um die Person „Mensch mit Demenz" in der Umgebung „Krankenhaus" in Verbindung mit der Rolle „Angehörige" erfasst und dargestellt werden. Gemäß der dritten Prämisse von Blumer (s. o.) sollen mit der Auseinandersetzung zu dieser Thematik bestehende interpretative Prozesse erklärt sowie gegebenenfalls Prozessänderungen angeregt werden.

3.1.2 Empirisch begründete Theoriebildung mit der Methode des thematischen Kodierens

Die empirisch begründete Theoriebildung geht auf die Soziologen Anselm Strauss und Barney Glaser zurück. Mit der Darlegung der Methode der Grounded Theory[1] vertraten sie den Standpunkt, dass Daten nicht nur gewonnen werden sollten, um bereits bestehende Theorien zu verifizieren. Vielmehr war es ihr Ansinnen, „wie die Entdeckung von Theorie aus – […] systematisch gewonnenen und analysierten – Daten vorangetrieben werden kann", um damit nicht nur den forschenden Personen, sondern auch den Anwendern und Anwenderinnen

---

[1] Von Glaser und Strauss erstmalig ausführlich beschrieben in dem 1967 erschienenen Buch: The Discovery of Grounded Theory: Strategies for Qualitative Research, Aldine de Gruyter, New York.

im Feld „relevante Vorhersagen, Erklärungen, Interpretationen und Anwendungen" zu ermöglichen (Glaser & Strauss, 2005, S. 11). Die Theorie soll demnach aus der Empirie heraus entstehen und nicht umgekehrt. Diese Herangehensweise unterstützt das Begreifen, Erklären und Vorhersagen (menschlichen) Verhaltens. Und zwar so verständlich, dass Praktiker die Theorie nicht nur anwenden können, sondern ein derartiges Verständnis für die zu betrachtende Situation erlangen, dass ein Problembewusstsein mitsamt der eigenständigen Entwicklung von Lösungsmöglichkeiten angeregt wird (Glaser & Strauss, 2005). Strauss' Sichtweise war durch die Werke von Mead und Blumer und den symbolischen Interaktionismus geprägt. Entsprechend finden sich diese Ansätze in der Methode der Grounded Theory wieder: „Bedeutungen entstehen, bestehen und verändern sich in und aus Interaktionen" (Schnell, 2014, S. 21).

Bei der Herangehensweise nach der Grounded Theory ist das grundlegende Ziel die Entwicklung einer anwendbaren Theorie (Glaser & Strauss, 2005). Allerdings kann man, wie Schnell (2019, S. 1, H.d.V.) darlegt, nicht „von *der* Grounded Theory [...] sprechen". Seit der ersten Darstellung gab es mehrere Entwicklungen und Adaptionen – sowohl von den Begründern Glaser und Strauss[2], die mit unterschiedlichen Schwerpunkten jeweils eigene Interpretationen vorantrieben, als auch von weiteren Interpreten, wie z. B. Kathy Charmaz, Adele Clark und anderen (Strauss, 2003). Wenngleich es Variationen gibt und die Grounded Theory eher als Vorschläge für analytische Verfahren denn als starres Regelwerk zu verstehen ist, formuliert insbesondere Strauss grundlegende Merkmale und Richtlinien für die Arbeit mit der Grounded Theory: „Coding must be done [...] early and continually. Analytic memos must be done early and continually in conjunction with the coding" (Strauss, 2003, S. 8). Weitere relevante Merkmale sind das theoretische Sampling, die komparative Analyse und die Anwendung des Kodierparadigmas (vgl. Abschn. 3.2.5), um zu einer dichten, konzeptionellen Entwicklung der Theorie zu gelangen. Die Wahl der Methoden wird innerhalb dieser Grundprinzipien den Forschenden überlassen: „*modify* them in accordance with the requirements of your own research. Methods, after all, are developed and changed in response to changing work contexts" (Strauss, 2003, S. 8).

Auch Uwe Flick modifizierte den Grounded Theory-Ansatz von Strauss im Rahmen seiner Studie zur „Psychologie des technisierten Alltags" (Flick, 1996). In dieser Untersuchung sollte die soziale Verteilung von Perspektiven auf ein Phänomen abgebildet werden. Ein zentrales Ziel dieser Untersuchung war es, mit

---

[2] Anselm Strauss arbeitete und veröffentlichte in späteren Jahren zusammen mit der Pflegewissenschaftlerin Juliet Corbin.

den eingesetzten Methoden *gruppenspezifische* Sicht- und Erfahrungsweisen dar-
zulegen und aus *gruppenübergreifenden* Verallgemeinerungen eine Alltagstheorie
zum betrachteten Untersuchungsgegenstand zu entwickeln.

Um dies zu ermöglichen, wählte Flick den Einbezug vorab festgelegter, aus
der Fragestellung abgeleiteter Gruppen, um eine Vergleichbarkeit zwischen den
Gruppen und ihren Sichtweisen zu ermöglichen (Flick, 1996, 2005b). Zwar
beschreiben Glaser und Strauss in ihrem ersten Werk ebenfalls den Einbezug von
Vergleichsgruppen in der Grounded Theory, allerdings sind diese dort keineswegs
vorab festgelegt (Glaser & Strauss, 2005). Vielmehr werden sie im Bedarfsfall
hinzugezogen, um sich entwickelnde Kategorien und ihre Eigenschaften weiter
auszuarbeiten.

Diese von Flick vollzogene Änderung in der Auswahl der Fälle hat Konsequenzen für das gesamte Untersuchungsverfahren:

- *Datenerhebung*:
  „Die Daten werden mit Methoden, die strukturierende Vorgaben mit inhalt-
  licher Offenheit verknüpfen, erhoben" (Flick, 2005b, S. 278). Explizit dafür
  konzipierte Flick die Methode des „episodischen Interviews".
- *Sampling-Strategie*:
  „Das Sampling wird nicht – wie bei Strauss – aus dem Stand der Interpretation abgeleitet" (Flick, 2005b, S. 271), sondern orientiert sich primär an
  den Gruppen, deren Perspektiven für den Untersuchungsgegenstand relevant
  erscheinen.
- *Datenanalyse*:
  Für den Analyse- und Interpretationsprozess hat Flick ein mehrstufiges Verfahren entwickelt, dass er als „thematisches Kodieren" bezeichnet (Flick, 1996,
  2005b). Dabei erfolgt zunächst eine (einzel-)fallbezogene Analyse, bevor eine
  fallübergreifende Analyse pro Gruppe vorgenommen wird. Die Absicht dabei
  ist „die Entwicklung einer im Material begründeten thematischen Struktur"
  (Flick, 2005b, S. 277). Im anschließenden Analyseschritt werden gruppenübergreifende Vergleiche durchgeführt. Diese dienen als Grundlage für die
  Skizzierung einer Alltagstheorie zum untersuchten Phänomen.

Bei den zuvor genannten Verfahrensschritten finden dennoch die Kernelemente
der Grounded Theory wie das Kodieren, das Verfassen von Memos, das kon-
stante Vergleichen, das Kodierparadigma sowie in einer abgewandelten Form das
theoretische Sampling Anwendung.

Da in dieser Untersuchung die Bedeutung von Angehörigen im Kontext eines
Krankenhausaufenthaltes demenziell erkrankter Personen beleuchtet werden soll,

ist der Einbezug der direkt beteiligten Gruppen und ihrer Sichtweisen elementar für das Verstehen, Erklären und Vorhersagen Können von Verhalten und Prozessen in dieser Situation. Dabei soll ein Verständnis über diese Situation erlangt werden, welches es den Akteuren ermöglicht, ein situationsspezifisches Problem- und Lösungsbewusstsein zu entwickeln (vgl. Glaser & Strauss, 2005). In Anbetracht der vorab festgelegten Gruppen – Patienten und Patientinnen, Angehörige, Pflegefachkräfte und Mediziner/-innen – orientierte sich diese Untersuchung in Design und Durchführung am Vorgehen von Flick.

3.2   Untersuchungsdesign und Forschungsprozess

In der qualitativen Forschung beschreibt ein Untersuchungsdesign das grundlegende Vorgehen bei der Durchführung einer Untersuchung und benennt die Methoden der Datenerhebung und Datenanalyse (s. Abschn. 3.2.2 und 3.2.5). Zusätzlich werden Aussagen zu weiteren Komponenten formuliert (Flick et al., 2005; Hanna Mayer, 2019):

- die Fragestellung und Zielsetzung der Untersuchung (s. Abschn. 2.3),
- der theoretische Rahmen (s. Abschn. 3.1.1 und 3.1.2),
- die Auswahl der Stichprobe bzw. Fälle (s. Abschn. 3.2.3) sowie
- die zur Verfügung stehenden zeitlichen, materiellen und persönlichen Ressourcen der forschenden Person(en) (s. Abschn. 3.2.6).

Das Untersuchungsdesign beschreibt demnach den Weg der Erforschung und die dabei angewandten Mittel, um die beabsichtigten Ziele zu erreichen.

Auch wenn jedes Untersuchungsdesign individuelle Merkmale enthält, so gibt es grundlegende Designarten in der Forschung. Das Basisdesign, welches dieser Untersuchung zugrunde liegt, ist das der Fallstudien. „Fallstudien zielen auf die genaue Beschreibung oder Rekonstruktion eines Falles ab" (Flick, 2005a, S. 253). Das Hauptanliegen ist es, ein umfassendes Verständnis über den zu betrachtenden Fall zu erhalten und ihn in seiner Komplexität zu erfassen. Fälle können dabei Personen, Gemeinschaften, Organisationen, Institutionen o. Ä. sein.

Für die Identifikation und die anschließende Untersuchung des Falls ist zu klären, was genau zu dem Fall gehört. Bei der Einordnung ist es angebracht, zeitliche und räumliche Grenzen zu definieren (Flick, 2005a; Hanna Mayer, 2019). In der hier vorzustellenden Untersuchung lässt sich der Fall folgendermaßen umschreiben: Angehörige begleiten einen Menschen mit einer demenziellen

Erkrankung im Akutkrankenhaus. Die räumliche Grenze ist das Akutkrankenhaus. Die zeitliche Begrenzung umfasst den Zeitraum von der Aufnahme der demenziell beeinträchtigten Person als Patient/Patientin bis zur Entlassung aus dem Krankenhaus.

Bei der Analyse von Fällen kann es notwendig sein, mehrere einflussnehmende Faktoren oder Perspektiven einzubeziehen, um zu einer dichten Beschreibung des Falls zu gelangen. Diese Notwendigkeit ist in dieser Untersuchung gegeben, da es verschiedene relevante Akteure mit sehr unterschiedlichen Perspektiven auf den Fall und das entsprechende Fallverstehen gibt. Zudem ist für eine Rekonstruktion dieses Falls sowohl eine Analyse und Interpretation innerhalb der einzelnen Fallgruppen (Angehörige, Patientinnen/Patienten, Mitarbeiter/-innen) als auch ein gruppenübergreifender Vergleich erforderlich, um den Fall in seiner Gesamtheit abbilden zu können (Flick, 1996, 2005b; Hanna Mayer, 2019).

In der qualitativen Forschung – und explizit im Designverständnis der Fallstudien – wird regelmäßig von einem zirkulären Prozess ausgegangen. Die Erhebung und Auswertung zu *einem* Fall (oder in diesem hier zu betrachtenden Fall einer Perspektive einer Person) führen zu einer Reflexion und einer Einflussnahme auf die *weiteren* Erhebungen und Auswertungen. „Gegenstand und sich damit forschend befassende Akteure stehen in einer Wechselbeziehung, in der beide einander verändern" (Strübing, 2014, S. 11). Dies kann in der Konsequenz dazu führen, dass ein zuvor geplantes Design im Laufe des Prozesses modifiziert wird (Flick, 2005a).

3.2.1 Umgang mit theoretischem und praktischem Vorwissen

In der qualitativen Forschung wurde wiederholt diskutiert, welche Rolle das Vorwissen von Forschenden bei der Untersuchung spielt. Während Vorwissen und die Bewusstmachung dessen in der quantitativen Forschung für das Formulieren von Hypothesen, die Kontrolle des Settings und das Anknüpfen an vorhandene Forschungserkenntnisse elementar ist, wurde in der qualitativen Forschung mit Verweis auf Glaser und Strauss (2005) zuweilen die Meinung vertreten, sämtliches Vorwissen der forschenden Person sei zugunsten einer größtmöglichen Offenheit im Forschungsprozess zu suspendieren (Meinefeld, 2005; Strübing, 2014).

Diese Forderung muss allerdings vor dem Kontext der damaligen Sichtweise von Glaser und Strauss bei der Darstellung der Methode der Grounded Theory in den 1960er Jahren reflektiert werden: Ihr Anliegen war es, dem gängigen Vorgehen, empirische Daten vorrangig zur Verifizierung bereits bestehender Theorien heranzuziehen, einen methodischen Ansatz entgegenzusetzen. „Die Formulierung einer [...] Theorie soll also nicht am Beginn, sondern am Ende des Forschungsprozesses stehen: das vorrangige Ziel [...] sei nicht Theorie*test*, sondern Theorie*generierung*" (Meinefeld, 2005, S. 268). In diesem Sinne galt es, jegliches Vorwissen zu hinterfragen und zurückzustellen, um dem Ansinnen der Entwicklung emergenter Kategorien nicht im Wege zu stehen (Glaser & Strauss, 2005). Im weiteren Verlauf der Diskussion explizierte Strauss (2003), dass das vorhandene Wissen aus der Fachliteratur und die persönlichen Erfahrungen und Fähigkeiten der Forschenden natürlicherweise Auswirkungen auf die Durchführung der Analysen haben. Daher erfolgte der Hinweis, diese *theoretische Sensibilität* aktiv, z. B. für die Konstruktion von Vergleichen oder das Finden von Variationen, zu nutzen: „Mine your experience, there is potential gold there!" (Strauss, 2003, S. 11). In der folgenden Zusammenarbeit mit Corbin widmete Strauss dem Thema ein eigenes Kapitel (Strauss & Corbin, 1996). Dort wird theoretische Sensibilität als Fähigkeit beschrieben, „Einsichten zu haben, den Daten Bedeutung zu verleihen, die Fähigkeit zu verstehen und das Wichtige vom Unwichtigen zu trennen" (Strauss & Corbin, 1996, S. 25). Als Quellen für theoretische Sensibilität werden das Wissen aus der (Fach-)Literatur, persönlichen und beruflichen Erfahrungen und das sich entwickelnde empirische Verständnis im Laufe des Forschungsprozesses genannt.

Auch Meinefeld (2005, S. 273) benennt die Bedeutung der bewussten Handhabung von Vorwissen: „Implizit gebliebenes Vorwissen führt [...] zu einer selektiven Wahrnehmung und Interpretation." Neben der Bewusstmachung der eigenen Vorerfahrungen und ihrer Auswirkungen auf die Untersuchung und den Forschungsprozess empfehlen Strauss & Corbin (1996, S. 28), während der Analyse regelmäßig einen Schritt zurückzutreten und die eigenen Dateninterpretationen kritisch zu hinterfragen sowie das Beibehalten einer skeptischen Haltung: „alle theoretischen Erklärungen, Kategorien, Hypothesen und Fragen [...] sollten als provisorisch angesehen werden".

Die Forschende verfügte anfangs vor allem über berufliche Erfahrungen zu unterschiedlichen Aspekten der Thematik, welche dazu führten, diesen Bereich der Untersuchung als relevant zu erwägen. Zum einen bildete der Umgang mit Menschen mit Demenz einen Schwerpunkt in der pflegerischen Ausbildung der Forschenden. Zusätzlich erhielt sie als Pflegefachkraft im In- und Ausland Einblicke in Stations- und Organisationsabläufe – vor allem in Altenpflegeheimen und der ambulanten Pflege, aber auch in mehrmonatigen praktischen Einsätzen in Klinik und Hospiz. Im Rahmen eines einjährigen studentischen Forschungsprojekts untersuchte sie zusammen mit anderen Studierenden die Sichtweise und das

Erleben von Menschen mit Behinderungen und ihrer Angehörigen während eines Krankenhausaufenthaltes. Aus dieser Untersuchung war der Forscherin bekannt, dass vulnerable Personengruppen – wie zum Beispiel Menschen mit Behinderungen – spezifische Bedürfnisse besitzen, deren Erfüllung im Krankenhaus erschwert ist.

Nach dem Studium der Pflegewissenschaft war sie in Forschungsprojekten tätig, die sich mit der pflegerischen Versorgung von Menschen mit Demenz und von Menschen mit Behinderungen unter Berücksichtigung ihrer besonderen Bedarfe und Bedürfnisse befassten.

Dieses Vorwissen führte schließlich – in Kombination mit der expliziten Benennung der schwierigen Versorgung von Menschen mit Demenz vonseiten eines Krankenhauses – zu dieser Untersuchung (vgl. Abschn. 1.1). Mit Bezugnahme auf Strauss und Corbin (1996, S. 26) verfügte die Forschende mit den genannten Erfahrungen über ein „grundlegendes Verständnis […], wie und warum Dinge in diesem Feld vor sich gehen".

Bei der thematischen Annäherung an diesen Untersuchungsgegenstand wurde sodann Fachliteratur hinzugezogen. Dies diente dazu, sich zunächst einen Überblick über die Relevanz des Themas und den Stand der Wissenschaft zu verschaffen. Im weiteren Vorgehen entstanden auf dieser Basis das Untersuchungsdesign, die Fragen für die Datenerhebung und der Antrag bei einer Ethikkommission[3] (s. Abschn. 3.2.7). Insbesondere für Letzteres ist eine thematische Literaturanalyse bedeutsam.

Aufgrund der aufgezeigten Vorerfahrungen und dem damit verbundenen Vorwissen galt es, sich dieses Wissen *bewusst* zu machen, um eine (unbewusste) Bestätigung von Vorannahmen zu vermeiden. Daher wurde das Vorwissen „als Anregung zum Nachdenken […], also als Fundus ,sensibilisierender Konzepte' in Blumers Sinne" genutzt (Strübing, 2014, S. 60). Die persönlichen, literaturbezogenen und sich im Laufe der Analyse entwickelten Vorannahmen zeigten sich vor allem in den Fragen der Datenerhebung. Da sie dort explizit ihre Niederschrift fanden, konnte die damit verbundene Sichtweise leicht hinterfragt und scheinbar zugehörige Ergebnisse bei der Datenanalyse als provisorisch betrachtet werden (vgl. Strauss & Corbin, 1996). Des Weiteren wurde insbesondere bei dem Analyseschritt des offenen Kodierens eine offene, unvoreingenommene Haltung eingenommen und auf weitergehende Literaturanalysen verzichtet.

---

[3] Da es sich bei dieser Untersuchung um vulnerable und potenziell vulnerable Personengruppen und deren Einbeziehung handelt, ist ein ethisches Clearing indiziert.

3.2.2 Methode der Datenerhebung

Gemäß Döring und Bortz (2016, S. 322) ist die Datenerhebung „essenzieller Bestandteil jeder empirischen Studie". Grundlegendes Merkmal ist dabei eine systematische Sammlung von Datenmaterial – ausgerichtet auf die Beantwortung von Forschungsfragen oder Hypothesen. Die in der qualitativen Forschung verwendeten Techniken zur systematischen Datenerhebung sind in der Regel nur teilweise strukturiert bzw. teilstandardisiert. Diese grundlegende Offenheit soll sowohl der forschenden Person als auch den Teilnehmenden der Untersuchung eine flexible Anpassung an die Interviewsituation und den Untersuchungsgegenstand ermöglichen (Döring & Bortz, 2016). Gleichzeitig wird neuen oder auch unerwarteten Aspekten bewusst Raum gegeben, um die Erfahrungswirklichkeit bzw. die Lebenswelt der Befragten so gut wie möglich erfassen zu können. Damit man über die „Innenperspektive" des Individuums zu der subjektiven Bedeutung gelangen kann, ist es notwendig, die individuelle Darstellung einer Gegebenheit möglichst authentisch zu erfassen und zugleich ausführliche Beschreibungen von individuell bedeutsamen Situationen, Ereignissen und Prozessen anzuregen (Kruse, 2005).

Insbesondere qualitative Interviews bieten „die Möglichkeit, Situationsdeutungen oder Handlungsmotive […], Alltagstheorien und Selbstinterpretationen […] zu erheben" (Hopf, 2005b, S. 350). Zu diesem Zweck sind qualitative Interviews an die natürliche Alltagskommunikation angelehnt. Damit die Interviewpartner Einblicke in ihre Erlebnisse und Erfahrungen geben, sind – trotz der eigentlichen Fremdheit der Beteiligten – ein „freundliches Interesse am Gegenüber" und die Bildung einer Vertrauensbasis durch Sprachstil, Körperhaltung und Empathie erforderlich (Strübing, 2013, S. 87).

Im deutschsprachigen Raum werden in der qualitativen Forschung vorwiegend Leitfadeninterviews angewandt (Flick, 2005b). Alternative Bezeichnungen hierfür sind semi- oder halbstandisiertes Interview bzw. qualitatives Interview (Strübing, 2013). Bei einem Leitfadeninterview handelt es sich um eine teilstrukturierte Interviewtechnik, bei der ein Fragenkatalog zu untersuchungsrelevanten Themen und Fragerichtungen zum Einsatz kommt. Dieser Fragenkatalog wird allerdings situativ auf die Befragungssituation und die Befragten angepasst (Döring & Bortz, 2016): Es wird primär ein Dialog angestrebt, in welchem der Leitfaden als thematische Gedächtnisstütze dient (Flick, 2005b; Strübing, 2013). Dies bietet der forschenden Person die Möglichkeit, die verbale Formulierung der notierten Fragen, die Nachfragestrategie und die Abfolge der Fragen situationsbezogen anzuwenden (Hopf, 2005b). Das Leitfadeninterview kombiniert damit Offenheit *und* Strukturiertheit. Mit der Orientierung an einer grundlegenden Struktur wird die Basis für spätere Fallvergleiche in der Analyse geschaffen (Strübing, 2013).

Je nach Verfahrensweise existieren unterschiedliche Formen von Leitfadeninterviews. In dieser Untersuchung wurde das episodische Interview als Methode zur Datenerhebung verwendet, welches folgend in seiner Grundstruktur dargestellt wird. Das episodische Interview wurde von Uwe Flick (1996) konzipiert – mit dem Ziel, Alltagswissen in seiner Vielschichtigkeit zu erfassen und „bereichsbezogen [...] Erfahrungen in allgemeinerer, vergleichender etc. Form darzustellen, und gleichzeitig, die entsprechenden Situationen und Episoden zu erzählen" (Flick, 2005b, S. 160). Diese Interviewform zielt auf die Erfahrungen der Teilnehmenden in Bezug auf den Untersuchungsgegenstand ab. Dem liegt die Annahme zugrunde, dass Erzählungen über Erfahrungen zwei Wissensformen beinhalten: das narrativ-episodische Wissen und das semantische Wissen (Flick, 2005b). Das narrativ-episodische Wissen bezieht sich auf konkrete Situationen und die Beschreibung von Situationsabläufen im Rahmen einer Erzählung. Das semantische Wissen beinhaltet – bezogen auf den Untersuchungsgegenstand – Verallgemeinerungen, Abstraktionen und „die Setzung bestimmter Zusammenhänge durch das Subjekt" (Lamnek & Krell, 2016, S. 343). Das episodische Interview verbindet dabei die Vorteile von narrativen[4] und leitfadengestützten Interviews: Es ermöglicht Erzählungen zu Abläufen und Kontexten und erfasst zusätzlich, durch die Nutzung des Leitfadens, Verallgemeinerungen und Routinisierungen im Alltag (Flick, 2005b). Strübing (2013, S. 97) bezeichnet das episodische Interview als Leitfadeninterview „mit stärkerer Betonung von narrativ angelegten Gesprächselementen".

Der Urtyp von Leitfadeninterviews – das fokussierte Interview – geht auf Merton und Kendall zurück (Flick, 1996; Strübing, 2013). Neben den dort benannten allgemeinen Kriterien für die Entwicklung und Durchführung von Leitfadeninterviews beschreibt Flick für das Erhebungsverfahren des episodischen Interviews auch spezifische Kriterien (Flick, 1996).

Zu den *allgemeinen Kriterien* zählen Nicht-Beeinflussung, Spezifität, Erfassung eines breiten Spektrums sowie Tiefgründigkeit und personaler Bezugsrahmen (Strübing, 2013). Diese Kriterien werden gemäß Flick (1996) beim episodischen Interview folgendermaßen berücksichtigt:

---

[4] Beim narrativen Interview soll „mit einem einzigen Erzählstimulus die Erzählung einer ‚kompletten' Lebensgeschichte" ausgelöst werden (Strübing, 2013, S. 89). Dabei geht es nicht nur um die Darstellung einzelner Situationen als Episoden, sondern um eine gesamte Geschichte.

- *Nicht-Beeinflussung*:
  Die Interviewteilnehmer/-innen werden nicht mit einer vorgegebenen Situation konfrontiert, sondern können die für sie relevanten Situationen für einen bestimmten Themenbereich selbst wählen.
- *Spezifität*:
  Erzählt werden Situationen, in denen die Teilnehmenden selbst die Erfahrungen gemacht haben, über die sie berichten.
- *Erfassung eines breiten Spektrums*:
  Statt einen bestimmten Erfahrungsbereich vorzugeben, können die Teilnehmenden über eine Vielzahl an relevanten Alltagsbereichen, Situationen und Aspekten berichten.
- *Tiefgründigkeit und personaler Bezugsrahmen*:
  Über Erzählaufforderungen werden die zu erhebenden Informationen in ihrem situativen Kontext erfasst.

Die *spezifischen Kriterien*, die das episodische Interview (e.I.) erfüllen soll, werden von Flick (1996) wie folgt beschrieben:

- Das e.I. ermöglicht durch den Zugang zu Erfahrungen und Entstehungskontexten eine *kontextbezogene Darstellung* von Situationen oder Episoden. Diese gibt Einblicke in die Wirklichkeitskonstruktion.
- Statt eines einseitigen Monologes (der Teilnehmenden) entsteht ein *Dialog* zwischen fragender Person und Befragten.
- Das e.I. setzt an Situationen bzw. Episoden an, in denen die Befragten *eigene Erfahrungen* gemacht haben.
- Die Auswahl der zu beschreibenden Situationen erfolgt durch die Interviewteilnehmer/-innen aufgrund *subjektiver Relevanz*.
- Das e.I. ermöglicht den Zugang zu *generalisierbarem Erfahrungswissen*, z. B. zu Begriffs- und Regelwissen und zu verallgemeinerten Annahmen.
- Das e.I. stellt eine *Kombination* von *Erzählungen*, die auf Episoden basieren, und *Argumentationen* hinsichtlich regelorientierten Wissens dar.

Der Leitfaden des episodischen Interviews beinhaltet Fragen zu thematischen Bereichen des Untersuchungsgegenstandes. In der Interviewsituation wird die befragte Person angeregt, selbstgewählte Episoden bzw. Situationen mit Relevanz zum Untersuchungsgegenstand zu erzählen (Flick, 2005b). Laut Flick (1996) eröffnen Erzählungen einen Zugang zum subjektiven Erleben und der Bewertung im Alltag. Auch dienen Erzählungen „dazu, gemeinsam geteilte Versionen des

Geschehens zu konstruieren" (Flick, 1996, S. 134) und Wunschvorstellungen darüber, wie es sein sollte, zu äußern. Mithilfe des episodischen Interviews geben die
befragten Personen somit Einblicke in ihre Erfahrungswelt und ihre Konstruktion
von Wirklichkeit (Flick, 2005b). Der „Kernpunkt dieser Interviewform ist [also]
die regelmäßige Aufforderung zum Erzählen von Situationen. Zur Orientierung
über die thematischen Bereiche, zu denen solche Erzählungen erbeten werden
sollen, wird ein Leitfaden erstellt" (Flick, 2005b, S. 160).

Damit die unterschiedlichen Perspektiven auf den Untersuchungsgegenstand
in ihrer Vielschichtigkeit bestmöglich ermittelt werden können, befürwortet Flick
(1996, S. 156) in diesem Rahmen „die gezielte [...] Auswahl von Fallgruppen" (s.
Abschn. 3.2.3). Dabei „werden Untersuchungsgruppen gewählt, die unterschiedliche Formen der Auseinandersetzung mit [dem Thema] erwarten lassen" (Flick,
1996, S. 123). Die unterschiedlichen Erlebensweisen in den jeweiligen Gruppen bestimmen die Wahrnehmung, Erfahrung und Bewertung des Erlebten. Mit
dieser Methode der Datenerhebung können sowohl Gemeinsamkeiten als auch
Unterschiede in den Sichtweisen der einzelnen Gruppenmitglieder ermittelt und
dargestellt werden.

Solch ein Leitfaden mit thematischen Bereichen wurde in dieser Untersuchung für die Gruppen Angehörige und Mitarbeitende im Krankenhaus erstellt (s.
Anhang 5 im elektronischen Zusatzmaterial). Die thematischen Bereiche ergaben
sich zunächst aus der Literatur und den persönlichen Erfahrungen der Forschenden mit dem Forschungsfeld. Bei später folgenden Interviews wurden diese durch
in der Datenanalyse hinzugewonnene Themen und Fragestellungen ergänzt. Als
Einstieg in das jeweilige Interview wurde ein offener, narrativer Ansatz der
Erzählaufforderung gewählt. Dadurch wurde es den Teilnehmenden ermöglicht,
generell über ihre Erfahrungen zum Thema „Menschen mit Demenz als Patienten
und Patientinnen im Akutkrankenhaus" zu berichten. Die Auswahl an Beispiel-
situationen und deren Schilderung wurde den Interviewten überlassen. Oftmals
wurden in diesen bereits mehrere Themengebiete, zu denen Fragen im Leitfaden vorhanden waren, von den Personen selbständig abgedeckt. Im Anschluss
an diese Erzählung wurde für das weitere Gespräch der Leitfaden als Orientierung für vertiefende Nachfragen und neue Erzählanreize genutzt. Insbesondere
bei den Gesprächen mit den Mitarbeitenden im Krankenhaus waren Nachfragen
zu der Bedeutung der Angehörigen notwendig, um diesbezüglich Erzählanreize
zu generieren.

Den Interviews mit den Patientinnen und Patienten mit einer demenziellen
Erkrankung lag ebenfalls ein Leitfaden mit thematischen Bereichen zugrunde.
Lamnek (2016, S. 677) weist darauf hin, „dass die Befragten zwar gerne
mit einem Interviewer sprechen möchten, aber über andere Themen und in

anderer Form, als es […] Fragebogeninstrumentarien […] festlegen." In den Interviewsituationen waren die Besonderheiten dieser Personengruppe von der interviewenden Person zu berücksichtigen – unter anderem die situative Präsenz und Konzentrationsfähigkeit der Teilnehmenden sowie die räumlich-zeitliche Orientierung (vgl. Strübing, 2013). Die Forscherin passte sich dabei in Struktur, Länge und Verlauf des Gespräches an die situativen und kommunikativen Fähigkeiten der Personen mit Demenz an (vgl. Niebuhr, 2004).

3.2.3 Samplingstrategie

Die Stichprobe hat bei qualitativen Forschungsdesigns eine andere Funktion als bei quantitativen: Geht es in quantitativen Studien vor allem um statistische Repräsentativität, so stehen bei qualitativen Untersuchungen die Erfassung der „Typik des untersuchten Gegenstandes […] und […] die Übertragbarkeit auf andere, ähnliche Gegenstände" im Vordergrund (Merkens, 2005, S. 291). Dies wird durch eine möglichst facettenreiche Erfassung von Fällen erreicht. Durch die typischerweise umfassende Bearbeitung und interpretative Rekonstruktion der einbezogenen Fälle ist die Stichprobe in qualitativen Untersuchungen in der Regel eher klein[5] (Döring & Bortz, 2016). Flick (1996) z. B. analysierte in seiner Studie zum technischen Wandel im Alltag 27 Interviews.

Da es sein Anspruch war „eine Theorie über […] gruppenspezifische Sicht- und Erfahrungsweisen zu entwickeln", wählte Flick (1996, S. 161) eine Samplingstruktur, die sich an *vorab festgelegten Gruppen* orientierte. Das Samplingverfahren mit vordefinierten Merkmalen zu starten, geht auf das *selektive Sampling* von Schatzmann und Strauss (1973) zurück: „Selective sampling refers to the calculated decision to sample a specific locale or type of interviewee […] which are worked out in advance for a study" (zitiert nach Strauss, 2003, S. 39). Diese methodische Zuordnung in der Datenerhebung soll bei der Analyse eine Vergleichbarkeit der Gruppen ermöglichen (Flick, 2005b).

Bei der Auswahl der konkreten Fälle *innerhalb* der Gruppen orientierte sich Flick dann an dem von Strauss (2003) im Rahmen der Methode der Grounded Theory beschriebenen Vorgehen des *theoretischen Samplings* (Flick, 1996, 2005b). Hierbei wird im Laufe des Forschungs- und Analyseprozesses schrittweise anhand der sich entwickelnden Konzepte und Kategorien entschieden, welche Daten wo als nächstes erfasst werden. Im Fokus der Auswahlstrategie

---

[5] Oftmals liegt die Fallzahl der Stichprobe bei qualitativen Doktorarbeiten in den Sozialwissenschaften zwischen 20 und 30 (Döring und Bortz, 2016).

stehen dabei weniger Personen oder Orte, sondern vielmehr die für die Untersuchung relevanten Ereignisse oder Vorfälle (Strauss & Corbin, 1996; Strübing, 2014).

Mit der Verwendung vorab festgelegter Gruppen weicht Flick (2005b, S. 106) demnach begründet von einem Grundprinzip des theoretischen Samplings – nämlich der „Auswahl von Fällen bzw. Fallgruppen [ausschließlich] nach konkret-inhaltlichen statt abstrakt-methodologischen Kriterien" – ab. Zumindest im ersten Schritt. Zwar beschreiben bereits Glaser und Strauss (2005) die Relevanz des Einbezugs von Vergleichsgruppen. Diese sind allerdings nicht vorab festgelegt. Vielmehr ergibt sich bei ihnen die Notwendigkeit des Einbezugs weiterer Gruppen im Verlauf des Forschungsprozesses aus dem Entwicklungsstand von Konzepten und Kategorien – speziell für die weitere Ausarbeitung von Eigenschaften und Dimensionen.

In der hier darzustellenden Untersuchung wurde der Sampling-Ansatz von Flick herangezogen. In der Studie geht es, analog zu Flick, um die Ableitung einer Alltagstheorie zum untersuchten Gegenstand. Für ein Verständnis des zu untersuchenden Phänomens ist dafür die Einbeziehung der unterschiedlichen Perspektiven der beteiligten Akteure relevant, um Aussagen über gemeinsame oder divergierende Sicht- und Erfahrungsweisen tätigen zu können. Aus diesem Grund wurden Gruppen vorab festgelegt (selektives Sampling). Anschließend erfolgte im Verlauf der Erhebung und Analyse ein theoretisches Sampling.

Methodisch festgelegt wurden die Gruppen mit einem direkten Bezug zur Situation: Patientinnen und Patienten mit einer demenziellen Erkrankung, Angehörige dieser Patientengruppe, Pflegefachpersonen und Mediziner/-innen mit einem direkten Kontakt zu den Behandelten. Die Einschlusskriterien für die Untersuchungsteilnehmer/-innen gestalteten sich je Gruppe wie folgt:

- *Patientinnen/Patienten* mit einer diagnostizierten Demenz, die aufgrund einer akuten Erkrankung in einem Krankenhaus sind oder waren;
- *Angehörige*, die in regelmäßigem Kontakt mit dem Menschen mit Demenz stehen und diesen bei einem Krankenhausaufenthalt begleiten;
- *Pflegefachpersonen*[6] *und Mediziner/-innen* als Mitarbeiter/-innen eines Krankenhauses, die eine abgeschlossene Qualifikation besitzen und mit der medizinisch-pflegerischen Versorgung von Patientinnen und Patienten mit Demenz betraut sind.

---

[6] In die Befragung wurden explizit examinierte Pflegefachpersonen einbezogen. Da in der Pflege im Akutkrankenhaus Personen mit unterschiedlichste Qualifikationsstufen im Patientenkontakt tätig sind, wird im Allgemeinen von Pflegekräften gesprochen. Diese Bezeichnung umfasst alle Qualitfikationsstufen.

Da laut Merkens (2005) die Vorstellung vom „Fall" zu Beginn der Untersuchung häufig noch vage ist, erfolgte die Auswahl der ersten Fälle auf der Basis von thematischen Vorkenntnissen und der Möglichkeit des Feldzugangs (vgl. Strübing, 2014). Diese erste Phase des Samplings bezeichnen Strauss und Corbin (1996, S. 153) als „offen" – analog zum offenen Kodieren: „Das Sampling ist offen gegenüber den Personen, Plätzen und Situationen, die die größte Chance bieten, die relevantesten Daten über das untersuchte Phänomen zu gewinnen [...] Zu Anfang sind wir offen für alle Möglichkeiten."

Mit dem Fortschreiten der Analyse im Stil des offenen Kodierens ergeben sich üblicherweise Hinweise und Fragen, denen man weiter nachgehen möchte (Strauss & Corbin, 1996). In dieser Untersuchung schien es im Verlauf des offenen Kodierens z. B. von Relevanz zu sein, dass Angehörige als Vertraute der Patientinnen und Patienten zeitnah in das Krankenhaus hinzukamen. Zusätzlich gab es Indizien, dass sich eine regelmäßige und geregelte Anwesenheit von Angehörigen sowohl für die Menschen mit Demenz als auch für die Pflegefachpersonen und Mediziner/-innen positiv darstellt. In diesem Sinne stellten die Covid-19-Pandemie und die damit verbundenen Einschränkungen bis hin zu Besuchsverboten in Krankenhäusern eine Möglichkeit dar, vergleichende Informationen zu erheben. Außerdem stellte sich die Frage, ob es einen Unterschied macht, wenn ein Krankenhaus konzeptionell, strukturell und/oder prozessual explizit auf die Begleitung von Menschen mit Demenz und ihren Angehörigen ausgerichtet ist.

Entsprechend der zuvor beschriebenen Fragen und Vorgehensweisen wurde das Sampling systematisch erweitert. Zu den vorab festgelegten Gruppen kamen im Rahmen der Erhebung ergänzende Interviews mit zusätzlichen Mitarbeitenden im Krankenhaus in weiteren Funktionen (Pflegedienstleitung, Sozialdienst) hinzu.

Insgesamt wurden 23 Interviews mit 21 Teilnehmenden geführt (vgl. Tab. 3.1). Mit zwei Angehörigen erfolgte zwei Gespräche: eines während des Krankenhausaufenthaltes und eines nach der Entlassung der demenziell beeinträchtigten Person. Dies diente der vielschichten Erfassung der jeweiligen Perspektive zum Untersuchungsgegenstand. Aufgrund der besonderen gesundheitlichen und psychischen Schutzbedürftigkeit der Menschen mit Demenz wurde bei den Datenerhebungen während der COVID-19-Pandemie auf weitere Interviews mit dieser Personengruppe verzichtet (vgl. Abschn. 3.2.7).

Tabelle 3.1 Übersicht zu den Untersuchungsteilnehmer/-innen

Teilnehmer/-innen	Anzahl	Geschlecht	Altersspanne	Interviewlänge
Angehörige	4	2 w, 2 m	37–69	29–87 min
Patienten und Patientinnen	3	2 w, 1 m	64–88	13–34 min
Pflegefachpersonen	6	5 w, 1 m	24–58	15–54 min
Mediziner/-innen	5	2 w, 3 m	30–58	10–54 min
Ergänzende Teilnehmende	3	3 w, 0 m	25–43	14–50 min
Gesamt	**21**	**14 w, 7 m**	**24–88**	**712 min**

Allen Interviews ging eine schriftliche und mündliche Information der Teilnehmenden über die Untersuchung, die Durchführung der Interviews und ihre Rechte bei der Teilnahme voraus. Die Interviews fanden mit 18 Befragten persönlich und mit dreien telefonisch statt. Die persönlichen Gespräche wurden, je nach Präferenz der Teilnehmenden, im Krankenhaus oder bei ihnen zuhause durchgeführt. Bei den Interviews erfolgte nach Zustimmung der Interviewpartner/-innen eine Audioaufzeichnung. Gemäß Strübing (2013, S. 105) gehört die Audio- und/ oder Videoaufzeichnung mittlerweile zum Standard bei qualitativen Interviews, um „die Flüchtigkeit des gesprochenen Wortes in eine dauerhafte Form" zu überführen und um die Gespräche für die weitere Analyse zu transkribieren, also verschriftlichen zu können. Die Transkription erfolgte durch die Forscherin selbst (n = 15) und durch den Transkriptionsservice von audiotranskription, dr. dresing & pehl GmbH[7] (n = 8) unter Verwendung des inhaltlich-semantischen Regelsystems (vgl. Dresing & Pehl, 2018; Kuckartz, 2014).

In die Befragung konnten Teilnehmende aus vier Metropolregionen in Deutschland einbezogen werden:

- Bremen-Oldenburg,
- Hannover-Göttingen-Braunschweig-Wolfsburg,
- Münsterland und
- Rhein-Neckar.

Diese Verteilung gewährleistet, dass situative Beschreibungen und Sichtweisen auf den Untersuchungsgegenstand aus Nord-, Mittel- und Süddeutschland und unterschiedlichen Bundesländern in den Daten enthalten sind. Die Erhebungen

---

[7] Deutschhausstraße 22a, 35037 Marburg, Deutschland, https://www.audiotranskription.de/ transkriptionsservice/

starteten im Jahr 2009 – zu einer Zeit, in der die Situation mit Menschen mit Demenz im Akutkrankenhaus erst anfänglich in den Fokus zu rücken begann. Das letzte Interview erfolgte 2021. Über diese Zeitspanne ist erkennbar, dass die Versorgungsthematik und -problematik von Patienten und Patientinnen mit Demenz in den Krankenhäusern inzwischen zwar an sich bekannt ist – ein systematisches und regelgeleitetes Vorgehen ist nach wie vor jedoch nur in Ausnahmefällen erkennbar (vgl. Kirchen-Peters & Krupp, 2019a).

In der weitergehenden Datenanalyse wurde das Sampling an die Zielsetzung des axialen und selektiven Kodierens angepasst. Laut Strauss und Corbin (1996) liegt beim axialen Kodieren der Fokus des Samplings auf dem Aufdecken von Beziehungen und Variationen, beim selektiven Kodieren auf der Integration von Kategorien und dem Validieren von Aussagen. Diese Samplings erfolgten in dieser Forschungsarbeit *innerhalb* der erhobenen Daten, indem „Vergleiche auf theoretischer Basis" durchgeführt wurden (Strauss & Corbin, 1996, S. 164). Glaser und Strauss (2005, S. 78) sprechen hierbei von „dem theoretischen Sampling von Daten auf der Grundlage von Daten".

Ein wichtiger Bezugspunkt in dem Vorgehen des theoretischen Samplings ist die theoretische Sättigung. Darunter wird die Sättigung von Kategorien verstanden. Diese ist erreicht, wenn keine neuen Daten für die Entwicklung weiterer Eigenschaften der Kategorien auffindbar sind und die Beziehungen zwischen den Kategorien vollständig ausgearbeitet und validiert wurden (Glaser & Strauss, 2005; Strauss & Corbin, 1996). Strübing (2014, S. 33) weist allerdings darauf hin, dass dieser Punkt „auslegungsbedürftig und nicht objektiv aus den Daten ableitbar" ist.

3.2.4 Zugang zum Forschungsfeld

In der qualitativen Forschung ist die Frage, wie die forschende Person Zugang zum Forschungsfeld erhält, von zentraler Bedeutung für die Datenerhebung. Zunächst ist zu klären, was als Forschungsfeld verstanden wird: z. B. (öffentliche) Orte, Gruppen, Milieus, (Sub-)Kulturen, Institutionen oder Organisationen (Flick, 2005b; Wolff, 2005). Dabei handelt es sich um „natürliche soziale Handlungsfelder" (Wolff, 2005, S. 335).

Während sich bei einem Zugang zu Einzelpersonen die Frage der Erreichbarkeit stellt, stehen bei einem Zugang zu Institutionen und Organisationen Verantwortlichkeiten der Personen, organisatorische Prozessstrukturen und einzuholende Genehmigungen im Mittelpunkt (Flick, 2005b; Merkens, 2005). Wolff (2005, S. 336) weist darauf hin, dass es „keine Patentrezepte [gibt], wie der Weg ins Feld gesucht und gefunden werden" kann. Als sehr hilfreich werden allerdings Schlüsselpersonen, sogenannte Gatekeeper angesehen (Merkens, 2005). Dies sind Personen, die durch ihre Zuständigkeit oder ihre Stellung im System einen Kontakt zwischen Forschenden und Einzelpersonen, Gruppen, Organisationen etc. herstellen können.

Da diese Untersuchung aufgrund einer Anfrage aus der Praxis entstand, erfolgte der erste Feldzugang über das Krankenhaus, das sich mit dem Wunsch nach einer wissenschaftlichen Evaluation der internen interdisziplinären Arbeitsgruppe „Patienten mit Demenz" an die Universität Heidelberg gewandt hatte. Nach der Vorstellung des Forschungsvorhabens in dieser Arbeitsgruppe wurde über die Pflegedienstleitung als Gatekeeper Kontakt zu mehreren Stationsleitungen in diesem Krankenhaus aufgenommen. Diese wiederum stellten den Kontakt zu möglichen Interviewpersonen – zu Patienten und Patientinnen, Angehörigen, Pflegefachpersonen und Mediziner/-innen – her.

Für weitere Interviews mit Angehörigen wurde eine gerontopsychiatrische Beratungsstelle, die auch Angehörige von Menschen mit Demenz berät, kontaktiert. Hierüber konnte allerdings – trotz mehrfachen Austausches mit der Beratungsstelle – kein Kontakt zu Teilnehmenden hergestellt werden.

Als gute Zugangsmöglichkeit stellte sich schließlich wieder – ähnlich wie zu Beginn der Erhebung – eine regional tätige interdisziplinäre Arbeitsgruppe heraus, die sich mit der Situation von Patientinnen und Patienten mit Demenz im Krankenhaus befasst. Über die Mitglieder dieser Gruppe und ihre Kontaktherstellung konnten weitere Interviews mit Pflegefachpersonen und Mediziner/-innen geführt werden.

Ein Interview kam aufgrund der Vorstellung des Themas durch die Forschende auf einer Fachtagung zustande. Ein weiteres schließlich innerhalb des persönlichen Bekanntenkreises der Forschenden.

3.2.5 Datenanalyse

In diesem Abschnitt wird das Vorgehen des thematischen Kodierens nach Flick dargestellt, welches den Rahmen der Analysemethode vorgibt. Da innerhalb dessen Elemente des theoretischen Kodierens zur Anwendung kommen, werden diese ebenfalls erläutert.

3.2.5.1 Thematisches Kodieren als Analysemethode

Die Auswertung der Interviews erfolgte nach der Methode des *thematischen Kodierens* nach Flick (1996). Hierbei handelt es sich um eine Modifikation des theoretischen Kodierens nach Strauss (1998), um gruppenspezifische Perspektiven auf ein Phänomen oder einen Prozess abbilden und gleichzeitig gruppenübergreifende Verallgemeinerungen hinsichtlich einer Theorieentwicklung herleiten zu können. Dieses Analyseverfahren ist für „vergleichende Studien mit [...] vorab festgelegten Gruppen entwickelt worden" (Flick, 2005b, S. 271).

Bei dieser Art der Analyse und Interpretation des Interviewmaterials wird ein mehrstufiges Vorgehen angewandt. Das in Textform transkribierte Datenmaterial wird auf unterschiedlichen Ebenen interpretiert: „einerseits auf der Ebene des einzelnen Falles, andererseits auf der Ebene des Fallvergleichs" (Flick, 1996, S. 161). Als ein Fall wird hierbei eine interviewte Person angesehen. Die Fallvergleiche finden anschließend zunächst je Gruppe und schließlich gruppenübergreifend statt. Dieses analytische Vorgehen dient der „Entwicklung einer thematischen Struktur", um sowohl den Kern als auch die „soziale Verteilung von Sichtweisen" (Flick, 2005b, S. 310) auf den Untersuchungsgegenstand herleiten zu können.

Das analytische Vorgehen beim thematischen Kodieren besteht aus drei Phasen (s. Abb. 3.1):

a) Analysephase 1: Einzelfall- sowie gruppenspezifische Analyse
b) Analysephase 2: Gruppenübergreifende Analyse
c) Phase der Theorieentwicklung

Innerhalb dieser Phasen wird im Rahmen des analytischen Vorgehens – in Anlehnung an das theoretische Kodieren nach der Grounded Theory – offen, axial und selektiv kodiert (s. Abschn. 3.2.5.2). Das selektive Kodieren „zielt hier [aber] weniger auf die Entwicklung einer gegenstandsbezogenen Kernkategorie über alle Fälle hinweg als auf die Generierung thematischer Bereiche und Kategorien" ab (Flick, 1996, S. 162). Ebenfalls ist das Kodierparadigma nach Strauss (1998) (s. Abb. 3.2) mit Leitfragen zu Bedingungen, Interaktionen, Strategien und Konsequenzen je Phänomen[8] bzw. je Themenbereich ein fester Bestandteil der gesamten Analyse (Flick, 1996).

---

[8] Unter einem Phänomen verstehen Strauss und Corbin (1996 S. 75) beim Kodierparadigma eine zentrale Idee, ein Ereignis, ein Geschehnis oder Vorfall, auf welches „eine Reihe von Handlungen oder Aktionen gerichtet" sind. Flick (1996, S. 162) benennt diesbezüglich zusätzlich „Situationserzählungen, Beispielschilderungen, Definitionen, Argumentationen etc.". Und Strübing (2014 S. 25) ergänzt die dazugehörige Fragestellung: „Phänomen (was wurde im Material als konzeptuell relevant ausgewählt?)".

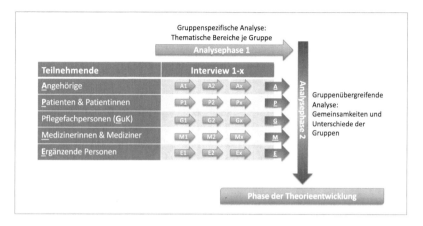

Abbildung 3.1 Analyse-Phasen des thematischen Kodierens nach Flick (1996). (Eigene Darstellung)

Analysephase 1: Einzelfall- und gruppenspezifischen Analyse
Bei der Einzelfall- und gruppenspezifischen Analyse wird zunächst jeder einzelne Fall – also jedes einzelne Interview – für sich betrachtet und analysiert, um den Sinnzusammenhang der jeweiligen Person im Hinblick auf den Untersuchungsgegenstand zu erfassen (Flick, 1996). An eine Kurzbeschreibung des jeweiligen Falls (s. Abschn. 4.2) schließt sich die Analyse der Situationsbeschreibungen an. Dabei werden mithilfe des offenen, axialen und selektiven Kodierens (s. Abschn. 3.2.5.2) sowie der Anwendung des Kodierparadigmas nach Strauss (1998) „thematische Bereiche und Kategorien zunächst für den einzelnen Fall" generiert (Flick, 1996, S. 162). Die so entwickelten thematischen Bereiche und Kategorien je Einzelfall werden anschließend fallübergreifend innerhalb der jeweiligen Gruppe miteinander verglichen. Somit entsteht eine erste gruppenspezifische thematische Struktur. Die Feinanalyse der thematischen Bereiche erfolgt durch erneute Anwendung des Kodierparadigmas nach Strauss (Flick, 2005b).

Analysephase 2: Gruppenübergreifende Analyse
Die im vorherigen Schritt entwickelte thematische Struktur bildet die Grundlage für die weitere Bearbeitung der Daten und die Ausarbeitung der Hauptbereiche pro Gruppe sowie eine vergleichende Analyse der thematischen Bereiche der Gruppen untereinander (Flick, 2005b). Das Ziel dieses Analyseschrittes ist

es, „Gemeinsamkeiten und Differenzen zwischen den verschiedenen Untersuchungsgruppen […] herauszuarbeiten" (Flick, 1996, S. 163) (s. Abschn. 4.4).
„Dabei werden ähnliche Kodierungen zusammengefasst und spezifische Themen
der jeweiligen (Berufs-)Gruppen" aufgezeigt (Flick, 2005b, S. 277).

Phase der Theorieentwicklung
Die Ergebnisse der Auswertungsschritte der beiden vorangehenden Phasen mün-
den gemäß Flick (1996, S. 161) darin, eine „Theorie über solche gruppenspezifischen [und gruppenüberreifenden] Sicht- und Erfahrungsweisen zu entwickeln".
Auf Basis der aus „dem konstanten Vergleich […] entwickelten Struktur lässt
sich das inhaltliche Spektrum der Auseinandersetzung […] mit den jeweiligen
Themen skizzieren" (Flick, 2005b, S. 277). Die aus den Fall- und Gruppenver-
gleichen entwickelten Bereiche, Themen und Aspekte bilden dabei die Grundlage
für eine verallgemeinernde Darstellung (s. Abb. 5.1, Abschn. 5.1).

3.2.5.2   Elemente des theoretischen Kodierens als Analyseinstrumente

Die Analysephasen des thematischen Kodierens geben den Rahmen der Analyse vor. Innerhalb dessen sind Elemente des theoretischen Kodierens zentraler
Bestandteil des analytischen Vorgehens: Das Kodieren mit dem Kodierparadigma und den unterschiedlichen Kodiertypen sowie in dieser Studie zusätzlich
die Anwendung von Prozessbetrachtung und Bedingungsmatrix (Strauss, 1998;
Strauss & Corbin, 1996). Aufgrund der Bedeutung für das analytische Vorgehen
werden diese Elemente des theoretischen Kodierens hier gesondert dargelegt.

Kodieren
„Kodieren stellt die Vorgehensweisen dar, durch die Daten aufgebrochen, kon-
zeptualisiert und auf neue Art zusammengesetzt werden." (Strauss & Corbin,
1996, S. 39). Das Kodieren lässt sich in drei grundlegende Typen des Kodierens
unterteilen:

- das offene Kodieren,
- das axiale Kodieren und
- das selektive Kodieren.

Strauss und Corbin (1996, S. 40) weisen darauf hin, dass es sich hierbei nicht
um eine Folge von Stadien handelt, sondern „daß [sic] die Grenzen zwischen
den verschiedenen Typen des Kodierens künstlich sind". Zu Beginn der Analyse
überwiegt die Form des offenen Kodierens. Je weiter die Analyse fortschreitet,

desto mehr treten das axiale und schließlich das selektive Kodieren in den Vordergrund (Flick, 2005b) – bei Bedarf kann aber jederzeit wieder auf die Form des offenen Kodierens zurückgegriffen werden (Strauss, 1998). Durch das Kodieren „werden dem empirischen Material Begriffe bzw. Kodes zugeordnet, die zunächst möglichst nahe am Text und später immer abstrakter formuliert" werden (Flick, 2005b, S. 259).

Zum Prozess des Kodierens gehören neben der Verwendung der Kodiertypen auch die Anwendung des Kodierparadigmas und das Verfassen von Memos (Strauss, 1998).

Vor den Ausführungen zu den einzelnen Kodiertypen wird zunächst das *Kodierparadigma* vorgestellt, da dies laut Strauss (1998, S. 57) „für die Kodierverfahren von zentraler Bedeutung" sei. Die Anwendung des Kodierparadigmas unterstützt Forschende in allen Phasen der Analyse dabei, „die zuvor isoliert betrachteten Phänomene in einem Strukturzusammenhang zu bringen" (Strübing, 2014, S. 22). Der Einsatz des Paradigmas ermöglicht es, zu bestimmten Ereignissen bzw. Phänomenen Erklärungen des Zustandekommens und der Konsequenzen zu eruieren (Strübing, 2014). Mithilfe des Kodierparadigmas können „Beziehungen zwischen Phänomenen und Konzepten" (Flick, 2005b, S. 266) entdeckt sowie Ordnungen zwischen Phänomenen, Konzepten und Kategorien hergestellt werden. Flick (1996) bezieht sich beim thematischen Kodieren auf das von Strauss (1998) vorgeschlagene Kodierparadigma mit Leitfragen zu folgenden vier Bereichen (vgl. Abb. 3.2):

- „*Bedingungen*: Warum? Was führte zu der Situation? Hintergrund? Verlauf?
- *Interaktionen* zwischen den Handelnden: Wer handelte? Was geschah?
- *Strategien* und Taktiken: Welche Umgangsweisen? Vermeiden, Anpassen, …
- *Konsequenzen*: Was veränderte sich? Folgen, Resultate?" (Flick, 1996, S. 162)

Gemäß Strauss (1998) ist ein Kodierverfahren ohne Verwendung des Kodierparadigmas kein echtes Kodieren – und demzufolge ist das Paradigma zentraler Bestandteil des Kodierens. Schnell (2014, S. 27) ergänzt, das Kodierparadigma sei zudem „die Einlösung der Idee der symbolischen Interaktion für den Gebrauch innerhalb einer empirischen Forschung".

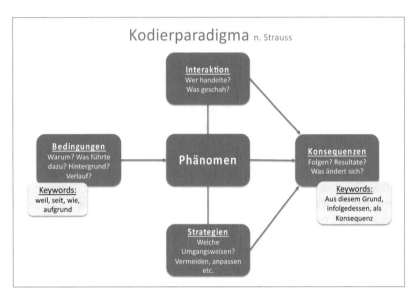

Abbildung 3.2 Kodierparadigma. (Eigene Darstellung auf der Basis von Strauss, 1998)

Das *offene Kodieren* dient dazu, „die Forschungsarbeit zu eröffnen" und die vorliegenden Daten so zu bearbeiten, dass diese „für die nächsten Schritte der Forschungsarbeit nutzbar gemacht werden" (Strauss, 1998, S. 58). Um dies zu erreichen, werden zwei grundlegende analytische Verfahren angewandt: das Anstellen von Vergleichen und das Stellen von Fragen; insbesondere von W-Fragen (Flick, 2005b; Strauss & Corbin, 1996). Daten und Phänomene werden mit Begriffen (Kodes) versehen und beständig mit Notizen (Memos) ergänzt (Flick, 2005b). Das offene Kodieren generiert zunächst „eine Vielzahl untereinander unverbundener Konzepte und Kategorien" (Strübing, 2014, S. 17). Um die Kategorien weiterzuentwickeln, werden zudem „Eigenschaften, die zu einer Kategorie gehören, benannt und dimensionalisiert, d. h. entlang eines Kontinuums verortet" (Flick, 2005b, S. 263). Das Ergebnis der analytischen Verfahren beim offenen Kodieren sollte laut Flick (2005b, S. 264) „eine Liste der vergebenen Kodes und Kategorien sein, ergänzt um die zur Erläuterung und inhaltlichen Definition von Kodes und Kategorien angelegten Kodenotizen und […] Memos, die Auffälligkeiten im Material und für die zu entwickelnde Theorie relevante Gedanken enthalten."

Beim *axialen Kodieren* werden „die Kategorien, die im offenen Kodieren entstanden sind", verfeinert und weiter ausdifferenziert (Flick, 2005b, S. 265). Dies erfolgt allerdings nicht mit allen Kategorien, sondern allein mit denjenigen, „deren weitere Ausarbeitung am vielversprechendsten erscheint" (Flick, 2005b, S. 265). Diese werden unter Anwendung des Kodierparadigmas eingehend analysiert, um „Wissen über die Beziehungen zwischen dieser Kategorie und anderen Kategorien und Subkategorien" zu erlangen (Strauss, 1998, S. 63). Die Analyse erfolgt im Zuge dessen rund um die Achse einer Kategorie und unter erneuter Verwendung von W-Fragen und dem Anstellen von Vergleichen (Flick, 2005b; Strauss, 1998). Durch dieses Vorgehen werden dementsprechend „die Daten […] auf neue Art zusammengesetzt" (Strauss & Corbin, 1996, S. 75) und Zusammenhangsmodelle gebildet (Dunger, Schmidt & Schulz-Quach, 2019).

Das *selektive Kodieren* „setzt das axiale Kodieren auf einem höheren Abstraktionsniveau fort" (Flick, 2005b, S. 267) und zielt – beim theoretischen Kodieren – auf die Herausarbeitung einer Kernkategorie ab. Bei diesem Vorgehen werden die Kernkategorie mit anderen Kategorien systematisch in Beziehung gesetzt, die ermittelten Beziehungen validiert sowie wesentliche Kategorien weiterentwickelt und verfeinert (Strauss & Corbin, 1996). Auch in diesem Schritt ist das Kodierparadigma zentraler Bestandteil des Analyseverfahrens (Flick, 2005b). „Die Analyse und Theorieentwicklung zielen darauf ab, Muster in den Daten sowie Bedingungen, unter denen diese zutreffen, zu entdecken" (Flick, 2005b, S. 267). Strauss und Corbin (1996, S. 107) betonen die Bedeutsamkeit, „diese Muster zu identifizieren und die Daten entsprechend zu gruppieren, weil dies der Theorie Spezifität verleiht." Zudem ermöglicht dies Aussagen zu den jeweiligen Bedingungen, unter denen das eine oder das andere Geschehen eintritt. Strübing (2014, S. 18) äußert dazu: Dieses Vorgehen „impliziert eine Überarbeitung der bisherigen Kodierungen" sowie „eine Neujustierung der analytischen Perspektive" – von den zuvor interimistischen Annahmen hin zu einer einheitlichen Analyseperspektive.

Auch wenn es beim thematischen Kodieren weniger um die Ermittlung einer Kernkategorie, als vielmehr um das Herausarbeiten thematischer Hauptbereiche geht (Flick, 1996), ist das Vorgehen nahezu kongruent.

Memos sind schriftliche Aufzeichnungen, die „dem Analysierenden ein kontinuierliches Protokoll über den analytischen Prozeß" ermöglichen (Strauss & Corbin, 1996, S. 192). Das Verfassen von Memos findet über den gesamten Prozess der Analyse statt und ermöglicht es der forschenden Person, sich kontinuierlich zwischen den Daten und theoretischem Denken hin und her zu bewegen (Strauss & Corbin, 1996).

Prozessbetrachtung und Bedingungsmatrix
Strauss und Corbin (1996, S. 118) verstehen unter *Prozess* „Miteinander ver-
knüpfte Handlungs- /Interaktionssequenzen [sic]". Die Verknüpfung ergibt sich
aus (1) Veränderungen in den Bedingungen, (2) darauf reaktiv erfolgende
Handlungen bzw. Interaktionen sowie (3) daraus resultierenden Konsequenzen, die wiederum (4) „Teil der Bedingungen für die nächste Handlungs-/
Interaktionssequenz werden" (Strauss & Corbin, 1996, S. 118). Oftmals ergeben sich Prozessaspekte automatisch aus der Verwendung des Kodierparadigmas.
Die gezielte Prozessbetrachtung gestattet darüber hinaus „eine in die Tiefe
gehende Untersuchung und ein Einbeziehen der Veränderungen von Handlungs-/
Interaktionssequenzen in die Analyse – mit allen […] Variationen, die durch
die Veränderungen in den Bedingungen ausgelöst werden" (Strauss & Corbin,
1996, S. 122). Der Einbezug von Prozessaspekten ermöglicht es, Veränderungen und ihre Auswirkungen zu erkennen und zu erklären. Veränderungen können
dabei an jeder „Stelle in der paradigmatischen Kette" auftreten und ihrerseits
wiederum Veränderungen hervorrufen (Strauss & Corbin, 1996, S. 125): in
den Bedingungen, den Interaktionen, den Strategien und Konsequenzen. Eine
Prozessbetrachtung kann nach Strauss und Corbin auf zwei Wegen erfolgen:

- ein Prozess wird als fortschreitende Bewegung angesehen: als Abfolge von
  Stadien, Phasen oder Schritten – oder
- ein Prozess wird als nicht-fortschreitende Bewegung betrachtet und analysiert,
  sondern als Veränderung von Handeln oder Interaktionen als Reaktionen auf
  sich verändernde Bedingungen.

Die *Bedingungsmatrix* ist ein „analytisches Werkzeug für das Einfangen der
vielen Bedingungen und Konsequenzen […], die auf ein gegebenes Phänomen
einwirken" (Strauss & Corbin, 1996, S. 147). Sie stellt ein transaktionales Ana-
lysesystem dar, mit dem Phänomene und die mit ihnen verbundenen Handlungen
oder Interaktionen in Bezug auf ihre Bedingungen und Konsequenzen untersucht werden. Die durch das axiale und selektive Kodieren sowie durch die
Prozessbetrachtung ermittelten Beziehungen bzw. Bezugnahmen werden bei der
Verwendung der Bedingungsmatrix explizit zusammengeführt und gemeinsam
betrachtet, „damit ein erklärender Rahmen entsteht" (Strauss & Corbin, 1996,
S. 133).
   Die Bedingungen, die auf Handlungen oder Interaktionen einwirken, werden
hierbei nicht im zeitlichen Verlauf, sondern im Querschnitt betrachtet: Was wirkte
zum Zeitpunkt der Handlung bzw. Interaktion auf diese ursächlich ein?

Die Bedingungsmatrix umfasst in der Darstellung von Corbin und Strauss (1996, S. 136) acht Ebenen. Im Zentrum der Betrachtung steht (1) die Handlung, die zu einem Phänomen gehört. Dies umfasst sowohl strategische als auch routinemäßige Handlungen. Auf der zweiten Ebene geht es um (2) Interaktionen; um Vorgänge, die Menschen gemeinsam oder mit Bezug aufeinander ausführen. Die dritte Ebene beinhaltet (3) Kollektiv, Gruppe und Individuum mit Biografien, Wissen und Erfahrungen. Die vierte Ebene berücksichtigt (4) Untereinheiten in Organisationen oder Institutionen mit ihren Spezifika, wie z. B. eine Krankenhausstation. Bei der fünften Ebene handelt es sich um die (5) organisatorische bzw. institutionelle Ebene – mit ihren eigenen Strukturen und Regeln. Und die Ebenen sechs bis acht betrachten (6) gemeindebezogene, (7) nationale und (8) internationale Aspekte. Durch die Betrachtung und Berücksichtigung der unterschiedlichen Ebenen kann erklärt werden, warum Handlungen oder Interaktionen in welcher Form erfolgten – und welche spezifischen auslösenden Bedingungen (in Kombination) einwirkten. Über die Matrixebenen „kann man feststellen, welche Ebenen bedeutsam sind und diese dann mit dem Phänomen durch ihre Auswirkungen auf Handlung/Interaktion in Beziehung setzen" (Strauss & Corbin, 1996, S. 147).

Bezugnehmend auf die hier vorzustellende Studie wurde aufgrund des Studiendesigns das thematische Kodieren nach Flick (1996) als Analysemethode gewählt, um die Sichtweisen der verschiedenen Akteure auf den Untersuchungsgegenstand analysieren und abbilden zu können. Innerhalb der ersten Analysephase wurden die Interviewtranskripte gelesen und in einer bündigen Sequenz für jede teilnehmende Person als Kurzbeschreibung zusammengefasst (s. Abschn. 4.2). Die Kurzbeschreibung enthält eine für das Interview typische Aussage als In-vivo-Kode und eine schematische Darstellung der Person im Hinblick auf den Untersuchungsgegenstand. An diesen ersten Überblick über die Daten schloss sich die eingehende Analyse eines jeden Falls (Interviews) an. Hierbei kamen die Elemente des theoretischen Kodierens zum Einsatz – anfänglich insbesondere das offene Kodieren mit der Anwendung von Vergleichen, W-Fragen und Memos sowie dem Einsatz des Kodierparadigmas. Konkret erfolgte die Analyse eines jeden Interviews an diesem Punkt anhand folgender Schritte:

- Zeile-für-Zeile-Kodierung der für den Untersuchungsgegenstand relevanten Textstellen mittels Vergabe von In-vivo-Kodes.
- Anwendung des Kodierparadigmas nach Strauss (1998), um erste Hinweise auf bedeutsame Phänomene zu erhalten.

- Weitere Ausarbeitung der ermittelten Phänomene unter Anwendung von W-Fragen (vgl. Abb. 3.3). Auf der Grundlage dieser Bearbeitung ließen sich vorläufige Konzepte herleiten.
- Vergleich der Konzepte untereinander und Gruppierung ähnlicher Konzepte zu vorläufigen Kategorien.
- Erneute Anwendung von W-Fragen auf die ermittelten Kategorien.

---

2 sie ist ja tagtäglich da   jasmingreskotter, 22.11.21 19:57

22.11.21 19:46
Abs. 9, 11, 21

Wer ist tagtäglich da?
M3: A3 ist tagtäglich da.

Wo ist A tagtäglich?
M3: A3 ist tagtäglich im KH bei P3.

Wann ist A tagtäglich da?
M3: A3 ist immer während der Vitise von M3 da. A3 sitzt am Bett von P3.

Was macht A, wenn sie tagtäglich da ist?
M3:
- A3 sitzt tagtäglich bei P3 am Bett.
- M3 glaubt nicht, dass A3 "irgendwelche speziellen Aufgaben übernimmt" (M3, Abs. 25)

Das ist definitiv anders. Das Nichtwissen von M3 zeigt aber etwas, was sich aus dem Prozess ergibt: M's sehen die Patienten nur kurz morgens zur Visite. Wenn A zu dem Zeitpunkt da sind, werden sie am ehesten wahrgenommen. Allerdings ist das nicht ein Auschnitt des Alltages von A und P.

Warum ist A tagtäglich da?
M3: A3 ist tagtäglich da, weil
_ihr ihr Mann P3 sehr wichtig ist.
_ihr sein Wohlergehen sehr wichtig ist

Wie kommt das bei M an, dass A tagtäglich da ist?
M3 findet das sehr gut. Sie hat den Eindruck, dass
_es sich um eine ganz gute Beziehung zwischen A3 und P3 handelt
_A3 P3 auch zuhause gut versorgen würde

Abbildung 3.3 Beispiel für die Bearbeitung von Phänomenen mit W-Fragen

Die vorläufigen Kategorien wurden nach der Einzelfallanalyse *gruppenspezifisch* beleuchtet, so dass erste thematische Bereiche je Gruppe abgeleitet werden konnten. Im weiteren Vorgehen wurden diese vorläufigen thematischen Bereiche in Bezug auf ihre Eigenschaften und Ausprägungen gruppenbezogen dimensionalisiert.

Bis zum Punkt des Dimensionalisierens erfolgte die Durchführung der Analyseschritte innerhalb der QDA-Software MAXQDA 2020. Mit der Nutzung der Software wurden die Transkripte sortiert und gruppiert, Wechsel der Sprechenden nummeriert, relevante Textpassagen markiert, Kodes vergeben und sortiert sowie Memos verfasst (vgl. Kuckartz, 2014). Die QDA-Software nimmt der forschenden Person dabei keine Analyseschritte ab, sie erleichtert aber die mit Arbeit und das Handling von den Datenmengen (vgl. Kuckartz & Rädiker, 2019). Bis zum genannten Schritt in der Analysephase 1 wurden unter Anwendung des offenen Kodierens insgesamt knapp 5.300 Kodes und 800 Memos generiert, sortiert und strukturiert.

Für die weitere Ausarbeitung der thematischen Bereiche und der ihnen zugeordneten Kategorien und Kodes (insbesondere axiales und selektives Kodieren) wurde klassisch auf Stift und Papier sowie das MS-Office-Programm Word zur Verschriftlichung und weiteren Bearbeitung zurückgegriffen.

In der zweiten Analysephase wurden die zuvor an den Fällen und in den Gruppen ermittelten thematischen Bereiche durch konstantes *gruppenübergreifendes* Vergleichen der Kodierungen und Themenbereiche auf wenige thematische Hauptbereiche verdichtet. Auch in dieser Phase kamen in Anlehnung an Strauss (1998) bzw. Strauss und Corbin (1996) Elemente des theoretischen Kodierens zur Anwendung: (offenes,) axiales und selektives Kodieren sowie – im späten Analyseprozess – Prozessbetrachtung und Bedingungsmatrix. Das Kodierparadigma war in jedem Analyseschritt – dem offenen, axialen und selektiven Kodieren und bei der fallbezogenen, gruppenspezifischen und gruppenübergreifenden Analyse – wichtiger Bestandteil des analytischen Vorgehens. Mit dieser Verfahrensweise ließen sich in Bezug auf den Untersuchungsgegenstand folgende Themenbereiche als Hauptbereiche herausarbeiten (s. Abschn. 4.1):

- der *Kontakt* zwischen den Akteuren,
- die *Anwesenheit* von Angehörigen,
- die *Beteiligung* von Angehörigen,
- *Rollen* (die Angehörigen zugeschrieben werden oder die sie selbst wahrnehmen).

Obwohl Flick (1996) explizit darauf hinweist, dass das selektive Kodieren im Rahmen des thematischen Kodierens nicht zwingend auf eine Kernkategorie bzw. ein Kernthema zielt, kristallisierte sich im Rahmen der Analyse zu dem vorliegenden Thema ein zentraler thematischer Hauptbereich heraus: die Beteiligung von Angehörigen. Dieser bildet den thematischen Kern, unter dem und um den herum sich die anderen Themenbereiche ordnen (s. Abschn. 4.1.3). Die Themenbereiche Anwesenheit und Kontakt sind dabei *Arten* von Beteiligung und die herausgearbeiteten Rollen stellen unterschiedliche *Formen* von Beteiligung mit entsprechenden Bedingungen, Interaktionen, Strategien und Konsequenzen dar.

Mit Blick auf die Prozessbetrachtung ließ sich feststellen, dass ein Krankenhausaufenthalt mit Aufnahme, Behandlung und Entlassung zwar einen Prozess im üblichen Sinne mit einer fortschreitenden (zeitlichen) Bewegung darstellt. Die Rollen hingegen, die Angehörige als Formen von Beteiligung wahrnehmen, lassen sich mit je eigenen Bedingungen und den entsprechenden Abweichungen und Anpassungen (Veränderungen) in einem Prozess als nicht-fortschreitende Bewegung verorten (vgl. Strauss & Corbin, 1996).

Durch die Berücksichtigung der Bedingungsmatrix konnten Hinweise und Erklärungen zu den Bedingungen, die auf Handlungen und Interaktionen der Beteiligten einwirken, aufgenommen und bei der Ermittlung der Ergebnisse einbezogen werden. Beispielsweise lassen sich dadurch die Wirkungen von geriatrischen Abteilungen im Akutkrankenhaus oder die (Besuchs-)Regelungen in Verbindung mit der COVID-19-Pandemie darlegen (s. Abschn. 4.4.2.2 und 4.4.2.3).

Bezüglich der Herleitung einer Theorie formulierte Flick (1996) in seiner Studie ausgehend von den Ergebnissen der gruppenspezifischen und gruppenüberreifenden Analyse (Analysephasen 1 und 2) eine Alltagstheorie, da der Betrachtungswinkel seines Untersuchungsgegenstandes auf eine Anwendung im Alltag ausgerichtet war (Technik im Alltag). Bei der hier zu betrachtenden Untersuchung geht es indes um die Analyse und Darstellung eines Themenbereichs, welcher explizit nicht-alltäglich ist (vgl. Abschn. 2.1.3). Daher war eine Ableitung einer Alltagstheorie hier weder angezeigt noch möglich. Stattdessen wurde anhand der Ergebnisse ein theoretisches Modell hergeleitet (s. Abschn. 5.1).

3.2.6 Gütekriterien

In der Forschung liefern Gütekriterien Anhaltspunkte sowohl für die Prüfung der Qualität des Forschungsprozesses als auch der Forschungsergebnisse (Strübing, 2014). Die verbindliche Formulierung von adäquaten Gütekriterien für die qualitative Forschung gestaltet sich allerdings – im Gegensatz zu denen in der quantitativen Forschung – diffiziler. Qualitative Forschung besitzt aufgrund der großen Bandbreite an Untersuchungsformen eine beträchtliche Vielfalt an Forschungsansätzen, welche eine Formulierung einheitlicher Kriterien erschwert (Strübing, 2014; Strübing, Hirschauer, Ayaß, Krähnke & Scheffer, 2018).

Eine Anwendung der in der quantitativen Forschung gültigen Gütekriterien (Objektivität, Reliabilität, Validität) auf qualitativ durchgeführte Untersuchungen ist indes nicht zufriedenstellend möglich. Dies liegt zum einen daran, dass quantitative Kriterien für gänzlich andere methodologische und methodische Herangehensweisen konzipiert wurden. Zum anderen werden in der quantitativen und qualitativen Forschung teilweise gleiche Bezeichnungen mit unterschiedlicher Bedeutung verwendet (Lamnek & Krell, 2016; Steinke, 2005). Zudem richten sich die Gütekriterien bei der qualitativen Forschung eher auf den (Auswertungs-) Prozess und weniger auf das Ergebnis (Herbert Mayer, Panfil, Fringer & Schrems, 2018).

Dennoch haben Gütekriterien auch „in qualitativen Studien einen zentralen Stellenwert" (Herbert Mayer et al., 2018, S. 164). Inhaltlich geht es dabei vor allem um die „Offenlegung aller relevanten Informationen zum Forschungsprozess [… durch] eine detaillierte Dokumentation der im Prozess gefällten Entscheidungen" (Strübing, 2014, S. 90). In der noch anhaltenden Diskussion über die Art von Gütekriterien in der qualitativen Forschung lassen sich mittlerweile drei Grundpositionen ausmachen (Hanna Mayer, 2019; Herbert Mayer et al., 2018; Steinke, 2005):

1. die Übernahme und Anpassung der Gütekriterien aus der quantitativen Forschung,
2. die Entwicklung bzw. Nutzung eigener Kriterien für die qualitative Forschung oder
3. die Ablehnung jeglicher Kriterien.

Nach Döring und Bortz (2016, S. 107) „herrscht heute weitgehende Übereinstimmung dahingehend, dass […] die wissenschaftliche Qualität qualitativer Forschungsprozesse und Forschungsergebnisse einer Bewertung zu unterziehen" ist. Mayer (2019, S. 112) expliziert diesbezüglich: die zweite Position „ist diejenige, die […] die größte Akzeptanz findet." Bezugnehmend auf die bereits erwähnte Vielzahl an Forschungsansätzen hat dies allerdings dazu geführt, dass weit mehr als 100 verschiedene Variationen von Kriterienkatalogen für die Bewertung qualitativer Untersuchungen existieren (Döring & Bortz, 2016). Der bekannteste und international am häufigsten beachtete Kriterienkatalog stammt von Lincoln und Guba (Döring & Bortz, 2016; Hanna Mayer, 2019; Herbert Mayer et al., 2018). Hierbei handelt es sich um ein Glaubwürdigkeitsmodell, dem vier Kriterien zur Prüfung der Glaubwürdigkeit zugrunde liegen: Vertrauenswürdigkeit, Übertragbarkeit, Zuverlässigkeit und Bestätigbarkeit. Diese Kriterien nehmen Bezug auf die konventionellen Begriffe der quantitativen Forschung (Döring & Bortz, 2016; Herbert Mayer et al., 2018).

Im deutschsprachigen Raum werden vor allem die beiden Vorschläge von Ines Steinke und Philipp Mayring angewandt. Mayring benennt sechs Gütekriterien qualitativer Forschung: Verfahrensdokumentation, argumentative Interpretationsabsicherung, Regelgeleitetheit, Nähe zum Gegenstand, kommunikative Validierung und Triangulation (Döring & Bortz, 2016; Hanna Mayer, 2019). Steinke (2005) formulierte nach einer kritischen Sichtung vorhandener Gütekriterien quantitativer und qualitativer Forschung sieben Kernkriterien für die Bewertung qualitativer Forschung (Döring & Bortz, 2016; Herbert Mayer et al., 2018):

1. Intersubjektive Nachvollziehbarkeit
2. Indikationen des Forschungsprozesses
3. Empirische Verankerung
4. Limitation
5. Kohärenz
6. Relevanz
7. Reflektierte Subjektivität

Als Ausgangspunkt für die Formulierung dieser Kriterien vertrat Steinke (2005) die Meinung, dass

- qualitative Forschung ohne Bewertungskriterien der Gefahr der Beliebigkeit und Willkür unterliegt;
- quantitative Kriterien aufgrund ihrer spezifischen methodologischen und methodischen Ausrichtung nicht für die Bewertung qualitativer Forschungen geeignet sind und
- Gütekriterien das qualitative Forschungsprofil mit den jeweiligen wissenschaftstheoretischen Ansätzen, Kennzeichen und Zielen berücksichtigen sollen.

Zudem war es ihr Anliegen, zentrale und gleichzeitig breit angelegte Kriterien zu benennen, die untersuchungs- bzw. ansatzspezifisch „konkretisiert, modifiziert und gegebenenfalls durch weitere Kriterien ergänzt werden" können (Steinke, 2005, S. 324).

Gemäß Döring und Bortz (2016) stellt der Kriterienkatalog von Steinke gerade wegen seiner Breite eine fundierte Arbeitsgrundlage für die Erstellung und Prüfung qualitativer Untersuchungen dar. Darüber hinaus berücksichtigt er mit der „reflektierten Subjektivität" die Rolle der forschenden Person und ihre subjektive Sichtweise als relevanter Bestandteil der Untersuchung.

Aus den beiden zuvor genannten Gründen wurden für den Forschungsprozess dieser Untersuchung die Gütekriterien nach Steinke (2005) zugrunde gelegt. Für die Darstellung der verwendeten Kernkriterien, Unterkriterien und ihre entsprechende Umsetzung wird die tabellarische Form nach Döring und Bortz (2016) verwendet (vgl. Tab. 3.2).

Tabelle 3.2 Gütekriterien (Kernkriterien) qualitativer Studien nach Steinke (mod. nach Döring & Bortz, 2016: 112 f.)

Kernkriterien	Unterkriterien	Umsetzung
1. Intersubjektive Nachvollziehbarkeit	• Transparenz • Explizitheit	Da bei qualitativen Forschungen keine identische Replikation möglich ist, wird die intersubjektive Nachvollziehbarkeit des Forschungsprozesses durch eine umfassende Beschreibung und Dokumentation ermöglicht. Diese Dokumentation umfasst u. a. das Vorverständnis der forschenden Person, die angewandte Erhebungsmethode und den Erhebungskontext, Auskünfte zu Transkriptionsregeln, Daten, die Auswertungsmethode und die angewandten Gütekriterien. Die Beschreibungen der genannten Aspekte befinden sich in Kap. 3. Zusätzlich fanden regelmäßige Präsentationen, Austausche und Reflexionen zum methodischen Vorgehen und den Analyseergebnissen mit Forschenden, Promovierenden und Experten/ Expertinnen statt.
2. Indikation	• Qualitatives Vorgehen • Methodenauswahl • Transkriptionsregeln • Samplingstrategie • Methodische Einzelentscheidungen	Die Indikation bezieht sich auf die Angemessenheit des gesamten Forschungsprozesses. Hierzu zählen u. a. die begründete Wahl des qualitativen Forschungsansatzes, die Gegenstandsangemessenheit der Methoden und ihrer Anwendung, die Darstellung der gewählten Samplingstrategie sowie die Darlegung methodischer Einzelentscheidungen (z. B. Passung von Erhebungs- und Analysemethoden). Siehe dazu Kap. 3.
3. Empirische Verankerung	• Theoriebildung • Theorieprüfung	Für die Theoriebildung und Theorieprüfung wurde das analytische Verfahren des thematischen Kodierens nach Flick angewandt. Da dies grundlegend auf Aspekten der Grounded Theory nach Strauss beruht, erfolgte die Ableitung der thematischen Bereiche ausschließlich aus den analysierten Daten. Die thematischen Bereiche werden ausführlich in Kapitel 4 anhand von zahlreichen Beispielen erörtert. Abweichungen wurden gesondert analysiert und explizit in Abschnitt 4.4.2 dargelegt.

(Fortsetzung)

Tabelle 3.2   (Fortsetzung)

Kernkriterien	Unterkriterien	Umsetzung
4. Limitation	• Kontextbeschreibung • Identifikation relevanter Bedingungen und Kontexte	Untersucht wurde die Bedeutung von Angehörigen in Bezug auf die Begleitung von Menschen mit Demenz im Akutkrankenhaus aus der Perspektive der beteiligten Akteure. Als relevantes Phänomen wurde die Beteiligung der Angehörigen mit Formen und Arten der Beteiligung herausgearbeitet. Bei der Analyse wurden die Daten sowohl miteinander kontrastiert als auch neue abweichende Daten zu Vergleichszwecken erhoben. Die Ergebnisse wurden in der Diskussion mit bestehenden Versorgungsansätzen verglichen. Vergleiche hierzu Kap. 4 und 5. Limitierungen liegen einerseits im explorativen Forschungsansatz und andererseits in den Projektressourcen (eine Person als Forschende, Qualitfikationsarbeit).
5. Koheränz	• (keine Unterkriterien)	Das daraus entwickelte Modell ist aus den Daten heraus entstanden. Auftauchenden Widersprüchen wurde nachgegangen. Einige Widersprüche konnten durch eine Feinanalyse aufgelöst werden, andere wurden als Besonderheiten separat analysiert und betrachtet. Außerdem wurde das Modell in der theoretischen Diskussion mit anderen Konzepten und Modellen verglichen und geprüft. Vergleiche hierzu Kapitel 4 und 5.
6. Relevanz	• Fragestellung • Entwickelte Theorie	Erläuterungen zu der Relevanz des Untersuchungsgegenstandes und der gewählten Fragestellung finden sich in den Kap. 1 und 2. Die Interpretation der Ergebnisse und das entwickelte Modell bieten Erklärungs- und Handlungsansätze für den gezielten und organisierten Einbezug der Angehörigen von Menschen mit Demenz im Akutkrankenhaus. Konkret lassen sich Ansätze für die Ebenen Politik, Krankenhaus, Klinikpersonal und Angehörige ableiten. Siehe für nähere Angaben Kap. 5.
7. Reflektierte Subjektivität	• (keine Unterkriterien)	Erläuterungen der (Eigen-)Reflexion der Forschenden, z. B. bezüglich ihrer subjektiven Perspektiven, ihrer Rolle im Forschungsprozess, ihrer persönlichen Voraussetzungen und des Umgangs mit Vorwissen finden sich in Abschn. 3.2.1.

3.2.7   Forschungsethische Betrachtung

Die Forschungsethik ist neben der Wissenschaftstheorie und den Forschungsmethoden ein Teilaspekt der Forschung (Schnell & Dunger, 2017). Während
Ethik den „Ausdruck der Achtung des Menschen vor dem Menschen" bezeichnet
(Schnell & Heinritz, 2006, S. 17), befasst sich die Forschungsethik mit der „Beurteilung von ethisch relevanten Einflüssen, die Forschung (vulnerablen) Probanden
und dem Forscher selbst zumutet" (Schnell, 2012, S. 108). Dabei geht es um
den Schutz der an der Untersuchung teilnehmenden Personen. Die Forschungsethik beinhaltet seit dem Nürnberger Kodex von 1947 als zentrales Element die
informierte Zustimmung (informed consent) der Teilnehmenden (Schnell, 2012).
Neben diesem grundlegenden Prinzip hat Schnell (2018; 2006) acht weitere
Prinzipien formuliert:

1. Beachtung der Forschergemeinschaft: Begründung der Notwendigkeit des
   Forschungsvorhabens
2. Aufklärung über Ziel und Umstände: Benennung des Forschungsziels und der
   Umstände der Mitwirkung der Teilnehmenden
3. Aufklärung über die Methode: Darlegung des methodischen Vorgehens
4. Abschätzung der Folgen: Abschätzung positiver oder negativer Folgen für die
   Teilnehmenden im Rahmen der Untersuchung
5. Ethische Prognose: Abschätzung möglicher Verletzungen oder Schäden bei
   den Teilnehmenden
6. Ethische Prävention: Veranlassung präventiver Schritte aufgrund der ethischen
   Prognose
7. Pflicht zur Wahrheit: Erteilung wahrer Auskünfte zum Nutzen der Untersuchung
8. Beachtung der Datenschutzgesetze: Einhaltung der geltenden Datenschutzbe-
   stimmungen

Die informierte Zustimmung, die ethische Prognose, die ethische Prävention
und die Beachtung des Datenschutzes gelten als unverzichtbare Kernprinzipien
(Schnell & Dunger, 2017, 2018).

   In Deutschland haben auch mehrere berufs- und forschungsbezogene Gesellschaften ethische Richtlinien formuliert: die Deutsche Gesellschaft für Soziologie
(DGS), die Deutsche Gesellschaft für Psychologie e. V. (DGPs) sowie die Deklaration von Helsinki. Sie beziehen sich bei Forschungsvorhaben mit Menschen vor
allem auf die Berücksichtigung folgender Aspekte:

- die Aufklärung der Teilnehmenden,
- die Freiwilligkeit der Teilnahme,
- eine informierte Zustimmung der Teilnehmenden,
- das Recht auf Abbruch der Teilnahme,
- die Anonymität der Informantinnen und Informanten sowie
- der Schutz der teilnehmenden Personen.

Auch wenn sich die genannten Prinzipien und Richtlinien in Details und Nuancen je Berufsgruppe unterscheiden, lässt sich eine gemeinsame Grundlage im 1979 veröffentlichten Belmont-Report ausmachen (The National Commission for the Protection of Human Subjects of Biomedical and Behavioral Research, 1979). Der Belmont-Report legt verbindliche Richtlinien für die Forschung an und mit Menschen fest. Diese lassen sich drei grundlegenden ethischen Prinzipien zuordnen (Bartholomeyczik & Schrems, 2018):

- Achtung der Person (Respect for Persons),
- Wohltätigkeit (Beneficience) und
- Gerechtigkeit (Justice).

Wofür diese Prinzipien im Belmont-Report stehen und wie sie auf Forschung im Allgemeinen und bei dieser Untersuchung im Besonderen Anwendung fanden, wird folgend dargelegt (The National Commission for the Protection of Human Subjects of Biomedical and Behavioral Research, 1979).

3.2.7.1 Das Prinzip der Achtung der Person
Die Achtung der Person gelingt durch die Anerkennung der Autonomie der an der Forschung teilnehmenden Personen beziehungsweise den Schutz von Personen mit eingeschränkter Autonomie. Generell sind die Untersuchungsteilnehmenden in angemessener Art und Weise zu informieren. Zudem erfolgt die Teilnahme an der Untersuchung stets freiwillig. Auf eine Forschungstätigkeit übertragen bedeutet dies, dass die teilnehmenden Personen nach einer Aufklärung die Möglichkeit erhalten, selbst zu entscheiden, ob sie an der Untersuchung teilnehmen möchten oder nicht. Diese Entscheidungsfähigkeit wird durch Beachtung der drei Elemente Information, Verständnis und Freiwilligkeit unterstützt. Diese bilden die Grundlage für die *informierte Zustimmung* (vgl. Schnell & Heinritz, 2006) bzw. die informierte Einwilligung, wie Hopf (2005a) sie bezeichnet.

Information

Die potenziell an der Untersuchung teilnehmenden Personen sollen ausreichend informiert werden. Dies bedeutet, sie erhalten Kenntnis über das Forschungsvorhaben, Sinn und Zweck der Forschung, den erwarteten Nutzen und mögliche Risiken für sie. Zudem erfolgt eine Aufklärung über die Möglichkeiten des Fragenstellens sowie des jederzeitigen Abbruchs der Teilnahme an der Forschung. Eine unvollständige Offenlegung von relevanten Informationen ist nur dann gerechtfertigt, wenn dies zwingend zur Zielerreichung der Forschung notwendig ist und dadurch keine nennenswerten Risiken oder Nachteile für die Teilnehmenden zu erwarten sind.

Verstehen

Damit die Teilnehmerinnen und Teilnehmer die oben benannten Informationen verstehen und einordnen können, bedarf es einer strukturierten Informationsdarbietung, der Möglichkeit des Nachfragens sowie einer angemessenen Zeit zum Nachdenken. Die Art der Vermittlung der Informationen ist an die Verständnisfähigkeit der teilnehmenden Personen anzupassen. Personen, deren Verständnis stark eingeschränkt ist – z. B. aufgrund von Alter, geistiger Beeinträchtigung oder Krankheit – sind besonders zu schützen. Ihnen ist es zu ermöglichen, im Rahmen ihrer Möglichkeiten zu entscheiden, ob sie an der Untersuchung teilnehmen möchten oder nicht. Zum Schutz dieser Personen ist es unabdingbar, die Erlaubnis zur Teilnahme von derjenigen Person einzuholen, die bevollmächtigt ist, im Namen der beeinträchtigten Person zu entscheiden.

Freiwilligkeit

Die Zustimmung zur Teilnahme an der Untersuchung ist nur dann gültig, wenn sie auf freiwilliger Basis erfolgt, d. h. ohne Zwang oder unzulässige Beeinflussung. Als unzulässige Beeinflussung gelten beispielsweise übermäßige oder unangemessene Belohnungen, der Missbrauch von Machtpositionen oder angedrohte Sanktionen – allesamt mit dem Ziel, die Entscheidung der Person für oder gegen eine Teilnahme zu beeinflussen.

In dieser Untersuchung wurden alle Teilnehmenden – die Patienten und Patientinnen mit einer Demenz, die Angehörigen und die Mitarbeitenden des jeweiligen Krankenhauses – vorab schriftlich und/oder mündlich über Hintergründe und Ziele der vorliegenden Untersuchung sowie über das Vorgehen bei der Datenerhebung und ihre Rechte informiert (s. Anhang 2 im elektronischen Zusatzmaterial). Zu jeder Zeit der Erhebung bestand die Möglichkeit, Fragen zu stellen und alle teilnehmenden Personen erhielten die Kontaktdaten der Forscherin für etwaige weitere Fragen. Bis auf die Patientinnen und Patienten mit einer demenziellen Erkrankung dokumentierten alle Teilnehmenden durch ihre Unterschrift auf einer Einverständniserklärung oder durch mündliche Zustimmung bei der Audioaufnahme ihre Einwilligung zur Teilnahme an der Untersuchung (s. Beispiele Anhang 3 und 4 im elektronischen Zusatzmaterial).

Da bei allen teilnehmenden Patientinnen und Patienten das Verständnis aufgrund der demenziellen Erkrankung in höherem Maße eingeschränkt war, wurde zunächst die Erlaubnis zum Gespräch von den gesetzlichen Stellvertreterinnen und Stellvertretern eingeholt und schriftlich dokumentiert. Zu Beginn eines jeden Gespräches mit einer Patientin oder einem Patienten wurde diese/dieser in angepasster sprachlicher Form über den Grund und das Ziel des Gespräches bzw. Interviews aufgeklärt und eine zustimmende oder ablehnende Reaktion abgewartet. Zudem bestand die Möglichkeit, dass die betreuende Person bei dem Gespräch anwesend war und die Befindlichkeit des Patienten/der Patientin anschließend gemeinsam reflektiert wurde (vgl. Schnell & Dunger, 2018). Die Forscherin verfügt über jahrelange praktische Erfahrung in der Interaktion mit Menschen mit Demenz und konnte dies daher entsprechend berücksichtigen.

In diesem Sinne wurde gewährleistet, dass die Teilnahme an dem Forschungsprojekt für jede Person freiwillig erfolgte. Auch nach erteilter Einwilligung bestand ausdrücklich die Möglichkeit, jederzeit ohne Angabe von Gründen die Teilnahme abzubrechen oder zu widerrufen – ohne dass sich daraus nachteilige Konsequenzen ergeben hätten.

Um zu garantieren, dass alle an der Untersuchung Beteiligten offen und ohne Nachteile befürchten zu müssen, Auskünfte geben konnten, wurden sämtliche erhobenen Daten pseudonymisiert – die realen Namen wurden durch fiktive Namen ersetzt. Damit ist für Externe ein Rückschluss auf einzelne Personen, Einrichtungen oder Orte nur sehr schwer bis gar nicht vollziehbar. Neben den demenziell erkrankten Menschen und ihren Angehörigen ist dies auch für die Mitarbeiterinnen und Mitarbeiter der Krankenhäuser bedeutsam. So können Rückschlüsse auf einzelne Teilnehmende durch Kolleginnen und Kollegen oder Vorgesetzte weitestmöglich ausgeschlossen werden.

Die aufgezeichneten Interviews wurden pseudonymisiert transkribiert. Alle personenbezogenen Daten wurden so verwahrt, dass sie vor dem Zugriff Unbefugter geschützt waren.

3.2.7.2 Das Prinzip der Wohltätigkeit und des Nutzens

Im Belmont-Report wird Wohltätigkeit nicht nur als ein Akt der Güte, sondern als Verpflichtung verstanden, Personen oder Personengruppen nicht zu schaden sowie mögliche Nutzen zu maximieren und mögliche Schäden zu minimieren. Damit verbunden gilt es, Personen auch dann keinen Schaden zuzufügen, wenn für andere Personen oder Personengruppen daraus ein Nutzen entstehen könnte. Der Grundsatz der Wohltätigkeit ist jedoch nicht immer eindeutig in seiner Auslegung und Rechtfertigung. So kann die Teilnahme von Personen an einer Forschung sehr wohl zukünftigen Nutzen für andere generieren, ohne dass sich ein unmittelbarer aktueller Nutzen für die Teilnehmerin oder den Teilnehmer ergibt. Demnach sind im Vorfeld eine genaue Erhebung, Bewertung und Abwägung der möglichen Risiken und des erwarteten Nutzens einer Untersuchung erforderlich. Dies dient der generellen Einschätzung, ob Risiken für die Teilnehmenden gerechtfertigt sind und unterstützt Probanden bei der Entscheidung für oder gegen eine Teilnahme.

Art und Umfang der Risiken und des Nutzens
Der Begriff „Risiko" bezeichnet die Möglichkeit, dass ein Schaden eintritt. Diese Möglichkeit bezieht sich einerseits auf die Wahrscheinlichkeit des Schadeneintritts und andererseits auf das Ausmaß oder die Schwere des Schadens. Der Begriff des „Nutzens" hingegen bezeichnet Vorteile oder etwas Positives, das in Bezug auf etwas, wie z. B. die Gesundheit oder das Wohlergehen, besteht oder erlangt wird. Bei einer Risiko-Nutzen-Bewertung geht es demnach um die Wahrscheinlichkeiten und Größenordnungen möglicher Schäden in Relation zu erwartbaren Vorteilen.

Im Kontext der Forschung mit Menschen betreffen die Risiken vorwiegend physische oder psychische Schäden in Form von Schmerzen oder Verletzungen. Der zu erwartende Nutzen ergibt sich aus dem neuen Wissen, das durch die Forschung generiert werden soll. Innerhalb dieser Bewertung ist der Schutz einer Person vor dem Risiko einer Schädigung das leitende Prinzip.

Systematische Bewertung von Risiken und Nutzen
Um zu einer Bewertung zu gelangen, müssen Nutzen und Risiko einer systematischen Analyse unterzogen werden. Nach der Sammlung und Bewertung von Informationen zu allen Aspekten der angedachten Forschung kann eine Einschätzung zu Art, Eintrittswahrscheinlichkeit und Ausmaß von Risiken erfolgen. Diese Risiken und auch die zu erwartenden Vorteile der Forschung müssen den Teilnehmenden im Rahmen der Aufklärung aufgezeigt werden.

Bei der vorliegenden Untersuchung bestand das Risiko vorrangig in der Vulnerabilität der beteiligten Personen und der Beachtung einer entsprechenden Schutzbedürftigkeit. Schnell und Heinritz (2006, S. 43) beschreiben Vulnerabilität folgendermaßen:

> „*Vulnerable (verletzte, verletzliche) Probanden sind Personen, die aufgrund ihres Alters oder ihrer eingeschränkten geistigen Fähigkeiten keine informierte Zustimmung*

geben können und/oder die aufgrund ihrer besonderen Lebenssituation durch die Teilnahme an einem Forschungsvorhaben in besonderem Maße belastet oder gar gefährdet werden könnten."

Personen mit einer demenziellen Erkrankung sind als eine sehr vulnerable Gruppe zu betrachten. Ihre Vulnerabilität ergibt sich hier in zweifacher Weise: aus dem Patient-Sein und aufgrund der demenziellen Erkrankung (vgl. Schnell & Dunger, 2018). Daher wurde die individuelle Situation der Teilnehmerinnen und Teilnehmer berücksichtigt. Dies impliziert unter anderem eine einfühlsame und wertschätzende Haltung der Forscherin gegenüber den Menschen mit Demenz sowie die Beachtung ihrer aktuellen Befindlichkeit. Bei den Gesprächen wurden die kommunikativen Fähigkeiten der jeweiligen Person berücksichtigt und Fragen, die zu Unsicherheiten hätten führen können, wurden unterlassen. Ort und Dauer des Gesprächs wurden von der Verfassung der Patientinnen und Patienten abhängig gemacht und bei Bedarf konnte eine dem Menschen mit Demenz vertraute Person anwesend sein.

Auch die Angehörigen der Menschen mit Demenz sind als potenziell vulnerabel anzusehen. Sie können einen großen Erzählbedarf aufweisen, indem sie zum Beispiel ausführlich über die Geschichte der Erkrankung berichten wollen. Durch eine offene Erzählaufforderung konnte der/die Angehörige selbst entscheiden, was er/sie in welcher Reihenfolge und Ausführlichkeit erzählen möchte. Restriktive Eingriffe in den Erzählfluss wurden unterlassen. Bei starker emotionaler Betroffenheit des Angehörigen bestand die Möglichkeit, das Interview zu pausieren oder zu beenden. Bei Bedarf wurde gemeinsam eruiert, welche Unterstützung aufgrund der Befindlichkeit oder Belastung durch die Gesamtsituation möglich wäre.

Die Mitarbeiter/-innen der Krankenhäuser sind als weniger bis nicht vulnerabel einzuschätzen, da sie als professionelle Fachpersonen und nicht als Betroffene im engeren Sinne einbezogen wurden. Dennoch ist es wichtig, dass auch sie ihre Erfahrungen schildern können, ohne Nachteile dadurch befürchten zu müssen. Dazu gehören auch erlebte schwierige Situationen bei der Versorgung demenziell Erkrankter (vgl. Schnell & Heinritz, 2006).

Sowohl die Angehörigen als auch die Mitarbeiter/-innen konnten über Ort und Dauer des Interviews selbst entscheiden.

Alle Teilnehmer/-innen konnten das Interview jederzeit unterbrechen oder auch ganz abbrechen. Die Audioaufnahme konnte bei Bedarf während des Interviews ausgeschaltet werden.

Der erwartete Nutzen dieser Untersuchung besteht in der grundlegenden Wissenserweiterung, um zielgerichtet mögliche oder notwendige Adaptionen in der akutstationären Versorgung von Menschen mit einer demenziellen Erkrankung vornehmen zu können.

Zudem konnten bei der Durchführung der Interviews direkte positive Auswirkungen bei den Teilnehmenden beobachtet werden: Alle Patientinnen und Patienten schienen die durch das Gespräch stattfindende Zuwendung und das Interesse an ihrer Person und ihrem Erleben positiv zu empfinden (vgl. Lamnek & Krell, 2016). Teilnehmende Angehörige nutzten die Interviews teilweise dazu, um erstmalig über ihre Situation und die allgemeine und situative Belastung zu sprechen.

3.2.7.3 Das Prinzip der Gerechtigkeit

Mit dem Prinzip der Gerechtigkeit sollen die Forschenden dahingehend sensibilisiert werden, dass Menschen gleich behandelt werden sollen. Dies bedeutet konkret, dass durch die Forschung niemandem zu Unrecht eine Last auferlegt oder ein Nutzen vorenthalten werden darf. Auch soll keine Bestrafung oder Benachteiligung durch ethnische Zugehörigkeit, Alter, Kompetenz, Status, Verdienst etc. erfolgen.

Bei der Auswahl der Teilnehmer/-innen ist demnach ein faires Verfahren zu gewährleisten. Gehören potenzielle Teilnahmer/-innen zu einer ohnehin schon belasteten Gruppe oder zu schutzbedürftigen Personen – wie z. B. Heimbewohner/-innen oder schwerkranke Personen –, sollten sie, wenn überhaupt, nur unter bestimmten Bedingungen in die Untersuchung einbezogen werden. Ein Einbezug ist dann gerechtfertigt, wenn die Forschung in direktem Zusammenhang mit den spezifischen Bedürfnissen dieser Gruppe steht. Aufgrund ihres abhängigen Status und der gegebenenfalls eingeschränkten Fähigkeiten zur informierten, freiwilligen Zustimmung sind diese Personen zu schützen.

In der vorliegenden Untersuchung gehören die Patientinnen und Patienten mit Demenz aufgrund ihrer Erkrankung eindeutig zu der Gruppe der schutzbedürftigen Personen. Daher wurde im Vorfeld genau reflektiert, ob und wie sie in die Untersuchung eingebunden werden sollten. Laut Schnell und Dunger (2018) ist eine Teilnahme in Betracht zu ziehen, wenn die Untersuchung auf eine Verbesserung der Versorgungs- und Lebenskonzepte für demenziell erkrankte Menschen und ihre Angehörigen abzielt. Da in dieser Studie die Besonderheiten und Bedürfnisse der Menschen mit Demenz im Akutkrankenhaus die Ausgangspunkte für die Untersuchung darstellen, wurden sie einbezogen – nicht prioritär, aber ergänzend und unter Beachtung der besonderen Schutzbedürftigkeit (vgl. Abschn. 3.2.2 und 3.2.3). Im Hinblick auf die Schutzbedürftigkeit und Vulnerabilität wurde in der COVID-19-Pandemie auf den Einbezug weiterer Patienten und Patientinnen verzichtet.

Die teilnehmenden Angehörigen und Mitarbeiter/-innen konnten selbständig wählen, ob und unter welchen Umständen (Ort und Zeit; persönlich oder
telefonisch) sie an der Studie teilnehmen.

Vor dem Beginn der Datenerhebung wurde das Forschungsvorhaben der Ethikkommission der Fakultät für Verhaltens- und empirische Kulturwissenschaften
an der Ruprecht-Karls-Universität Heidelberg zur Begutachtung vorgelegt. Für
die Beurteilung waren die Beachtung der ethischen Richtlinien der Deutschen
Gesellschaft für Soziologie (DGS), der Deutschen Gesellschaft für Psychologie
e. V. (DGPs) sowie die Deklaration von Helsinki grundlegend. Ergänzend wurden
bei der Erstellung des Antrags die Fragen zur ethischen Reflexion der Deutschen
Gesellschaft für Pflegewissenschaft e. V. (DGP) herangezogen. Die Ethikkommission gab ein positives Votum ohne Veränderungswünsche ab (s. Anhang 1 im
elektronischen Zusatzmaterial).

Ergebnisse

4

Aufbauend auf der Analyse (vgl. Kap. 3) werden in diesem Kapitel die gewonnenen Ergebnisse und Erkenntnisse veranschaulicht. Dazu wird im Unterkapitel 4.1 zunächst das grundlegende Vorgehen bei der Ergebnispräsentation vorgestellt. Des Weiteren erfolgt die Darlegung des zentralen thematischen Bereichs (Kernthema) einschließlich der zugehörigen thematischen Hauptbereiche.

Im zweiten Unterkapitel (4.2) wird in Form von Kurzdarstellungen ein Überblick über die in die Analyse einbezogenen Einzelfälle gegeben.

Das dritte Unterkapitel (4.3) konzentriert sich auf die Ergebnisdarstellung der gruppenspezifischen Analyse. Dazu werden aus Sicht jeder Gruppe für jede ermittelte Rolle der Angehörigen die thematischen Bereiche mit den jeweiligen Bedingungen, Interaktionen, Strategien und Konsequenzen erläutert und charakterisiert.

Das vierte Unterkapitel (4.4) baut auf der gruppenspezifischen Betrachtung auf und legt die Ergebnisse der gruppenübergreifenden Analyse dar. Dazu gehören zuerst die rollenbezogenen gruppenübergreifenden Erkenntnisse. Darüber hinaus werden Gemeinsamkeiten, Unterschiede und Spezifika, aber auch die Grenzen der Beteiligung von Angehörigen beschrieben. Den Abschluss der gruppenübergreifenden Ergebnisdarstellung bilden die Betrachtungen des Untersuchungsgegenstandes vor dem Hintergrund geriatrischer Organisationseinheiten sowie aus dem Blickwinkel der COVID-19-Pandemie (Coronavirus SARS-CoV-2).

Die Zusammenfassung der Ergebnisse sowie die Beantwortung der Forschungsfragen erfolgen in Unterkapitel 4.5.

J. M. Prüß, *Die Beteiligung der Angehörigen von Menschen mit Demenz im Akutkrankenhaus*, https://doi.org/10.1007/978-3-658-43962-0_4

4.1   Einführung in die Ergebnisdarstellung

In diesem Unterkapitel werden einleitend die wesentlichen Ausgangspunkte für
die weitere Ergebnisdarstellung vorgestellt: Nach einem Überblick über die
untersuchungsrelevanten Gruppen wird das anschließende Vorgehen bei der Darstellung der Forschungsergebnisse skizziert. Schließlich folgt die Darlegung
des in der Analyse ermittelten thematischen Kernbereichs mit den zugehörigen
thematischen Hauptbereichen.

4.1.1   Untersuchungsrelevante Gruppen

Die vorliegende Studie betrachtet die expliziten und impliziten Sichtweisen der
folgenden vier unterschiedlichen, zuvor festgelegten Gruppen auf den Untersuchungsgegenstand (vgl. Abschn. 3.2.3, Tabelle 3.1):

- Angehörige (A)
- Pflegefachpersonen (G)
- Mediziner/-innen (M)
- Patienten/Patientinnen mit einer Demenz (P)

Darüber hinaus ergab sich im Rahmen der Kontakte zur Interviewvereinbarung die Gelegenheit, drei Personen als zusätzliche Teilnehmende zu gewinnen,
die nicht zu den vorab definierten Gruppen gehörten (sog. *ergänzende Teilnehmende* (E)). Hierbei handelt es sich um eine Mitarbeiterin eines klinikinternen
Sozialdienstes (Case-Management) und zwei Pflegedienstleitungen. Die Berücksichtigung dieser Gruppe ermöglicht eine ergänzende Perspektive auf den Untersuchungsgegenstand, da die Interviewten nicht Teil des Krankenhausteams sind,
das unmittelbar mit den Patientinnen und Patienten befasst ist. Dennoch sind sie
Teil des Systems Krankenhaus.
     Die jeweilige Gruppe der Angehörigen, der Pflegefachkräfte und der Medizi-
ner/-innen werden aufgrund ihrer Bedeutung für den Untersuchungsgegenstand,
des vorhandenen Datenumfangs und der sich daraus ergebenden Dichte der
Daten als *Hauptgruppen* betrachtet. Sie bilden den Schwerpunkt der gruppenspezifischen Ergebnisdarstellung (s. Abschn. 4.3.1 bis 4.3.3). Die Gruppen der
Patienten/Patientinnen mit einer Demenz und der ergänzenden Teilnehmenden
sind kleiner und zudem ergaben sich aus ihnen weniger Daten hinsichtlich des
Untersuchungsgegenstandes. Sie werden daher als *Nebengruppen* berücksichtigt,

um die ermittelten Themen und Bereiche der Hauptgruppen zu validieren und zu ergänzen (s. Abschn. 4.3.4 und 4.3.5).

4.1.2 Vorgehen bei der Ergebnisdarstellung

Die Ausführung der Ergebnisse ist folgendermaßen gegliedert: Im kommenden Abschnitt (4.1.3) werden einleitend der bei der Analyse herausgearbeitete thematische Kern und die zugehörigen thematischen Hauptbereiche vorgestellt. Diese thematischen Bereiche bilden den Rahmen für die Darstellung der Ergebnisse.

Anschließend erfolgt in Abschnitt 4.2 eine Kurzbeschreibung der analysierten Einzelfälle, um einen Einblick in die zugrunde liegenden Daten und Thematiken der Teilnehmenden zu ermöglichen. Dieser Überblick dient der Verortung und Nachvollziehbarkeit der folgenden vergleichenden Darstellungen.

Daran schließt sich in Abschnitt 4.3 die Darstellung der *gruppenspezifischen* Ergebnisse an (vgl. Tab. 4.1 – Spalten 2–6). Diese Illustration erfolgt für die drei Hauptgruppen Angehörige, Pflegefachpersonen sowie Mediziner/-innen anhand der ermittelten vier Rollen als Formen von Beteiligung der Angehörigen. Die Darstellung der Ergebnisse aus den Nebengruppen der Patienten/Patientinnen mit einer Demenz und der ergänzenden Teilnehmenden folgen dem gleichen Muster – sofern zu den Rollen der Angehörigen Aussagen aus den Daten ermittelt werden konnten. Jede spezifische Darstellung einer Gruppe schließt mit einer gruppenbezogenen Zusammenfassung ab.

An die gruppenspezifische Beschreibung schließt sich im Abschnitt 4.4 die *gruppenübergreifende* Ergebnisdarstellung an (vgl. Tab. 4.1 – Zeilen 2–5). Im ersten Schritt erfolgt eine gruppenübergreifende rollenbezogene Betrachtung (Abschn. 4.4.1.1 f.). Danach wird das Gesamtbild in den Blick genommen (Abschn. 4.4.1.5), um übergreifende Erkenntnisse zu Gemeinsamkeiten, Unterschieden, Ergänzungen etc. zu beschreiben. Die Grenzen der Beteiligung und die Sondersituation von geriatrischen Abteilungen oder Teams in einem Akutkrankenhaus sollen hierbei ebenfalls berücksichtigt werden. Angesichts dessen, dass sowohl Daten von vor als auch in der COVID-19-Pandemie vorliegen, werden dieses Ereignis und seine Auswirkungen auf die Beteiligung Angehöriger beim Krankenhausaufenthalt von Patientinnen und Patienten mit einer Demenz separat dargestellt (s. Abschn. 4.4.2).

Die Struktur der gruppenbezogenen Ergebnisdarstellung erfolgt je Rolle – in Anlehnung an das Kodierparadigma nach Strauss (1998; vgl. Kap. 3) – anhand von Bedingungen, Interaktionen, Strategien und Konsequenzen.

Tabelle 4.1 Überblick über die Darstellung der gruppenbezogenen Ergebnisse

Gruppe Kapitel **Rollen der Angehörigen**	**Gruppe (A)** Abschn. 4.3.1	**Gruppe (G)** Abschn. 4.3.2	**Gruppe (M)** Abschn. 4.3.3	**Gruppe (P)** Abschn. 4.3.4	**Gruppe (E)** Abschn. 4.3.5	**Rollenbetrachtung** Abschn. 4.4.1
Experten/Expertinnen	4.3.1.1	4.3.2.1	4.3.3.1	–	4.3.5.1	4.4.1.1
Stellvertreter/-in	**4.3.1.2**	**4.3.2.2**	**4.3.3.2**	–	**4.3.5.2**	**4.4.1.2**
Begleiter/-in	4.3.1.3	4.3.2.3	4.3.3.3	4.3.4.2	4.3.5.3	4.4.1.3
Helfer/-in	4.3.1.4	4.3.2.4	4.3.3.4	–	4.3.5.4	4.4.1.4
Zusammenfassung	4.3.1.5	4.3.2.5	4.3.3.5	4.3.4.3	4.3.5.5	4.4.1.5

Legende: *gruppenspezifische Ergebnisdarstellung (jeweils Spalten 2–6 der Tabelle) und* **gruppenübergreifende Ergebnisdarstellung je Rolle (Zeilen 2–5)**

Tabelle 4.1 stellt das Vorgehen bei der gruppenbezogenen Ergebnisdarstellung, und die Abschnitte mit den jeweiligen Ausführungen schematisch dar.

Die in den Unterkapiteln 4.2 bis 4.4 beleuchteten Ergebnisse werden abschließend in Unterkapitel 4.5 zusammengefasst – sie bilden die Basis für die Herleitung eines theoretischen Modells (vgl. Abschn. 5.1). Außerdem werden die Forschungsfragen beantwortet.

4.1.3 Darlegung des thematischen Kerns und der zugehörigen thematischen Hauptbereiche

Die Vorstellung der Ergebnisse in den Unterkapiteln 4.3 und 4.4 erfolgt rollenbezogen auf der Basis der ermittelten thematischen Bereiche. Im Rahmen der Analyse wurde die *Beteiligung von Angehörigen* als *thematischer Kern* bei der Begleitung von Patientinnen und Patienten mit einer Demenz im Akutkrankenhaus ermittelt. Innerhalb dieses zentralen Themenbereichs wurden folgende *thematische Hauptbereiche* herausgearbeitet, die für alle einbezogenen Gruppen von Relevanz sind (vgl. Abb. 4.1):

- die *Rollen* von Angehörigen – als Formen der Beteiligung[1] sowie
- *Anwesenheit* und *Kontakt* – als Arten von Beteiligung[2] der Angehörigen.

Die *Beteiligung* der Angehörigen bei der Begleitung eines Patienten oder einer Patientin mit einer Demenz im Akutkrankenhaus beschreibt die generelle Einbindung von Angehörigen in die Prozesse des Krankenhauses sowie ihre Interaktionen mit den beteiligten Personen und Gruppen.

Die *Formen der Beteiligung* von Angehörigen werden als *Rollen* abgebildet, die für die Angehörigen im Rahmen des Krankenhausaufenthaltes des Menschen mit einer Demenz relevant sind. Rollen gehen laut Klimke, Lautmann, Stäheli und Wienold (2020) mit Erwartungen an das Verhalten der Rolleninhaber einher. Dementsprechend werden Rollen hier als angenommene bzw. zugeschriebene Verhaltensweisen im Sinne einer Rollenerwartung sowie als Umgangsform im Sinne einer Rollenwahrnehmung verstanden.

---

[1] Die *Form* wird „als Typusbezeichnung und als methodisches Prinzip" verstanden oder als „Art und Weise, in der gesellschaftliche Verhältnisse vermittelt werden und in der Anschauung erscheinen (Erscheinungsform)" (Klimke et al., 2020, S. 233).

[2] Als *Art* wird ein untergeordneter Begriff einer übergeordneten Gattung bezeichnet (Klimke et al., 2020). Die Bildung von Arten erfolgt durch artbildende Unterschiede.

Anwesenheit und *Kontakt* sind *Arten der Beteiligung* von Angehörigen. Sie beschreiben die Verfahrensweisen im Rahmen der Beteiligung bzw. in den Rollen. Als Pendant hinsichtlich einer Nicht-Beteiligung wird die Absenz mitbetrachtet.

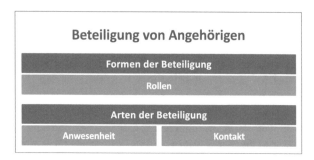

Abbildung 4.1 Kernthema Beteiligung der Angehörigen mit den thematischen Hauptbereichen Rollen als Formen der Beteiligung sowie Anwesenheit und Kontakt als Arten der Beteiligung

4.1.3.1 Rollen als Formen der Beteiligung von Angehörigen

Im Rahmen der Untersuchung haben sich die folgenden vier Rollen als Formen von Beteiligung der Angehörigen bei der Begleitung eines Menschen mit Demenz im Akutkrankenhaus herauskristallisiert (vgl. Tab. 4.2): Die/der

- Angehörige als Expertin/Experte für die Patienten und Patientinnen mit einer Demenz
- Angehörige als Stellvertreter/-in für die Menschen mit Demenz im Akutkrankenhaus
- Angehörige als Begleiter/-in dieser Patientengruppe
- Angehörige als Helfer/-in während des Krankenhausaufenthaltes

Angehörige als *Expertinnen und Experten* für die Patienten/Patientinnen mit einer Demenz zeichnen sich dadurch aus, dass sie diese intensiv kennen und verstehen, ihr Spezialwissen (= ihre Expertise) dem Krankenhauspersonal mitteilen und diesem dadurch den Umgang mit den demenziell erkrankten Patienten und Patientinnen erleichtern können. Die Angehörigen erfüllen in dieser Rolle insbesondere zwei Funktionen. Erstens sind sie Informationsgeber über Spezifika des Menschen mit Demenz an das Klinikpersonal. Das umfasst die Biografie, die

Tabelle 4.2 Rollen der Angehörigen als Formen der Beteiligung im Akutkrankenhaus[3]

Angehörige als:

Rolle				
Merkmal	**Experte/ Expertin** für die Person mit Demenz	**Stellvertreter/ Stellvertreterin** für die Person mit Demenz	**Begleiter/ Begleiterin** für die Person mit Demenz	**Helfer/ Helferin** beim Krankenhausaufenthalt
Funktionen der Angehörigen in dieser Rolle	a) **Informationen** zur Person mit Demenz an das Klinikpersonal geben	a) **Entscheidungen** mit dem Menschen mit Demenz oder an dessen statt treffen	a) als **Bezugsperson** Vertrauen und Vertrautheit vermitteln	a) die **Pflege** des Menschen mit Demenz im Krankenhaus übernehmen
	b) **Übersetzen und Vermitteln** zwischen der Person mit Demenz und dem Klinikpersonal	b) als (rechtliche) **Betreuung** agieren	b) **Sicherheit geben** und mit unbekannter Umgebung vertraut machen	b) **Unterstützung** des Klinikpersonals durch Übernahme von Tätigkeiten

---

[3] Aus Platzgründen wird in der Tabelle anstelle von Patienten und Patientinnen mit Demenz die Bezeichnung Person mit Demenz verwendet.

Krankengeschichte, die Erfahrungen und Verhaltensweisen sowie die Bedürfnisse und Präferenzen. Zweitens sind sie Übersetzer und Vermittler zwischen den Patientinnen und Patienten und dem Klinikpersonal. Das beinhaltet zunächst Sprache, aber auch Mimik, Gestik und Zeichen sowie besondere (alltägliche) Rituale.

Als *Stellvertreter/-innen* für die Patientinnen und Patienten mit einer Demenz wirken Angehörige an Lösungen und Entscheidungen mit. In dieser Rolle können die Angehörigen ebenfalls zwei Funktionen wahrnehmen. Zum einen treffen Angehörige notwendige Entscheidungen zusammen mit oder für die Behandelten und zum anderen leisten sie als rechtliche Betreuungsperson Unterschriften. Für beide Funktionen müssen sie den Willen und die Wünsche des Patienten/ der Patientin kennen und diese idealerweise ungeachtet eigener Vorstellungen in die Überlegungen und Entscheidungen zur Behandlung der Menschen mit einer demenziellen Erkrankung einbringen.

Für Angehörige als *Begleiter/-innen* für die Patienten und Patientinnen mit einer Demenz lässt sich ableiten, dass sie dem demenziell beeinträchtigten Menschen bekannt und vertraut sind und auf dieser Basis durch ihr Da-sein an dessen Seite Vertrautheit – auch und insbesondere in nicht vertrauter Umgebung – vermitteln können. Die zwei wesentlichen Funktionen dieser Rolle sind zum einen die der Bezugsperson für diese Patientengruppe, weil die Angehörigen ihnen vertraut sind und sie Vertrauen zu ihnen als Bezugspersonen haben. Zum anderen geben die Angehörigen den Patienten und Patientinnen mit Demenz Sicherheit und können diese so mit unbekannten Situationen vertraut(er) machen.

Als *Helfer/-innen* beim Krankenhausaufenthalt der Patientinnen und Patienten mit einer Demenz wirken Angehörige in den Prozessen im Krankenhaus für die Menschen mit Demenz oder für das Klinikpersonal aktiv mit. Dabei erfüllt diese Rolle ebenfalls zwei Funktionen: einerseits übernehmen die Angehörigen im Rahmen des Krankenhausaufenthaltes pflegerische Aufgaben bei den Patientinnen und Patienten. Andererseits helfen sie durch die Übernahme von Aufgaben dem Klinikpersonal allgemein und insbesondere den Pflegekräften. Angehörige sind damit zusätzlich Unterstützer/-innen des Klinik- und Pflegepersonals sowie der Prozesse im Krankenhaus, damit die Versorgung des Menschen mit Demenz gewährleistet oder verbessert wird.

Je nach Ansatz und Situation nehmen die Angehörigen unterschiedliche dieser Rollen wahr, um im Sinne der Patientinnen und Patienten mit einer Demenz zu handeln bzw. zu interagieren.

Neben den genannten Rollen wurden für Angehörige die Rollen Besucher/ -in sowie Hilflose/-r geprüft. Als Besucher/-in kommen Angehörige ins Krankenhaus, um dem Patienten/der Patientin mit Demenz einen Besuch abzustatten – im Sinne von vorbeischauen. Dabei übernehmen sie einerseits aber keine anderen

Aufgaben und Funktionen und andererseits sind ihre Besuche in der Regel von so kurzer Dauer und/oder geringer Häufigkeit, dass sie nicht in die Krankenhausprozesse involviert werden (können). Daher ist die Rolle der besuchenden Person für die Begleitung der demenziell beeinträchtigten Patienten und Patientinnen durch die Angehörigen hier nicht relevant für die grundlegende Darstellung der Ergebnisse. Bei den Ausführungen der Spezifika der COVID-19-Pandemie findet diese Rolle indes Berücksichtigung bei der Darstellung der Folgen (s. Abb. 4.5, Abschn. 4.4.2.3).

Angehörige sind – insbesondere in ihrer Funktion als Pflegende oder Versorgende der Menschen mit Demenz – massiv gefordert und dadurch oft auch Hilflose. Trotz dieser geleisteten Unterstützung für die Menschen mit Demenz haben einige Angehörige nur geringe Kenntnisse zu der Erkrankung und ihren Auswirkungen. Daher suchen diese Angehörigen einerseits Hilfe, anderseits sind sie durch ihre Aufgaben (und ihr eventuelles Unwissen) stark belastet und auch überfordert, so dass sie oftmals selbst ein Ruhe- und Erholungsbedürfnis haben. Dies beeinflusst zwar sämtliche Themenbereiche, allerdings mehr in Form von Motiven, (Rahmen-)Bedingungen, Strategien und Verhaltensweisen und weniger in der Art einer Rolle. Daher wurde ebenso hierfür keine separate Rolle der Angehörigen definiert.

Zudem sei erwähnt, dass das medizinische und pflegerische Fachpersonal über Schwierigkeiten berichtet, die daraus entstehen, wenn Angehörige sich jeglicher Beteiligung entziehen. In dieser Situation stellen Angehörige *Unbeteiligte* dar (vgl. Abb. 4.2).

4.1.3.2 Anwesenheit und Kontakt als Arten der Beteiligung von Angehörigen

Anwesenheit und *Kontakt* sind die Arten der Beteiligung der Angehörigen von Patientinnen und Patienten mit einer Demenz im Akutkrankenhaus. Diese Arten korrespondieren stark mit den Rollen und ihrer Ausübung. So sind beispielsweise bei Anwesenheit der Angehörigen alle Rollen ausführbar. Für manche Rollen ist die Anwesenheit überdies zwingend erforderlich – z. B., wenn Angehörige als Helfende agieren. Andere Rollen hingegen lassen sich auch über die Herstellung von Kontakt ausüben: Die Angehörigen müssen dafür lediglich erreichbar sein – z. B. Angehörige als Experten/Expertinnen. Die Anwesenheit von Angehörigen als Art von Beteiligung setzt demnach eine persönliche Begegnung von und zwischen Personen voraus.

Kontakt ist erforderlich, damit Angehörige mit dem Klinikpersonal interagieren und dadurch die Patienten und Patientinnen mit einer Demenz begleiten oder anderweitig unterstützen können. Kommt durch dauerhaftes Fernbleiben oder Nichterreichbarkeit der Angehörigen kein Kontakt zustande, sind die Angehörigen für die Krankenhausmitarbeitenden nicht erreichbar. In diesem Fall ist keinerlei Begleitung der demenziell beeinträchtigten Patientinnen und Patienten im Krankenhaus durch die Angehörigen möglich. Als Abgrenzung zu den Themenbereichen Anwesenheit und Kontakt wird dies hier als *Absenz* bezeichnet.

Kommt Kontakt zwischen Angehörigen und Krankenhauspersonal zustande, kann dieser physisch als persönlicher Kontakt (face-to-face, durch ein Schutzglas etc.) oder auf anderen Wegen als virtueller Kontakt erfolgen (z. B. per Telefon, Brief oder Video).

Anwesenheit und Kontakt weisen teilweise Überschneidungen auf oder das Eine bedingt das Andere. So können beide zeitlich zusammenfallen: Kontakt kann zur Zeit der Anwesenheit des/der Angehörigen erfolgen. Oder aus einem Kontakt kann sich eine Anwesenheit ergeben, z. B. wenn das Klinikpersonal die Angehörigen um Anwesenheit bittet.

Zusammenfassend ist festzuhalten, dass die Beteiligung von Angehörigen im Krankenhaus durch die Arten Kontakt oder Anwesenheit hergestellt werden kann. Die Nicht-Beteiligung der Angehörigen wird durch Absenz abgebildet (vgl. Abb. 4.2).

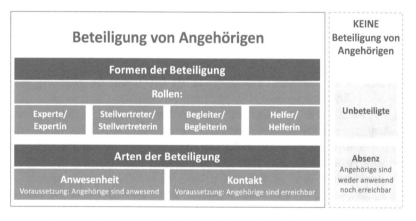

Abbildung 4.2 Beteiligung von Angehörigen im Akutkrankenhaus

4.2 Kurzbeschreibung der analysierten Einzelfälle

Wie in Abschnitt 3.2.3 dargestellt, wurden mit Teilnehmenden unterschiedlicher Gruppen episodische Interviews hinsichtlich des Untersuchungsgegenstandes geführt: mit Angehörigen, Patienten/Patientinnen mit einer Demenz, Pflegefachpersonen, Mediziner/-innen sowie ergänzenden Personen. Insgesamt wurden 23 Interviews mit 21 Teilnehmenden durchgeführt und analysiert. Jede teilnehmende Person wurde im Rahmen der Analyse zunächst als Einzelfall betrachtet. Erst in den weiteren Analyseschritten mündeten die Ergebnisse der Einzelfälle in einer gruppenspezifischen Betrachtung (Abschn. 4.3) und gingen schließlich in die gruppenübergreifende Betrachtung ein (Abschn. 4.4)

Die Tabelle 4.3 stellt einen Überblick der einbezogenen Fälle dar. Die realen Namen der Teilnehmenden wurden durch Fantasienamen ersetzt und somit pseudonymisiert. Der Anfangsbuchstabe des jeweiligen Namens gibt einen Hinweis auf die Gruppenzugehörigkeit:

- A... = Gruppe der Angehörigen
- G... = Gruppe der Pflegefachpersonen
- M... = Gruppe der Mediziner/-innen
- P... = Gruppe der Patienten und Patientinnen mit einer Demenz
- E... = Gruppe der ergänzenden Teilnehmenden

Eine erste Annäherung an die einbezogenen und analysierten Fälle erfolgte über eine Kurzbeschreibung eines jeden Falls (vgl. Flick, 1996). Diese enthält jeweils:

- das Motto des Falls – eine für das Interview typische Aussage,
- eine knappe Darstellung der Person und
- zentrale Themen, die hinsichtlich des Untersuchungsgegenstandes angesprochen wurden.

Tabelle 4.3 Überblick der einbezogenen Fälle

Teilnehmende	Name	Beruf	Kontext
Angehörige	Hr. Astens	Altenpfleger	Enkelsohn
	Hr. Abendi	Unternehmer	Sohn
	Fr. Aring	Rentnerin	Ehefrau
	Fr. Alomen	Arzthelferin	Bekannte
Pflegefach-personen	Hr. Geranda	GuKP[4]	Unfallchirurgie
	Fr. Golisa	GuKP	Unfallchirurgie
	Fr. Grecht	GuKP	Innere Medizin
	Fr. Gesella	GuKP	Gastroenterologie
	Fr. Graner	GuKP	Gastroenterologie
	Fr. Gambra	Gerontologische Pflegefachkraft	Geriatrische Abteilung
Mediziner und Medizinerinnen	Hr. Dr. Monah	Unfallchirurg	Unfallchirurgie
	Hr. Dr. Mierent	Unfallchirurg	Unfallchirurgie
	Fr. Dr. Meier	Stationsärztin	Innere Medizin
	Hr. Makenz	Chefarzt	Geriatrische Abteilung
	Fr. Dr. Munru	Oberärztin	Anästhesie – Geriatrisches Team
Patientinnen und Patienten mit einer Demenz	Fr. Perock	Rentnerin	Wohnort: Altenheim
	Fr. Plied	Rentnerin	Wohnort: Zu Hause
	Hr. Pongra	Rentner	Wohnort: Zu Hause
Ergänzende Teilnehmende	Fr. Elroth	Sozialarbeiterin	Sozialdienst
	Fr. Erlen	Pflegedienstleitung	Pflegedirektion
	Fr. Embar	Pflegedienstleitung	Pflegedirektion

---

[4] GuKP ist die Abkürzung für Gesundheits- und Krankenpfleger/-in

4.2.1 Angehörige

Herr Astens (A1)

„Ich denke, dass ist noch meine Aufgabe irgendwo und halt zu gucken, ja, dass das irgendwie wieder gut geht, dass sie halt bald wieder heimkommt." (A1a, Pos. 68)

Herr Astens ist 37 Jahre alt und als Altenpfleger tätig. Er ist der Enkelsohn von Frau Perock. Seine Großmutter vertraut ihm sehr, sie war immer schon auf ihn fixiert. Herr Astens versucht, seiner Großmutter Sicherheit zu geben und rund um sie herum den Krankenhausaufenthalt zu organisieren, z. B. eine Unterschrift für die Operation tätigen, wichtige persönliche Gegenstände mitbringen, regelmäßige Anwesenheit, die Koordination der Entlassung. Mit dem Krankenhauspersonal bespricht er von sich aus kurz grundlegende Dinge, ansonsten fühlt er sich ausreichend informiert. Als Belastung erlebt er die Zeit des Krankenhausaufenthaltes nicht. Eher treibt ihn die Sorge um, dass seine Großmutter Fähigkeiten verlieren und bettlägerig werden könnte.

Herr Abendi (A2)

„Da habe ich gesagt, es wäre gut, wenn sie morgen [erst] entlassen werden würde, weil ich noch der Pflegerin bei uns zu Hause Bescheid sagen muss." (A2, Pos. 102)

Herr Abendi ist 52 Jahre alt und der Sohn von Frau Plied. Er ist selbständiger Unternehmer und organisiert alles rund um die Betreuung seiner Mutter zu Hause und im Krankenhaus. Herr Abendi weiß seine Mutter bei den Klinikmitarbeitenden in guten Händen und vertraut ihnen. Wenn diese seine Hilfe in Bezug auf Unterschrift oder Informationen benötigen, ist er auf jeden Fall zur Stelle. Dass Frau Plied so schnell wieder nach Hause entlassen wurde, sieht er positiv. Er interpretiert dies als Zeichen, dass sie es gut überstanden habe. Das Verhältnis von Herrn Abendi zu seiner Mutter ist von Kommunikationsschwierigkeiten geprägt. Oft weiß er nicht, wo sie mit ihren Gedanken und ihrem Erleben ist. Wenn Herr Abendi versucht, seine Mutter in diesen Situationen zu orientieren, wird diese darüber ärgerlich.

Frau Aring (A3)

„Ich meine, ich weiß, dass er was essen muss wegen seiner Diabetes, ne, aber manchmal weiß ich nicht mehr, was ich machen soll, ne, und da bin ich hilflos." (A3a, Pos. 37)

Frau Aring ist 69 Jahre alt und die Ehefrau von Herrn Pongra. Beide sind im Rentenalter. Frau Aring kümmert sich zuhause alleine um Herrn Pongra, fühlt sich aber oftmals mit der Situation, den Auswirkungen der Erkrankung und den damit verbundenen Einschränkungen überfordert. Herr Pongra war bereits mehrfach im Krankenhaus. Für Frau Aring sind solche Aufenthalte im Krankenhaus Zeiten der Erholung. Auch wenn sie täglich von morgens bis nach dem Mittagessen bei ihrem Mann im Krankenhaus ist, so weiß sie ihn in den anderen Stunden beim Krankenhauspersonal in guten Händen. Vormittags kümmert sie sich um ihren Mann fast wie zuhause. Sie möchte den Pflegekräften helfen, ihren Mann unterstützen und zwischen dem Klinikpersonal und ihrem Mann bei Verständnisschwierigkeiten vermitteln. Sie bezeichnet sich selbst als Ruhepol.

Frau Alomen (A4)

„Also ich mache das immer so, dass ich dann da alles manage mehr oder weniger." (A4, Pos. 140)

Frau Alomen ist 63 Jahre alt, Arzthelferin und kümmert sich sowohl um ihre 84-jährige Mutter als auch um deren langjährige 86-jährige Freundin. Letztere wird als „meine Tante" bezeichnet, obwohl kein verwandtschaftliches Verhältnis besteht. Beide ältere Damen sind an Demenz erkrankt und wohnen in demselben Altenheim. Frau Alomen organisiert alles rund um die Belange der beiden Frauen. Wenn eine von ihnen ins Akutkrankenhaus muss, geschieht die Aufnahme ausschließlich im Beisein von Frau Alomen. Sie spricht mit dem ärztlichen und pflegerischen Fachpersonal und fordert bei Bedarf Untersuchungen, Unterstützung oder angemessene Verhaltensweisen von dem Krankenhauspersonal ein. Während der COVID-19-Pandemie konnte sie aufgrund der Kontakteinschränkungen und -beschränkungen nicht in gewohntem Maße für die beiden Damen da sein. Als ihre Tante in dieser Zeit ins Akutkrankenhaus musste, suchte sie nach Möglichkeiten und Wegen, um dennoch alles bestmöglich managen zu können.

4.2.2   Pflegefachpersonen

Herr Geranda (G1)

„[…] die ganze Palette: Es gibt welche, die kümmern sich gar nicht drum und dann gibt es die Überengagierten." (G1, Pos. 102)

Herr Geranda ist 52 Jahre alt und seit 25 Jahren als Pflegefachkraft tätig. Er arbeitet in der Abteilung der Unfallchirurgie. Herr Geranda äußert, dass man sich mit Angehörigen in Verbindung setzen und austauschen muss – vor allem, wenn die Patienten und Patientinnen selbst wenig Informationen geben können. Er erlebt, dass viele Angehörige sich nicht sehen lassen und auch nicht erreichbar sind. Seiner Meinung nach seien diese froh, dass sie mal ein paar Tage Ruhe haben. Auf der anderen Seite beschreibt er Angehörige, die den ganzen Tag da sind, den Mitarbeitenden Vorschriften machen und damit mehr Arbeit erzeugen als die Patientinnen und Patienten selbst.

Frau Golisa (G2)

„[…] wenn jemand da ist, dann sind sie schon halt ruhiger, weil sie sehen, das ist ein bekanntes Gesicht." (G2, Pos. 94)

Frau Golisa ist 24 Jahre alt und seit fünf Jahren Gesundheits- und Krankenpflegerin in der Abteilung der Unfallchirurgie. Frau Golisa sieht primär Vorteile für die demenziell erkrankten Patienten und Patientinnen, wenn Angehörige da sind. Sie fände es besser, wenn Angehörige häufiger da wären und wenn sie mehr über die Patientin/den Patienten erzählen würden. Unangenehm sind für Frau Golisa nur die Angehörigen, die sehr viele Fragen auf einmal stellen, die sie nicht beantworten kann.

Frau Grecht (G3)

„Da fühlen sie sich einfach sicherer und geborgen." (G3, Pos. 92)

Frau Grecht ist 39 Jahre alt und seit 20 Jahren Gesundheits- und Krankenpflegerin. Frau Grecht arbeitet auf der Station der Inneren Medizin. Sie merkt, dass gerade Patientinnen und Patienten mit einer Demenz sehr oft auf ihre Bezugspersonen fixiert sind. Insbesondere bei demenziell erkrankten Patienten und Patientinnen mit einem auffälligen Verhalten werden Angehörige so weit wie möglich einbezogen. Schwierig findet Frau Grecht, wenn Angehörige sehr viel für den Patienten/die Patientin übernehmen und auch stellvertretend für diese antworten. Dies empfinden sie und ihr Team als eine Art vorzeitige Entmündigung.

Frau Gesella (G4)

„Also wenn wir da Informationen von den Leuten kriegen, ist das schon auch entlastend für uns." (G4, Pos. 21)

Frau Gesella ist als Gesundheits- und Krankenpflegerin in der Gastroenterologie tätig (Alter und Dauer der Tätigkeit ohne Angabe). Als Entlastung erlebt sie Angehörige von Menschen mit Demenz, wenn diese sich wirklich kümmern. Demgegenüber kann dies auch zu einer Belastung für die Pflegekräfte werden, wenn Angehörige verlangen, dass alles wie Zuhause ablaufen soll. Dies ist im Krankenhaus nicht umsetzbar.

Frau Graner (G5)

„Ja gut wäre es, wenn es immer so der Fall sein könnte, dass ein Angehöriger
dabei wäre, ne?" (G5, Pos. 131)

Frau Graner ist 54 Jahre alt und seit 28 Jahren als Gesundheits- und Krankenpflegerin tätig. Sie arbeitet in der Abteilung der Gastroenterologie, aktuell auch
auf der separaten Corona-Station. Frau Graner erlebt Angehörige bei Patientinnen
und Patienten mit einer Demenz als große Erleichterung. Angehörige machen es
für die Patienten und Patientinnen einfacher, sich mit der fremden Umgebung des
Krankenhauses vertraut zu machen und sich sicherer zu fühlen. Damit nehmen
sie Spannung aus der Situation. Als Teammitglieder möchte Frau Graner Angehörige allerdings nicht betrachten. Empört ist sie über Angehörige, die sich gar
nicht im Krankenhaus und bei den Patientinnen und Patienten blicken lassen.

Frau Gambra (G6)

„[…] hilfreich sind Angehörige, die mir sagen können, was verändert worden ist.
Die mit sich reden lassen, die mir zuhören, die die Sachen auch verstehen und
die umsetzen können." (G6, Pos. 43)

Frau Gambra ist 58 Jahre alt und seit 17 Jahren als Gesundheits- und Krankenpflegerin tätig. Seit einigen Jahren arbeitet sie als gerontologische Fachkraft in der
geriatrischen Abteilung. Für Frau Gambra ist es wichtig, dass Angehörige Fragen zu den demenziell beeinträchtigten Patientinnen und Patienten beantworten,
damit die Mitarbeitenden sich gut um diese Patientinnen und Patienten kümmern
können. In diesem Sinne sieht sie Angehörige als Experten. Auf der anderen Seite
gibt Frau Gambra Angehörigen auch gerne Ratschläge im Umgang mit Menschen
mit Demenz. Schwierig sind für sie Angehörige, die Kritik üben und gegen die
Pflegekräfte arbeiten. Dann kann es auch mal zu Diskussionen kommen.

4.2.3 Medizinerinnen und Mediziner

Herr Dr. Monah (M1)

„Ich glaube, bei den Dementen tun die Angehörigen schon gut." (M1, Pos. 72)

Herr Dr. Monah ist 46 Jahre alt und seit 18 Jahren als Unfallchirurg tätig. Er
sieht, dass Angehörige gerade bei Patientinnen und Patienten mit Demenz einen
positiven Einfluss haben, da sie ein Teil der normalen und gewohnten Umgebung
sind. Bei Frau Perock konnte er erleben, wie ihr Schreien und die Unruhe aufhör-
ten, sobald ihr Enkelsohn anwesend war. Herr Dr. Monah findet es schade, dass
viele Menschen mit Demenz eher alleine sind und wünscht sich, dass Angehörige
mehr dazu bereit wären, sich ein bisschen länger mit den Leuten zu beschäftigen.

Herr Dr. Mierent (M2)
„Prinzipiell habe ich immer die Erwartungen an Angehörige, dass sie sich um ihre Patienten oder Angehörigen im Krankenhaus kümmern und mal vorbeischauen." (M2, Pos. 52)

Herr Dr. Mierent ist 30 Jahre alt und als Assistenzarzt in der Unfallchirurgie seit drei Jahren tätig. Der Kontakt mit Angehörigen ist für Chirurgen oftmals schwierig, da sie häufig im OP stehen und dann nicht erreichbar sind. Gespräche finden telefonisch, am Patientenbett oder auf dem Gang statt. Herr Dr. Mierent schätzt es, wenn Angehörige sich rührend um die Patienten und Patientinnen mit einer Demenz kümmern, einfach für sie da sind, mit ihnen reden, Händchenhalten und eine gewisse Gewohnheit beibehalten.

Frau Dr. Meier (M3)
„[…] ich denke, es ist immer nur positiv, […] wenn die Angehörigen dann den Patienten in dieser nicht gewohnten Umgebung dann mitbegleiten – dass es eine gewisse Sicherheit dem Patienten gibt." (M3, Pos. 36)

Frau Dr. Meier ist 38 Jahre alt und seit 2 Jahren als Stationsärztin in der Inneren Abteilung tätig. Frau Dr. Meier hat so gut wie keinen Kontakt zu Angehörigen – nur zur Visite. Dann bespricht sie mit den anwesenden Angehörigen die Befunde, erklärt, was noch geplant und zu wann die Entlassung anvisiert ist. Sie möchte, dass Angehörige Vorbereitungen für die Entlassung treffen können. In Bezug auf die Anwesenheit von Angehörigen erlebt sie Extreme: Angehörige, die sich nie blicken lassen, und Angehörige, die tagtäglich da sind.

Herr Makenz (M4)
„Ein informierter Angehöriger, der wirklich adäquat sich an die Bedürfnisse des Menschen und auch hier an die Bedürfnisse des Krankenhausalltages […] anpasst, der ist extrem hilfreich." (M4, Pos. 57)

Herr Makenz ist 58 Jahre alt und als Chefarzt in der geriatrischen Abteilung tätig. Insgesamt hat er über 30 Jahre Berufserfahrung. Herr Makenz sieht Angehörige in einem zwiespältigen Licht: Einerseits beobachtet er diejenigen, die sich mit ihren eigenen Themen und Wünschen sehr zurückhalten. Diese können zur Therapiefähigkeit von Menschen mit Demenz beitragen, indem sie zwar da sind, sich aber nicht einmischen. Andererseits gebe es viele Angehörige, die mit ihren Ansprüchen und einer Passivierung von Patientinnen und Patienten mit Demenz auch Störfaktoren darstellen.

Frau Dr. Munru (M5)

„[…] da nehmen wir sie ja, versuchen wir die Angehörigen schon ein bisschen mehr mitzunehmen als nur Besucher." (M5, Pos. 29)

Frau Dr. Munru ist 42 Jahre alt und als Oberärztin in der Abteilung für Anästhesie tätig und für ein geriatrisches Team zuständig. Insgesamt verfügt sie über 18 Jahre Berufserfahrung. Frau Dr. Munru beschreibt, dass es in ihrer Abteilung Routine ist, die Angehörigen mit einzubeziehen. So sei es wichtig, einen „kurzen Draht" zu den Angehörigen zu haben. Bei Bedarf wird eine Sprechstunde angeboten, in der auf die Fragen und Wünsche von Angehörigen eingegangen werden kann. Frau Dr. Munru lehnt die Bezeichnung von anstrengenden Angehörigen ab: vielmehr seien dies Angehörige, die etwas mehr Aufmerksamkeit benötigen.

4.2.4 Patientinnen und Patienten mit einer demenziellen Erkrankung

Frau Perock (P1)

„Mein Erstes ist immer: ich will erst mal den Ben fragen, ob das richtig ist, was sie da machen." (P1, Pos. 519)

Frau Perock ist 88 Jahre alt und lebt im Altenheim. Die Situation im Krankenhaus macht Frau Perock sehr zu schaffen und sie möchte so schnell wie möglich wieder nach Hause. Frau Perock hat gerne ihre Familie um sich herum; Fremde mag sie nicht. Ihr Enkelsohn, Herr Astens, ist ihre Bezugsperson. Frau Perock äußert, dass sie immer darauf hört, was er sagt und dass sie immer Vertrauen zu ihm hat. Frau Perock ist freudig erstaunt darüber, dass ihr Enkelsohn dafür gesorgt hat, dass ihre persönlichen Sachen im Krankenhaus sind.

Frau Plied (P2)

„Mein Mann hat immer gesagt: ‚Gehe ja nicht auf eigene Verantwortung, gell.' ‚Nein, ich sage, nein, ich verspreche es dir und was ich verspreche, das halte ich.'" (P2, Pos. 140)

Frau Plied ist 78 Jahre alt, hatte vor vier Jahren einen Schlaganfall und ist bettlägerig. Laut Einschätzung ihres Sohnes, Herrn Abendi, ist sie seit ca. 30 Jahren an Demenz erkrankt. Ihre stärksten Bezugspersonen sind ihr Mann und ihre Mutter. Obwohl beide bereits verstorben sind, erlebt Frau Plied in der Erinnerung an beide starken Halt. Frau Plied hat zwei Söhne – zwei sehr liebe Buben, wie sie sie nennt. Sie bedauert, dass beide so wenig Zeit haben, freut sich aber, *wenn* sie Zeit haben und vorbeikommen.

Herr Pongra (P3)

„[…] ich habe eine gute Frau, jaha. Genau die richtige Frau für mich.“ (P3, Pos. 84)

Herr Pongra ist 64 Jahre alt und der Ehemann von Frau Aring. Er ist seit mehreren Jahren an Demenz erkrankt. Aktuell befindet sich Herr Pongra aufgrund einer Lungenentzündung im Krankenhaus. Seine Frau ist sein Bezugspunkt. Sie antwortet, wenn er nicht mehr weiterweiß und unterstützt ihn bei Tätigkeiten.

4.2.5   Ergänzende Teilnehmende im Akutkrankenhaus

Frau Elroth (E1)

„Aber bisher habe ich zumindest die Erfahrung gemacht, dass es doch schon ganz hilfreich ist, wenn die Angehörigen da sind, das reicht ja oft schon.“ (E1, Pos. 34)

Frau Elroth ist 25 Jahre alt und arbeitet seit einem Jahr als Sozialarbeiterin im Akutkrankenhaus. Frau Elroth schätzt es, wenn Angehörige anwesend sind, sich aktiv kümmern und sich zudem Gedanken darüber machen, wie es für die demenziell beeinträchtigten Patientinnen und Patienten – unter Berücksichtigung von deren Präferenzen – nach dem Krankenhausaufenthalt weitergeht. Schwierig sei es, wenn gar keine Angehörigen vorhanden oder Angehörige mit der Situation überfordert sind. In jedem Fall wird aber immer irgendeine Lösung gefunden.

Frau Erlen (E2)

„Ich denke, wenn es in einer guten Absprache gelaufen ist, werden sie als Entlastung sehr wohl gesehen.“ (E2, Pos. 41)

Frau Erlen ist als Pflegedienstleitung im Akutkrankenhaus tätig (Alter und Dauer der Tätigkeit ohne Angabe). Sie erlebt Angehörige, die ruhig, erklärend und unterstützend für die Patienten und Patientinnen mit einer Demenz da sind, als sehr positiv. Wichtig sei eine Absprache zwischen Angehörigen und Mitarbeitenden. Als Belastung werden diejenigen Angehörigen angesehen, die selbst mit der Situation nicht zurechtkommen und überfordert sind.

Frau Embar (E3)

„So ein bisschen sich aufeinander einlassen, von beiden Seiten. Dass das so partnerschaftlich läuft.“ (E3, Pos. 55)

Frau Embar ist 43 Jahre alt und Pflegedienstleitung im Akutkrankenhaus. Sie ist seit 22 Jahren im pflegerischen Bereich tätig. Für Frau Embar sind Angehörige wichtig und hilfreich, wenn dies in einem angemessenen Umfang stattfindet:

Angehörige geben den Patienten und Patientinnen mit Demenz Sicherheit und
Pflegekräfte können sich von ihnen vieles abschauen, was die Interaktion betrifft.
Schwierig sind Angehörige dann, wenn diese sehr viel vorgeben und man mit
den Angehörigen mehr beschäftigt ist als mit den Patientinnen und Patienten.

4.3   Gruppenspezifische Ergebnisse

Das zentrale Ergebnis bildet die „Beteiligung von Angehörigen" als thematischer
Kern (vgl. Abschn. 4.1.3). Die Beschreibung der Ergebnisse der gruppenspezifischen Analyse erfolgt für die drei Hauptgruppen Angehörige (4.3.1), Pflegekräfte
(4.3.2) und Mediziner/-innen (4.3.3) anhand der ermittelten vier *Rollen als Formen
von Beteiligung* der Angehörigen: Angehörige als Experte/Expertin, Stellvertre-
ter/-in, Begleiter/-in und/oder Helfer/-in (vgl. Abschn. 4.1.3.1). Die Ergebnisse
der Nebengruppen Patienten/Patientinnen mit einer Demenz (4.3.4) und ergänzende Teilnehmende (4.3.5) validieren und vervollständigen die Ergebnisse der
Hauptgruppen (s. auch Tabelle 4.1, Abschnitt 4.1.2).

Je Gruppe erfolgt die Darstellung der jeweiligen Rollen – in Anlehnung
an das Kodierparadigma nach Strauss (1998; vgl. Abschn. 3.2.5) – mittels der
Betrachtung von Bedingungen, Interaktionen, Strategien und Konsequenzen:

Die allen Rollen zugrundeliegende (Ausgangs-)Bedingung ist ein akutme-
dizinischer Behandlungsbedarf der jeweiligen Patientinnen und Patienten mit
einer demenziellen Erkrankung. Die demenzielle Erkrankung erscheint in diesem Kontext als Nebenerkrankung. Dabei sind gerade die Demenz und die
damit einhergehenden Auswirkungen der maßgebliche Grund für die Beteiligung
der Angehörigen in den unterschiedlichen Rollen. Neben dieser grundlegenden
Bedingung, die auf alle Rollen einwirkt, bestehen zu jeder Rolle spezifische
Bedingungen.

Je nach Rolle finden die Interaktionen zwischen den Akteuren bzw. Grup-
penmitgliedern im Rahmen von Anwesenheit der Angehörigen und/oder Kontakt
zwischen den Beteiligten statt (vgl. Abschn. 4.1.3). Die Interaktionen lassen sich
dabei einzelnen Zeitpunkten oder Prozessschritten im Akutkrankenhaus zuordnen (s. Abb. 4.3): Aufnahme ins Akutkrankenhaus, ggf. die Zeit vor und/oder
nach einer OP, ggf. Untersuchungen, Bezug des Krankenzimmers, Stationsalltag,
Visite, Auszug aus dem Krankenzimmer und Entlassung aus dem Krankenhaus.

Als Pendant zur Beteiligung wird als Nicht-Beteiligung (keine Interaktion) die
Absenz mitbetrachtet – sofern sie für die Gruppe und Rolle von Relevanz ist.

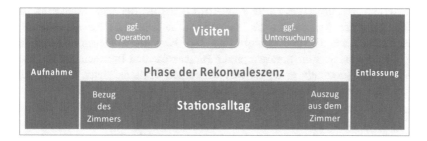

Abbildung 4.3 Zeitpunkte bzw. Prozessschritte im Akutkrankenhaus

Die Wahrnehmung der Rollen durch die Angehörigen erfolgt in Form von Vorgehensweisen. Die Erwartungen an die Rollen und die Wahrnehmung der Rollen resultieren aus bzw. in Strategien.

Aus der Wahrnehmung der verschiedenen Rollen durch die Angehörigen im Rahmen ihrer Beteiligung ergeben sich Konsequenzen. Diese betreffen zum einen unmittelbar die Patienten/Patientinnen mit Demenz, zum anderen aber auch das Klinikpersonal, den Krankenhausprozess sowie die Angehörigen selbst.

Jede gruppenspezifische Darstellung der Ergebnisse schließt mit einer gruppenbezogenen Zusammenfassung ab.

4.3.1   Gruppe der Angehörigen

Die Gruppe der Angehörigen bildet gemäß der Forschungsfrage den zentralen Gegenstand der vorliegenden Untersuchung. Nur mit ihrer Motivation und ihrem Engagement – unter der Voraussetzung sich beteiligen zu *wollen* und sich beteiligen zu *können*[5] –, wird eine Beteiligung überhaupt möglich. Gleichzeitig haben sie enormen Einfluss auf die Patientinnen und Patienten mit einer Demenz sowie auf das Krankenhauspersonal – und damit auch auf die Krankenhausprozesse, die mit den Behandelten in Zusammenhang stehen.

---

[5] Damit Angehörige sich beteiligen (können), sind vonseiten der Angehörigen zwei Faktoren maßgeblich: das Wollen und das Können. Das Wollen der Angehörigen wird durch ihre Motivation, die Patientinnen/Patienten mit Demenz zu begleiten, bestimmt. Ihr Können hängt von ihren zeitlichen, finanziellen und persönlichen Möglichkeiten ab, z. B. Berufstätigkeit, zur Verfügung stehendes Verkehrsmittel, Ruhe- und Erholungsbedarf der Angehörigen.

4.3.1.1 Angehörige: Rolle der Angehörigen als Experte/Expertin

Die Rolle der Angehörigen als Expertinnen und Experten für die Patienten/ Patientinnen mit Demenz umfasst hier zwei Funktionen: sie *informieren* das Klinikpersonal über die Spezifika dieser Patientinnen und Patienten und sie *übersetzen und vermitteln* zwischen den demenziell beeinträchtigten Patientinnen/ Patienten und dem Klinikpersonal.

Neben der Ausgangsbedingung (vgl. Abschn. 4.3) sind für die hier betrachtete Rolle der Angehörigen als Expertin/Experte für die Patientinnen/Patienten mit Demenz vor allem die mit dem Fortschreiten einer Demenz schwindenden Interaktionsmöglichkeiten zwischen den Patienten und Patientinnen und dem Klinikpersonal von Bedeutung. So verstehen Menschen mit Demenz insbesondere die Fachsprache, das *„Apothekerlatein" (A3b, Pos. 180)* nicht (mehr), aber auch die generelle Kommunikation mit fremden Personen wird zunehmend schwieriger: *„dann kapiert er es nicht, was die sagen" (A3, Pos. 132).* Auf der anderen Seite können auch die Klinikkräfte die spezifischen Signale von Patientinnen und Patienten mit einer Demenz oftmals nicht lesen oder verstehen.

Zu einer weiteren Bedingung für die Rolle als Experte/Expertin gehört, dass Angehörige die Patienten/Patientinnen mit Demenz in der Regel langjährig und eingehend kennen: So wissen sie relevante Fakten wie deren Biografie (Name, Person, Geschichte – *„bestimmt schon 60 Jahre her" (A1, Pos. 29))* –, Zusammenhänge, Verhalten, den aktuellen Zustand, den gegenwärtigen Unterstützungsbedarf sowie den aktuellen Tagesablauf und Umgang mit den Patienten/ Patientinnen mit Demenz (z. B. Struktur, Rituale). Darüber hinaus haben Angehörige Kenntnisse über die medizinische Vorgeschichte, andere Krankheiten, wie z. B. *„Niereninsuffizienz" (A4, Pos. 135),* frühere Vorfälle, z. B. *„einen Schlaganfall […] vor 4 Jahren" (A2, Pos. 95)* oder die aktuelle Medikation und den zugehörigen Zeitplan: *„sie kriegt um die und die Uhrzeit im Heim Schmerztabletten" (A4, Pos. 129).* Außerdem haben Angehörige für gewöhnlich bereits Vorerfahrungen mit Krankenhausbesuchen dieser Patientinnen/Patienten gemacht. In dieser Studie traf das auf alle Angehörigen zu.

Zudem kennen die Angehörigen die demenziell beeinträchtigten Patienten/ Patientinnen als Person. Dies bedeutet, sie wissen um deren Präferenzen und um das, was die Patientinnen/Patienten mit Demenz mögen oder nicht mögen:

○ A3: *„[…] der isst kein Fisch, der isst kein Salat, der isst nicht jedes Gemüse" (A3, Pos. 128).*
○ A1: *„Rollstuhl wollte sie nie" (A1, Pos. 123).*

Ebenso wissen Angehörige um die Bedeutung wichtiger Dinge oder Gegenstände: *I: „Ja, der Gehstock, der scheint ihr ja <u>sehr</u> wichtig zu sein" […] – A1: „Ja, gut dass ich ihn mitgebracht habe" (A1, Pos. 118 f.).*

Und schließlich sind die Angehörigen mit den (oft indirekten) Signalen der Patientinnen/Patienten mit Demenz zur Zustand- und Bedürfnisäußerung vertraut: *„ob sie eine Strickjacke braucht und so. Ja, solche Sachen halt. Und ob sie mal muss und ob sie genug gegessen hat und so" (A4, Pos. 139).*

Dadurch sind Angehörige Expertinnen/Experten für den Patienten/die Patientin mit einer Demenz.

Die Interaktionen zwischen Angehörigen und Klinikpersonal finden in Bezug auf die Rolle der Angehörigen als Expertinnen oder Experten für die Patientinnen/Patienten mit Demenz im Allgemeinen in persönlicher oder virtueller Form statt. Entscheidend für den Austausch ist der Kontakt – dieser kann auch im Zusammenhang mit der Anwesenheit des/der Angehörigen (im Rahmen einer anderen Rolle, s. u.) stattfinden.

Die Zeitpunkte, zu denen gemäß den vorliegenden Daten Kontakt in der Experten-/Expertinnenrolle innerhalb der Krankenhausprozesse stattfindet, sind der Stationsalltag, die Visite, ggf. die Situation der Entlassung und situative Bedarfe – z. B. wenn der Patient oder die Patientin mit Demenz verhaltensauffällig ist. Eine gezielte „Expertenbefragung" im Rahmen der Aufnahme oder beim Bezug des Zimmers findet bei den untersuchten Fällen aus Sicht der Angehörigen nicht statt:

○ *I: „Hat sie auch gefragt, was so typisch für Ihre Mutter ist, ja, Sachen wo sie lebt auch so Charaktereigenschaften, was sie gerne mag, oder? – A2: „Nö. Um die Behandlung halt" (A2, Pos. 98 f.).*

○ *I: „Mit den Pflegekräften, da sagten Sie ja, da mussten Sie jetzt auch hinterherlaufen. Die haben Sie nie gefragt so, wie man am besten umgeht mit Ihrer Tante oder was sie braucht, damit es ihr gut geht oder irgendwas?" – A4: „Nein. Nein. Nein. Haben die nicht" (A4, Pos. 84).*

Mit den Pflegekräften ergibt sich der Kontakt für die Angehörigen gewöhnlich im Rahmen von deren Anwesenheit bei den Patienten/Patientinnen mit Demenz eher zufällig – auf dem Stationsgang oder wenn eine Pflegekraft gerade zu dieser Zeit das Krankenzimmer betritt: *„die hat gesehen da ist Besuch, dann kam die gerade mit einer anderen Frau rein und dann hat sie halt, haben wir halt so geredet" (A2, Pos. 97).* Auch in diesen Fällen sind es oft die Angehörigen, die aktiv den Austausch suchen. Erst, wenn Probleme mit dem Patienten/der Patientin auftreten

oder sonstige Fragen aufkommen, sucht auch das Klinikpersonal von sich aus –
also *reaktiv* – den Kontakt zu Angehörigen als Experten/Expertinnen:

> A1: „Hat er mir halt erzählt, dass sie versucht hat, Katheter zu ziehen und dann die
> Klammern weg zu machen am Bein und deshalb haben sie sie auch fixieren müssen.
> Gut, habe ich dann irgendwo auch verstanden." – I: „Wurden Sie denn gefragt, […]
> worauf man achten sollte bei ihr?" – A1: „Nee, das nicht, nee. Bin ich nicht gefragt
> worden" (A1, Pos. 103 f.).

Die Übersetzungsfunktion üben die Angehörigen zumeist im Rahmen des Stationsalltags mit den Pflegekräften oder mit den Mediziner/-innen bei der Visite
aus:

> A3: „[…] das ist bei ihm, der nuschelt da in den Bart rein, dann versteht es vielleicht
> der Doktor nicht oder die Schwester nicht, ne, und dann kapiert er es nicht, was die
> sagen, und daher kommt das Missverständnis bei ihm. Und dann tue ich dem das immer
> anders da erklären" (A3, Pos. 132).

In die Entlassungsplanung wurde in der Rolle als Experte lediglich ein Angehöriger einbezogen – und zwar von einer Sozialarbeiterin des Krankenhauses:

> A1: „Wir haben halt auch drüber gesprochen, wegen Reha eventuell und, wobei, da
> haben wir jetzt eigentlich von abgesehen. Das wäre wieder eine Ortsveränderung für
> sie und ich glaube da machen wir nichts besser im Moment" (A1, Pos. 135).

Die Angehörigen verfolgen zur Erfüllung ihrer Rollen Strategien im Sinne von
Vorgehensweisen. In der Rolle als Experte/Expertin geht es um das Mitteilen der
für die Behandlung der Patientinnen/Patienten mit Demenz und deren Aufenthalt
im Krankenhaus relevanten Informationen an das Klinikpersonal. Diesbezüglich
zeigen sich bei den Angehörigen folgende Vorgehensweisen: „Angehörige teilen
relevante Informationen mit" und „durch Informationen Probleme vermeiden".

- *Angehörige teilen relevante Informationen mit:* Die Angehörigen teilen ihre
  (Experten-)Informationen über die Patienten/Patientinnen mit Demenz mit, um
  deren bestmögliche Versorgung zu unterstützen. Dies erfolgt üblicherweise
  (erst) auf Nachfrage des Klinikpersonals. Aufgrund ihrer Vorerfahrungen versuchen die Angehörigen jedoch häufig ebenfalls, die aus ihrer Sicht relevanten
  Informationen zur Behandlung der Menschen mit Demenz und zum Umgang
  mit ihnen aktiv bei dem Klinikpersonal zu platzieren: „was dann besser klappt,

ist, wenn ein junger Mann kommt. Oder überhaupt eine <u>Pflegekraft</u> als Pfleger"
(A1, Pos. 107).

- *Durch Informationen Probleme vermeiden:* Die Experteninformationen über die Patienten und Patientinnen mit Demenz erleichtern dem Klinikpersonal den Umgang mit diesen und bieten somit eine Entlastung. Auch lassen sich durch einen passenden Umgang mit den Patientinnen und Patienten mit Demenz einige Prozesse deutlich leichter oder überhaupt erst durchführen. Auch aus diesen Gründen geben Angehörige bereitwillig entsprechende Informationen:

> A3b: *„Nur wenn er von der Schwester gesagt kriegt ‚Sie müssen jetzt zum Röntgen oder zur Lungenfunktion, können Sie alleine laufen', er läuft, der <u>kann</u> laufen, aber wo soll er denn hinlaufen? Da habe <u>ich</u> dann gesagt, das geht nicht, weil wenn sie ihn hinbringen, dann müssen sie ihn auch wieder holen. Sonst steht er da vorn rum und weiß nicht mehr, wo er hin soll"* (A3b, Pos. 204).

In diesem Sinne unterstützen Angehörige das Klinikpersonal und den Krankenhausprozess.

Werden Angehörige in der Rolle als Experte oder Expertin wirksam, ergeben sich für die Beteiligten Konsequenzen:

Für die Patientinnen/Patienten mit Demenz zeigen sich diese in einem individuelleren Umgang der Krankenhausmitarbeiter/-innen mit den Patienten/Patientinnen mit Demenz, einer adäquaten Berücksichtigung und Befriedigung ihrer Bedürfnisse und in dem Verstehen des Klinikpersonals durch die Patientinnen/Patienten mit Demenz selbst: *„und dann ‚ach sooo' kommt er dann, ne"* *(A3, Pos. 132)*. Auch können die Angehörigen auf Basis von Wissen und Erfahrungen die Behandlung oder Medikation beeinflussen bzw. eine individuellere medizinische Untersuchung oder Versorgung erwirken. Die Lage kann aber auch eskalieren, wenn dem Klinikpersonal wichtige Informationen zum Umgang fehlen. Dies führte im vorliegenden Fall zu einer Fixierung der Patientin (s. o.).

Für das Klinikpersonal können die Informationen, das Vermitteln spezifischer Umgangsweisen und das Übersetzen zu einem verständnisvolleren Umgang mit den Patientinnen und Patienten mit Demenz führen. Dies kann sich auch erleichternd auf die Krankenhausprozesse in Gänze auswirken.

4.3.1.2 Angehörige: Rolle der Angehörigen als Stellvertreter/ Stellvertreterin

Als Stellvertreterin bzw. Stellvertreter der Patienten und Patientinnen mit Demenz wirken Angehörige an Lösungen und Entscheidungen mit, welche die Patientinnen/Patienten mit Demenz betreffen. Dabei erfüllen sie ebenfalls zwei Funktionen: Erstens *treffen* sie *Entscheidungen* mit den Patientinnen und Patienten oder für sie und zweitens *handeln* sie *als (rechtliche) Betreuer/-innen* der demenziell erkrankten Menschen.

Mit Blick auf die Bedingungen ist auch für diese Rolle – genau wie bei der vorherigen als Experte/Expertin – besonders relevant, dass sich mit dem Fortschreiten einer Demenz die Interaktionsmöglichkeiten der Patientinnen/Patienten mit Demenz zunehmend verringern. Infolgedessen können viele ihren eigenen Willen irgendwann nicht mehr selbst bzw. für Außenstehende verständlich zum Ausdruck bringen: *„die haben natürlich schon gemerkt, dass sie eigentlich keinen eigenen Willen mehr hat"* (A2, Pos. 85).

Daher benötigen diese Personen als Patienten/Patientinnen jemanden, der/die ihren Willen und ihre Wünsche kennt und diese – idealerweise ungeachtet eigener Vorstellungen und Absichten – in die Überlegungen und Entscheidungen zur Behandlung einbringt. Die Angehörigen kennen die Patienten/Patientinnen mit Demenz im Allgemeinen langjährig und eingehend. Das heißt, sie verfügen einerseits über entscheidungsrelevantes Wissen und Vorerfahrungen zu den Patientinnen/Patienten mit einer Demenz, andererseits kennen sie die Patienten/Patientinnen als Person (vgl. Rolle als Experte/Expertin). Rollenspezifisch für die Stellvertretung kommt hinzu, dass die Patientinnen/Patienten gegebenenfalls in früheren Phasen mit ihnen über ihre Wünsche und Vorstellungen gesprochen oder ihnen diese mitgeteilt haben, z. B. in Form einer Patientenverfügung. Zudem werden die Angehörigen oft mit der Betreuung der Patienten/Patientinnen mit Demenz betraut – entweder durch eine Betreuungsvollmacht durch die Patientinnen/Patienten selbst oder durch die gesetzliche Bestellung als Betreuer/-in. Letzteres trifft auf alle an der Untersuchung beteiligten Angehörigen zu:

○ *I: „Sie sind ja auch die Betreuung, die offizielle Betreuungsperson, richtig?"* – *A4: „General-Vollmacht. Ja"* (A4, Pos. 76 f.).

○ *A2: „Ich, ja ja, klar. Ich musste ja auch die Einverständniserklärung unterschreiben da."* – *I: „Die mussten Sie unterschreiben."* – *A2: „Ja die haben natürlich schon gemerkt, dass sie eigentlich keinen eigenen Willen mehr hat."* – *I: „Das*

heißt, sie sind auf Sie zugegangen und haben gesagt, können Sie das mal unter-
schreiben." – A2: „Ja die haben gefragt, gibt es einen Pfleger, nee gibt es, also
Pflegschaft" – I: „einen Betreuer" – A2: „Betreuer" (A2, Pos. 83 f.).

○ *A3: „Ja, im Juli hat die mich angesprochen, ne. Und dann habe ich gesagt*
eigentlich, und zwar ist es darum gegangen wegen Vollmacht, wenn mit ihm
was wäre, ne, und dann habe ich gesagt, das habe ich schon, weil Mai, Juni,
im Mai oder im Juni war der schon einmal im Krankenhaus, aber drüben im
Städtischen." – I: „Ah nicht hier, sondern im anderen?" – A3: „Und da habe ich
das gemacht gekriegt mit der Vollmacht." – I: „Und Sie haben jetzt die Betreuung
für ihn?" – A3: „Ja, ja" (A3, Pos. 84 f.).

Dadurch sind die Angehörigen in der Lage und zumeist auch formal ermächtigt, für die Patientinnen/Patienten mit einer Demenz Entscheidungen zu treffen
oder im Namen dieser Erklärungen abzugeben und erforderliche Unterschriften
zu leisten.

Damit die Angehörigen in der Rolle als Stellvertreter oder Stellvertreterin im
Krankenhaus beteiligt werden und wirken können, muss das Krankenhaus zum
einen deren Zustimmung und Unterschrift benötigen und zum anderen deren
Rolle anerkennen.

Die Interaktion zwischen Angehörigen und Klinikpersonal erfolgt in der Rolle als
Stellvertreter/-innen der Patienten und Patientinnen mit Demenz persönlich oder
virtuell. Entscheidend für den Austausch ist die Aufnahme von Kontakt – dieser
erfolgt oft auch im Rahmen der Anwesenheit der Angehörigen (in einer anderen Rolle, s. u.). Darüber hinaus müssen Angehörige zudem für Unterschriften
zusätzlich ins Krankenhaus kommen:

○ *A1: „[…] das Krankenhaus hat mich dann auch noch angerufen wegen Unter-*
schrift, klar auch wegen dem Eingriff usw. und bin ich hergefahren" (A1,
Pos. 9).
○ *A2: „[…] und dann musste ich kommen wegen der Unterschrift, gut ich wäre,*
ich wäre dann eh nachmittags rein" (A2, Pos. 91).
○ *A4: „[…] da musste ich hinkommen und unterschreiben, weil sie ins Kopf-MRT*
musste. Da sollte ich früher kommen" (A4, Pos. 81).

Die Zeitpunkte, zu denen Kontakt in der Rolle der Stellvertretung im Rahmen der
Krankenhausprozesse stattfindet, sind die Aufnahme, das Vorfeld einer Operation
oder Behandlung, ggf. die Visite, der Stationsalltag sowie die Planung der Entlassung. Art und Umfang der Beteiligung der Angehörigen als Stellvertreterin bzw.

Stellvertreter der Patientinnen/Patienten mit einer Demenz erfolgen in Form einer medizinischen Aufklärung, der Vorstellung der geplanten Therapie oder etwaiger Alternativen und dem Unterschreiben der notwendigen Formulare:

○ A2: *„Ja am Anfang hatten sie halt brauchten Sie mich wegen der Unterschrift und hatten sie mir noch erklärt wegen Narkose und dem Ganzen, also das wurde schon relativ ausführlich gemacht."* – I: *„Aber da hatten Sie ja dann eher die Funktion eines Betreuers quasi."* – A2: *„Im Prinzip ja. Aber ich wurde auch informiert, also die haben mir einfach gesagt das läuft so und so"* (A2, Pos. 157 f.).
○ A2: *„Ja ich fand schon gut, dass die mich relativ gut aufgeklärt haben. Gut es hing halt damit zusammen, dass sie Unterschriften brauchten"* (A2, Pos. 209).

Die Erreichbarkeit des medizinischen Personals ist für die Angehörigen prozessbedingt eher gering: So musste eine Angehörige in anderen Krankenhäusern den Medizinern und Medizinerinnen *„immer [...] hinterherlaufen"* (A4, Pos. 83), anrufen oder deren Sprechstunde abpassen, um Kontakt herstellen zu können. In dem hier betrachteten Krankenhaus war sie froh, dass sie von der Ärztin bei Begegnungen auf der Station aktiv angesprochen wurde und diese ihr die neuesten Ergebnisse mitteilte: *„die hat dann auch immer also, wenn sie mich gesehen hat und so, dann ist sie auch gekommen und hat mit mir gesprochen. Hat mir die neuen Ergebnisse gesagt"* (A4, Pos. 81).

Eine weitere Angehörige stellt aus diesem Grund ihre tägliche Anwesenheit beim Patienten während der ärztlichen Visite sicher: *„Weil die jedes Mal da war, ja, wenn ich da gewesen bin, dass die Visite oder wie man sagt, war, ne"* (A3b, Pos. 64).

Der Einbezug in die Planung und Organisation der Entlassung kann zuweilen eine Herausforderung für die Angehörigen sein. So erfolgte die Ankündigung oder die Verschiebung der Entlassung durch das Klinikpersonal zum Teil sehr kurzfristig. Daher kam eine Angehörige z. B. unnötig – *„für die Katz"* (A3b, Pos. 10) – ins Krankenhaus, ohne den Patienten mit nach Hause nehmen zu können. Ein anderer Angehöriger musste um Verschiebung der kurzfristig angesetzten Entlassung bitten, um Vorbereitungen für die Rückkehr erst treffen bzw. abschließen zu können:

„Nee. I/ ich wurde ja dann angerufen, ich wollte dann ja auch wieder rein zum Besuchen, dann rufen sie die an, dass sie eigentlich entlassen werden soll. Da habe ich gesagt, es wäre gut, wenn sie morgen entlassen werden würde, weil ich noch der Pflegerin bei uns zu Hause Bescheid sagen muss" (A2, Pos. 103).

Hinsichtlich der Strategien im Sinne von Vorgehensweisen geht es bei der Rolle der Angehörigen als Stellvertreter/-in vornehmlich um die Mitwirkung an Entscheidungen, welche die Patientinnen/Patienten mit Demenz und ihre Behandlung betreffen sowie die Erfüllung der zugehörigen formalen Anforderungen, wie z. B. die Leistung erforderlicher Unterschriften. Dabei zeigen sich für die Angehörigen folgende Vorgehensweisen: „bestmögliche Versorgung sicherstellen", „Angehörige in Entscheidungen einbeziehen" und „Patienten/Patientin mit Demenz schützen müssen".

- *Bestmögliche Versorgung sicherstellen:* Angehörige nutzen ihre Informationen über die Patientinnen/Patienten mit Demenz und ihren Auftrag, um deren Versorgung sicherzustellen. Die Stellvertreter/-innen der Patienten und Patientinnen mit Demenz teilen ihre spezifischen Informationen über die Patientinnen/Patienten mit dem Klinikpersonal, um optimal beraten werden zu können oder sich mit diesem zu beraten. Angehörige sind bei den Entscheidungen auf das Wohl der Patientinnen/Patienten fokussiert: So entscheiden sie sich beispielsweise aufgrund von Vorerfahrungen mit anderen Krankenhäusern bewusst für das aktuelle, lehnen eine weitere Ortsveränderung für die Patientinnen/Patienten mit Demenz ab oder lassen hinsichtlich notwendiger oder sinnvoller Untersuchungen nicht locker:

  ○ A3b: „In, das war einmal im Städtischen und war einmal im Elisabeth. Und wie gesagt, seit das so war halt, habe ich gesagt, du gehst jetzt da rein und wenn es da auch so ist, dann haben wir eben gelitten." – I: „Das heißt Sie versuchen jetzt schon, Ihren Mann in das Stadtkrankenhaus zu bekommen?" – A3b: „Dass er immer da drin ist, wenn was ist, ne. Ja" (A3b, Pos. 198 f.).
  ○ A1: „Wir haben halt auch drüber gesprochen, wegen Reha eventuell und, wobei, da haben wir jetzt eigentlich von abgesehen. Das wäre wieder eine Ortsveränderung für sie und ich glaube da machen wir nichts besser im Moment" (A1, Pos. 135).
  ○ A4: „Und dann habe ich gesagt ‚Ja, aber Sie wollten doch noch ein neurologisches Konsil?' und dann hat sie gesagt ‚Ja, was unten gesagt wird, ist was anderes als das, was hier oben auf der Station gesagt wird.' Und da habe ich gesagt, ‚Aber Sie haben doch eine neurologische Abteilung.' Und habe dann nicht lockergelassen. Und dann hat sie gesagt sie versucht es, also dass sie das noch machen kann" (A4, Pos. 11).

- *Angehörige in Entscheidungen einbeziehen:* Die Angehörigen ermöglichen Kontakt (persönlich oder virtuell) und bei Bedarf Anwesenheit, um ihrer Rolle

als Stellvertreter/-in ausüben zu können: So nutzen sie ihre Entscheidungsbefugnis, um die Behandlung der Patienten/Patientinnen mit Demenz in einem
für sie erreichbaren Krankenhaus sicherzustellen: „*Und ich bin ja mitgefah-
ren und habe gesagt, ‚bitte nicht nach [Ort]‘, weil nach [Ort] wäre für mich
eine Weltreise gewesen*" *(A4, Pos. 223)*. Sie halten den Kontakt zum Klinikpersonal, um wichtige, aktuelle Information als Entscheidungsgrundlage zu
erhalten. Auch wollen sie möglichst „*bei dem Arztgespräch dabei sein*" *(A4,
Pos. 9)*. Und schließlich kommen sie für erforderliche Unterschriften ins Krankenhaus (s. o.). Angesichts der formalen Notwendigkeit – insbesondere von
Unterschriften – strebt das Klinikpersonal eine Einbeziehung der Angehörigen
in die erforderlichen Entscheidungen an.

- *Patienten/Patientin mit Demenz schützen müssen:* Angehörige schreiten ein,
wenn sie den Eindruck haben, dass der Prozess der Versorgung nicht gut läuft
und/oder die Patientin/der Patient gefährdet wird. Als Stellvertreter/-in müssen
Angehörige die Patientinnen/Patienten mit Demenz schützen – dementsprechend treten sie für diese ein. In dieser Rolle ist das insbesondere dann der
Fall, wenn wichtige bzw. notwendige Sachen nicht beachtet werden:

  ○ A4: „*[…] da hatte meine Mutter […] Antibiotika gekriegt, Antibiotika, Antibiotika, Antibiotika. Und da habe ich auch zu dem Personal gesagt, sie sollten
  ihr eine Infusion legen. Flüssigkeit. Sie hätte jetzt so viel Antibiotika, das
  würde die Niere, meine Mutter hat auch Niereninsuffizienz, das würde die
  Niere ja gar nicht mitmachen. Und dann haben die auch einen Ständer geholt
  und dann kam ein Arzt und dann sagte er ‚Ja, auch Flüssigkeit kriegt sie ja
  schon.‘ Ich sage ‚Ich habe mich darum gekümmert. Die geben ihr das gleich
  jetzt‘*" *(A4, Pos. 135)*.

  ○ A4: „*Also das war ein bisschen sehr fordernd, ein bisschen forsch.*" – I:
  „*Haben Sie da unterstützt oder sind Sie da in die Situation mit reingegan-
  gen?*" – A4: „*Ich habe gesagt, langsam und habe auch gesagt, dann müssen
  Sie jetzt den Rollator nehmen*" *(A4, Pos. 63 f.)*.

Als Konsequenz des Wirkens von Angehörigen als Stellvertreter/-innen für die
Patientinnen/Patienten mit Demenz resultieren fundiertere Entscheidungen des
Klinikpersonals, insbesondere in Bezug auf Vorgehen und Therapie, wenn diese
auf Basis der spezifischen Krankengeschichte und der persönlichen Umstände
besprochen wurden. Angehörige stellen sicher, dass dabei auch die Wünsche und
Vorstellungen der Patienten und Patientinnen mit Demenz berücksichtigt werden.
Wenn es notwendig erscheint, greifen Angehörige dafür auch in den Versorgungs-

und Behandlungsprozess ein: *„habe ich ihr gesagt, dass der Arm gelähmt war, das wusste sie ja nicht, dass sie halt einen Schlaganfall hatte vor 4 Jahren und dann wusste die schon mehr Bescheid"* (A2, Pos. 95).

Werden Angehörige in ihrer Rolle als Stellvertreter/-innen akzeptiert – auch über das formal Notwendige hinaus – sind sie mit dem Klinikpersonal, dem Krankenhaus und dem Versorgungsprozess zufrieden:

○ A3: *„Die sind alle gut, ne, und … ich bin da zufrieden, so wie sie ihn behandeln"* (A3, Pos. 158).

○ A1b: *„Ich war jetzt eigentlich mit dem Krankenhaus soweit zufrieden, sie haben gemacht, was sie machen konnten irgendwo und ja, also nee, da … war das soweit ok für mich eigentlich"* (A1b, Pos. 66).

Wenn Angehörige sich hingegen nicht willkommen fühlen – *„wenn ich rein gekommen wäre und sie diese ,Ach, die ist schon wieder da'"* (A3b, Pos. 172) – oder mit den Umgangsweisen oder Abläufen unzufrieden sind, sprechen sie das Klinikpersonal vermehrt an oder wählen beim nächsten Mal gar ein anderes Krankenhaus.

4.3.1.3 Angehörige: Rolle der Angehörigen als Begleiter/ Begleiterin

Begleiterin oder Begleiter der Menschen mit Demenz im Akutkrankenhaus sind Angehörige dann, wenn sie einerseits den Patientinnen und Patienten als ***Bezugsperson*** bekannt und vertraut sind und sie (daher) auch in diese Vertrauen haben. In ihrer zweiten Funktion ***geben*** die Angehörigen den Patienten/Patientinnen mit Demenz ***Sicherheit*** und machen ihnen unbekannte Situationen vertraut(er).

In Bezug auf Bedingungen ist für diese Rolle besonders bedeutsam, dass den Patientinnen und Patienten mit einer Demenz ihre aktuelle Umgebung mit fortschreitender Demenz immer fremder wird. Vor allem neue Settings verunsichern und bereiten Angst. Daher fokussieren sie sich auf ihnen (lange) Bekanntes, unter anderem auf ihre engsten Mitmenschen: ihre Angehörigen.

Die Angehörigen kennen die Patientinnen/Patienten mit Demenz in der Regel langjährig und sind mit ihnen vertraut. Dadurch können sie viel länger als andere mit den Patienten/Patientinnen mit Demenz interagieren oder einen Zugang zu ihnen finden. Außerdem sind sie in der Lage, Äußerungen zu verstehen und einzuordnen:

A1: „Genau und da hat sie es also nur am Montag nur mit dieser Puppe gehabt irgendwie, hat sie ständig mit der gesprochen und das war ihr Bernhard und was weiß ich noch alles" – I: „Und Bernhard ist..." – A1: „Bernhard ja ist ihr erster Mann (...) gewesen. Und das ist schon (...) ewig her. Also den kenn ich auch gar nicht und das ist och (...) bestimmt schon 60 Jahre her oder so was" (A1, Pos. 27 f.).

Zudem ist für die Rolle als Begleiter/-in wichtig, dass die Angehörigen eine vertraute Beziehung zu den Patientinnen/Patienten mit Demenz haben. Das bedeutet zunächst, dass die Patienten/Patientinnen mit Demenz ihre Angehörigen erkennen und kennen: *„Hat mich auch gleich erkannt und ‚ja, schön dass du da bist', ja" (A1b, Pos. 45).* Darüber hinaus vertrauen diese Patienten und Patientinnen den Angehörigen und fühlen sich bei ihnen sicher: *„So ein bisschen Sicherheit, denke ich mal, kann ich ihr schon vermitteln" (A1, Pos. 62 f.).*

In der Rolle der Angehörigen als Begleiter/-innen interagieren diese persönlich – sowohl mit den Patientinnen/Patienten mit Demenz als auch mit dem Klinikpersonal. Entscheidend für die Ausübung dieser Rolle ist eine Anwesenheit der Angehörigen in entsprechender Häufigkeit und Dauer. Nur über Kontakt ist diese Rolle nicht bzw. kaum ausführbar (vgl. Abschn. 4.4.2.3).

Die Zeitpunkte, zu denen die Anwesenheit der Angehörigen im Rahmen ihrer Rolle als Begleiterin oder Begleiter erfolgt, erstrecken sich über den gesamten Krankenhausaufenthalt der Patienten/Patientinnen mit Demenz: von der Aufnahme über ggf. erforderliche Untersuchungen, die Zeit vor und nach einer Operation, eine mögliche Verlegung bis hin zur Entlassung. Auf der Station begleiten Angehörige die Menschen mit Demenz bei dem Bezug des Zimmers, dem Stationsalltag und dem Auszug am Tag der Entlassung.

Um bei den Patientinnen/Patienten mit einer Demenz begleitend tätig und anwesend sein zu können, nehmen einige Angehörigen einiges auf sich. So sind sie zum Teil mindestens einmal täglich und oft für Stunden da:

○ *A3b: „Ah ja, selbstverständlich, ich bin jeden Tag drin gewesen" (A3b, Pos. 36).*
○ *I: „Bei Ihrer Mutter, wie oft waren Sie denn da im Krankenhaus?" – A4: „Auch jeden Tag, aber über Stunden" (A4, Pos. 96 f.).*

Zudem setzen sie alle Hebel in Bewegung, um beispielsweise bei der (Not-) Aufnahme dabei sein zu können:

○ *A4: „Nein, die haben gesagt, wir rufen jetzt einen Krankenwagen an. Und da habe ich gesagt, sie sollen warten, ich will mit. Dann hat das gerade so gepasst, dass ich mit dem Taxi angeflogen kam und dann mitfahren konnte" (A4, Pos. 125).*

○ *A1: „Ich meine, was wichtig ist, denke ich mal ist, wenn jemand ins Krankenhaus kommt, ist, dass man die Angehörigen relativ schnell informiert und guckt, dass die herkommen. Das ist für die Leute im <u>ersten Augenblick</u>, gerade in dieser Notsituation dann schon eine gute Entlastung. Also auch gerade für die – ich habe es bei meiner Oma gesehen, die wurde <u>wesentlich</u> ruhiger dann, wo sie mich gesehen hat. Wo ich dann da war, dann lag sie wirklich auf der Bahre und war ganz ruhig und und davor hat sie wirklich geschrien, gemacht und getan. Das denke ich mir, ist vielleicht wichtig, dass man guckt, dass die Angehörigen relativ sch..., gerade wenn sie so verwirrt sind, dann <u>schnell</u> <u>herkommen</u> und (…) das gibt dann eine gewissen Sicherheit. […] und das denke ich mal war wichtig. Da war ich am Sonntag relativ schnell da, ich war so um halb zehn war ich dann da, zehn Uhr rum, das war für die Oma mit am wichtigsten, muss ich jetzt sagen. Das da halt gleich eine Bezugsperson irgendwo da ist"* (A1, Pos. 173).

Können Angehörige nicht bei der Aufnahme dabei sein, obwohl sie dies wünschen, ist es für sie schwierig: *I: „[…] was hat Ihnen am meisten Probleme bereitet, jetzt mit Ihrer Tante?"* – *A4: „Dass ich nicht mit in die Notaufnahme durfte. Also, dass ich da nicht bei ihr sein konnte. Die vielen Stunden"* (A4, Pos. 145).

Auch werden Patientinnen/Patienten mit Demenz von ihren Angehörigen bei der Entlassung persönlich begleitet: *„mit Taxi sind wir heimgefahren"* (A3b, Pos. 16).

Im Rahmen ihrer Anwesenheit kümmern sich die Angehörigen um die Patientinnen/Patienten mit Demenz, fragen deren Bedürfnisse, z. B. nach Essen, Trinken, Toilette, Wärme oder Schmerzmittel, ab und kümmern sich darum: *„Und ob sie eine Strickjacke braucht und so. Ja, solche Sachen halt. Und ob sie mal muss und ob sie genug gegessen hat und so"* (A4, Pos. 139).

Sie erklären und erläutern den Patienten/Patientinnen mit Demenz die Situation und die Umgebung beim Bezug des Krankenzimmers: *„da zeige ich ihm: das geht so, das geht so, das geht so, das geht so und da ist das klar"* (A3b, Pos. 42). Auch versichern sie ihr Wiederkommen: *„[…] ich komme morgen wieder und da brauchst du mich nicht suchen"* (A3b, Pos. 42).

Über ihre Anwesenheit – Ankunft und Abreise – informieren Angehörige auch die Pflegekräfte, so dass diese mit der Anwesenheit und der damit einhergehenden Begleitung des Patienten/der Patientin rechnen können: *„Ich habe mich immer verabschiedet und habe gesagt, ich komme denn morgen wieder, und dann wussten die das auch, dass ich wiederkomme, und waren auch ganz froh, dass ich wiedergekommen bin"* (A4, Pos. 77).

Die Angehörigen sprechen vertraut mit den demenziell beeinträchtigten Patientinnen/Patienten, *„so wie wir es daheim gewohnt sind"* (A3b, Pos. 180). Sie verbringen Zeit mit den Patienten und Patientinnen und beschäftigen sie, da sich diese ansonsten Gedanken machen und unruhig werden oder grübeln:

○ *A1: „Sich einfach mal hinsetzen, über Gott und die Welt, man kann wirklich mit ihr über Gott und die Welt reden. Aber, ja, wenn sie halt, sobald sie beschäftigt, nicht mehr beschäftigt sind, fangen sie sich halt an, selber mit sich selber zu beschäftigen. Und ich glaube, das ist einfach das Schlimme dann. Dann fangen sie alle an, am Katheter rumzuziehen und daran rumzuziehen und an der Infusion zu ziehen und machen sich Gedanken, was ist mit meiner Wohnung und so weiter. Sobald sie mal abgelenkt sind (…) ist das eigentlich alles wieder weg" (A1, Pos. 201).*
○ *A3b: „[…] dass er allein ist, ne, und dann grübelt der zu viel, ne. Und so hat er jemanden zum Quatschen" (A3b, Pos. 42).*

Angehörige umsorgen die Patienten/Patientinnen mit Demenz, indem sie beispielsweise Kuchen bringen, den richtigen Sender einstellen oder wichtige persönliche Gegenstände mitbringen:

○ *A4: „Kuchen habe ich ihr dann hochgebracht. Das durfte ich. Da habe ich gefragt. Und ich habe ihr dann den richtigen Sender einstellen können" (A4, Pos. 139).*
○ *A1: „Ja, gut dass ich ihn [Gehstock] mitgebracht habe" (A1, Pos. 121).*

Sie greifen aber, wenn nötig, auch ein oder entschärften Gefährdungssituationen:

A4: „Also meine Tante stand am Bettrand. […] Sie hatte aber einen Tropf. Sie hatte die Infusion. Sie hat das gar nicht mitgekriegt, dass sie die Infusion hat. […] Auf jeden Fall habe ich sie gefragt, was sie denn da macht, wo sie denn da hinwill, weil, wenn sie jetzt weitergegangen wäre, dann hätte sie sich entweder den Tropf rausgerissen, also die Infusion rausgerissen oder wäre mit dem Ständer gestolpert oder was weiß ich. Ich hatte das gar nicht auf dem Plan, dass sie das/ also, dass sie ja vorsichtig sein müsste, dass sie das ja nachschieben muss. Und dann sagte sie ‚Ja, ich wollte zu dir', weil, sie ist unruhig gewesen. […] Und dann habe ich sie erst mal wieder zum Sitzen gebracht. Also das war ein Moment, der war nicht ganz ungefährlich. Da habe ich gedacht, oh Gott, wenn jetzt was passiert wäre" (A4, Pos. 17 f.).

Aus Sicht der Strategien geht es in der Rolle der Angehörigen als Begleiter/-in um das Da-Sein der Angehörigen für die Patientinnen/Patienten mit Demenz und an deren Seite. Dabei zeigen sich folgende Vorgehensweisen: „Sicherheit geben in unbekannter Umgebung", „Anwesenheit (Da-Sein) ermöglichen", „Übergänge begleiten – Aufnahme und Entlassung" sowie „als Angehörige/-r Unterstützung erhalten".

- *Sicherheit geben in unbekannter Umgebung:* Die Angehörigen nutzen die Bedeutung ihrer Anwesenheit für bzw. deren Wirkung auf die Patienten/ Patientinnen mit Demenz gezielt zur Verbesserung von deren Situation. So versuchen sie, die Patientinnen/Patienten in der unbekannten, für sie stressigen Umgebung zu beruhigen und ihnen Sicherheit zu geben: *„Ich denk mal, ich versuch halt, ihr das, ne, Sicherheit zu geben, dass sie nicht alleine ist, und das versuch ich halt irgendwo ihr zu geben"* (A1, Pos. 61).
  Sie navigieren die Patienten/Patientinnen mit Demenz und erklären ihnen die Situation und das Umfeld.
- *Anwesenheit (Da-Sein) ermöglichen:* Angehörige arrangieren bewusst ihre Anwesenheit. Ihre Möglichkeit, im Krankenhaus anwesend sein zu können, hängt allerdings stark von ihren Rahmenbedingungen und Ressourcen, wie z. B. Arbeitszeiten, Verkehrsmittel etc. ab. Daher stellen die Angehörigen nach Möglichkeit sicher, dass sie das Krankenhaus auch erreichen können oder organisieren sich die Anwesenheit in ihrer eigenen Tagesstruktur:

  - A4: *„[…] habe gesagt ‚bitte nicht nach [Ort]‘, weil nach [Ort] wäre für mich eine Weltreise gewesen."* – I: *„Ah, okay, okay, deswegen, dass Sie da auch hinkommen können, ne?"* – A4: *„Ja. Ja. […] weil ich oft von den anderen Angehörigen im Heim gehört habe, dass, wenn ihre Angehörigen in [Ort] waren, dass es schlecht immer gewesen ist, immer dahin zu kommen mit öffentlichen Verkehrsmitteln." – I: „Okay." – A4: „Und die konnten das immer nur mal mitfahren, wenn die Tochter oder Sohn dahingefahren ist. Aber die mussten meist arbeiten. Das heißt, dass dann der Kontakt, wenn sie in [Ort] sind, zu den Angehörigen, der liegt meistens brach"* (A4, Pos. 223 f.).
  - A1: *„komme morgens rein, gehe mittags heim"* (A3, Pos. 72).

- *Übergänge begleiten – Aufnahme und Entlassung:* Angehörige möchten, wenn möglich, bei der Aufnahme des Patienten/der Patientin mit Demenz im Akutkrankenhaus dabei sein, um diese zu begleiten. Auch holen sie die Patienten/ Patientinnen mit Demenz bei der Entlassung gerne persönlich ab:

  - A3b: *„Weil diesmal war ich dabei, bei der Aufnahme und alles"* (A3b, Pos. 116).
  - A4: *„Also ich bin immer mit […] meiner Mutter mit durch die Notaufnahme die letzten Jahre"* (A4, Pos. 127).

○ *A1: „[...] ich denke, dann machen wir das schon irgendwie, dass ich sie vielleicht abholen kann dann oder so. Würde ich dann schon ganz gerne machen. Ist für sie dann glaube ich auch ganz gut" (A1, Pos. 133).*

● Als Angehörige/-r Unterstützung erhalten: Im Rahmen des Umgangs mit der eigenen Situation versuchen Angehörige, sich Entlastung, z. B. durch die Einbindung anderer Angehöriger oder durch Ruhe- und Erholungsphasen, zu verschaffen:

○ *A4: „Mein Bruder ist manchmal dann auch ins Krankenhaus gekommen, aber wenig. Und auch sehr verkürzt. Viertel Stunde, 20 Minuten" (A4, Pos. 163).*

○ *I: Ist das für Sie jetzt, ja, eine gewissen Entspannung, dass er jetzt hier ist und dass Sie mal frei haben?" – A3: „Ja, das habe ich allen schon gesagt. Ach, habe ich gesagt, ich habe reinste Erholung" (A3, Pos. 69 f.).*

Konsequenzen aus der Tätigkeit von Angehörigen in der Rolle als Begleiter/-in zeigen sich vor allem darin, dass die Patienten und Patientinnen mit einer Demenz bei Anwesenheit der Angehörigen deutlich ruhiger sind: *„Wo ich dann da war, [...] war [sie] ganz ruhig und und davor hat sie wirklich geschrien, gemacht und getan"* *(A1, Pos. 173).* Überdies fühlen sie sich sicherer und akzeptieren die Lage eher, weil jemand Vertrautes bei ihnen ist:

A1: „[...] eine Bezugsperson irgendwo da ist [...]" I: „Dass ihr also nicht alles fremd ist, sondern wenigstens ein Punkt ist, den man kennt." – A1: „Richtig, genau, so ein Punkt, an dem man sich ein bisschen festhalten kann irgendwo, wo man mit Vertrauen hat" (A1, Pos. 173 f.).

4.3.1.4 Angehörige: Rolle der Angehörigen als Helfer/Helferin

Als Helfer und Helferinnen beim Krankenhausaufenthalt der demenziell beeinträchtigten Person wirken Angehörige innerhalb der Prozesse im Krankenhaus für die Patienten/Patientinnen mit Demenz oder für das Klinikpersonal. Dabei übernehmen die Angehörigen im Rahmen des Krankenhausaufenthaltes Tätigkeiten – einerseits pflegerische Aufgaben, also die *Pflege* der Patientin/des Patienten mit Demenz. Andererseits *unterstützen* sie durch die Übernahme solcher und organisatorischer Aufgaben insbesondere die *Pflegekräfte*, denen diese Aufgaben ansonsten zufielen. Mit diesen Tätigkeiten gewährleisten oder verbessern sie die Versorgung der Patienten/Patientinnen mit Demenz.

Mit Fortschreiten der demenziellen Erkrankung verringern sich die Interaktions- und Handlungsfähigkeit eines Menschen zunehmend. Die Betroffenen sind dadurch vermehrt auf Hilfe und Unterstützung anderer Personen angewiesen.

Die Angehörigen kennen die Patientinnen/Patienten mit Demenz in der Regel langjährig und sind persönlich mit ihnen vertraut. Dabei erfordert die Rolle der Angehörigen als Helfende die gleichen Bedingungen, wie die Rolle der Begleitenden: Die Angehörigen haben eine gute und vertraute Beziehung zu den Patienten/ Patientinnen mit Demenz, sie sind in ihrem Umgang miteinander im Alltag erprobt und können daher ein (eingespieltes) Team bilden. Zudem kennen die Angehörigen den Patienten/die Patientin mit Demenz als Person.

Die Interaktionen zwischen Angehörigen, Patientinnen/Patienten mit Demenz und Klinikpersonal finden in Bezug auf die Rolle der Angehörigen als Helfer/-innen überwiegend persönlich statt. Entscheidend für die Ausübung dieser Rolle ist analog zur Rolle als Begleiter/-in die Anwesenheit in entsprechender Häufigkeit und Dauer (vgl. Abschn. 4.3.1.3).

Die Zeitpunkte, zu denen die Angehörigen ihre Anwesenheit im Rahmen ihrer Rolle als Helfer oder Helferin einbringen, beziehen sich im Wesentlichen auf die Rekonvaleszenzphase der Patientinnen/Patienten mit Demenz auf der Station mit dem Bezug des Zimmers, dem Stationsalltag und dem Auszug am Tag der Entlassung.

Im Rahmen ihrer Anwesenheit kümmern sich die Angehörigen um die Patientinnen/Patienten mit Demenz und unterstützen damit auch die Pflegekräfte. Da Angehörige um die Bedeutung dessen für die Pflegekräfte wissen, informieren sie diese über ihre Anwesenheit – über ihr Kommen und Gehen:

> A4: „[…] ich habe ja den Kontakt immer gesucht. Ich habe mich immer verabschiedet und habe gesagt, ich komme denn morgen wieder und dann wussten die das auch, dass ich wiederkomme und waren auch ganz froh, dass ich wiedergekommen bin" (A4, Pos. 77).

So bleiben die Angehörigen im Interesse der Patientinnen/Patienten mit Demenz bei Mahlzeiten anwesend, weil diese dann besser oder überhaupt essen:

○ A1: „[…] war gerade Abendbrotversorgung. Ich habe dann gefragt, ob ich Essen reichen kann und dann habe ich ihr ein bisschen Essen gegeben" (A1, Pos. 103).
○ A3b: „[…] das war eine Katastrophe, der hat bald drei Tage hintereinander das Essen raus geschoben. Und deswegen habe ich an und für sich gesagt ich bleibe jetzt da und gucke […] bis der Teller leer war" (A3b, Pos. 128).

Die Anwesenheit und Hilfe bei den Mahlzeiten ist ebenfalls eine Unterstützung für die Pflegekräfte, da diese Tätigkeit sehr zeitaufwendig ist und (ungeteilte) Aufmerksamkeit erfordert.

Darüber hinaus helfen die Angehörigen den Patienten/Patientinnen mit Demenz entsprechend ihrem Unterstützungsbedarf beim Waschen, Eincremen und Ankleiden oder beim Toilettengang:

○ A3: *„[...] heute habe ich ihm die Beine eingecremt, weil er so Schuppenhaut hat und ansonsten wasche ich ihn. [...] ich mache das einfach, weil ich weiß, [...] die Damen sind dermaßen im Stress, da sind die froh, wenn der die Hilfe bekommt, wo ein bisschen unter die Arme greift. Und mir macht das nichts aus, ne. Ob ich das jetzt zu Hause gucke, dass er immer frisch angezogen ist, nicht, auch daheim. Dasselbe wie daheim, mache ich hier auch."* – I: *„Also auch Kleidung."* – A3: *„Ja"* (A3, Pos. 98 ff.).
○ A4: *„[...] und dann bin ich mit ihr zusammen zur Toilette"* (A4, Pos. 27).

Außerdem mobilisieren Angehörige die Patientinnen/Patienten mit Demenz, indem sie mit ihnen beispielsweise auf dem Flur auf und ab gehen:

○ A3: *„[...] die Gymnastik, die hat gesagt, dann komme ich später. Inzwischen bin ich dann mit ihm hin und her gelaufen, ne"* (A3, Pos. 122).
○ A4: *„[...] ich glaube, den zweiten Tag oder so, da rannte sie, da war sie sehr unruhig und rannte auf dem Flur auf und ab, mit mir aber. Und ich habe gesagt, wir können auch ein paar Schritte auf dem Flur gehen und so. Das wollte sie auch"* (A4, Pos. 49).

Und falls wichtige Utensilien fehlen, bringen die Angehörigen diese zu den Patienten/Patientinnen mit Demenz ins Krankenhaus:

○ A1: *„Ja, ich versuche halt, dass sie versorgt ist, sprich Kleidung und was weiß ich noch alles irgendwie"* (A1, Pos. 67).
○ A4: *„bin dann auch noch mal ins Heim gefahren und habe Sachen hingebracht, weil, die haben ihr ja nicht was zum Schlafen eingepackt und so. Und da haben sie sich bedankt"* (A4, Pos. 77).

In Hinsicht auf die Strategien geht es bei der Rolle der Angehörigen als Helfer/-in um das Unterstützen rund um den Krankenhausaufenthalt der Patientinnen/Patienten mit Demenz und innerhalb der Krankenhausprozesse. Dabei

zeigen sich folgende Vorgehensweisen: „Patient/Patientin mit Demenz unterstützen und Gewohntes beibehalten" sowie „Pflegekräfte unterstützen und Tätigkeiten
übernehmen".

- *Patienten/Patientin mit Demenz unterstützen und Gewohntes beibehalten:* Angehörige nutzen ihre Anwesenheit bzw. deren Wirkung gezielt zur Verbesserung
  der Situation der Patienten/Patientinnen mit Demenz. Sie unterstützen die Pati-
  entinnen/Patienten mit Demenz im Rahmen ihrer Anwesenheit regelmäßig
  mit den gleichen oder ähnlichen (pflegerischen) Tätigkeiten, die sie typischerweise in der häuslichen Pflege ebenso erbringen oder – wenn die Patientinnen/
  Patienten mit Demenz bereits in einem Alten- oder Pflegeheim leben – früher
  erbracht haben: *„Dasselbe wie daheim, mache ich hier auch" (A3, Pos. 110).* Sie
  engagieren sich dergestalt, damit die Patientinnen/Patienten mit Demenz gut
  versorgt sind, und denken zum Teil, das wäre ihre originäre Aufgabe: *„Ich
  denke, das ist noch meine Aufgabe irgendwo und halt zu gucken, ja dass das
  irgendwie wieder gut geht, dass sie halt bald wieder heimkommt ins Heim" (A1,
  Pos. 69).*

- *Pflegekräfte unterstützen und Tätigkeiten übernehmen:* Außerdem unterstützen
  Angehörige die Pflegekräfte und damit den Krankenhausprozess. Sie wissen
  oder sehen im Rahmen ihrer Anwesenheit bei den Patienten/Patientinnen mit
  Demenz, dass die Pflegekräfte in der Regel stark ausgelastet sind: *„[...] die
  Damen sind dermaßen im Stress, da sind die froh, wenn der die Hilfe bekommt,
  wo ein bisschen unter die Arme greift" (A3, Pos. 110).* Um die Patientinnen/
  Patienten mit Demenz dennoch so gut wie möglich zu versorgen, unterstützen die Angehörigen die Pflegekräfte und Prozesse, indem sie verschiedene
  pflegerische Tätigkeiten anstelle der oder für die Pflegekräfte übernehmen.

Als Konsequenz zeigt sich, dass durch die Tätigkeiten der Angehörigen die
Grundbedürfnisse der Patientinnen/Patienten mit Demenz geachtet und erfüllt
werden und dass diese entsprechend essen, gewaschen, sauber angezogen und
versorgt sind.

Für Pflegekräfte und Krankenhausprozesse bedeutet die Unterstützung durch
Angehörige eine Entlastung. Wenn Angehörige helfend anwesend sind, müs-
sen die Pflegekräfte sich nicht gesondert um die Patienten und Patientinnen mit
Demenz kümmern.

4.3.1.5 Zusammenfassung zur Gruppe der Angehörigen

Die Sicht der Gruppe der Angehörigen auf ihre Beteiligung beim Aufenthalt
der Patientinnen/Patienten mit Demenz im Akutkrankenhaus bildet einerseits den

Kern der vorliegenden Untersuchung und andererseits ist nur mit der Motivation und dem Engagement der Angehörigen eine Beteiligung überhaupt möglich.

Aufgrund ihrer oft langjährigen Beziehung zu den Patienten/Patientinnen mit Demenz kennen sie diese in der Regel eingehend. Das bedeutet, Angehörige verfügen über ein umfassendes Wissen zu der Person mit Demenz mit ihrer Historie, ihren Präferenzen und Bedürfnisäußerungen. Für die Patienten und Patientinnen mit Demenz sind Angehörige bekannt und vertraut. Angehörige und Patient/Patientin bilden oftmals ein Team im Sinne einer Dyade. Vielfach sind Angehörige auch mit der Betreuung und Vertretung der Patienten und Patientinnen (per Gericht) beauftragt. In diesem Fall dürfen (und müssen) Angehörige Entscheidungen für die Patientinnen/Patienten mit Demenz treffen und in ihrem Namen Erklärungen abgeben, z. B. Unterschriften leisten.

Auch wenn die Rollen „Experte/Expertin" und „Stellvertreter/Stellvertreterin" für die Patienten/Patientinnen mit Demenz über den persönlichen *oder* virtuellen Kontakt zum Klinikpersonal ausgeübt werden können, zeigt sich, dass der persönliche Kontakt deutlich besser funktioniert und wichtiger ist als der virtuelle. Vor Ort sehen die Angehörigen mehr, können leichter und häufiger Informationen mit dem Klinikpersonal austauschen und auch auf zufällige Gegebenheiten reagieren. Da der persönliche Kontakt jedoch nur in Einzelfällen durch das Klinikpersonal initiiert wird – beispielsweise, wenn eine Unterschrift benötigt wird oder Probleme mit dem Menschen mit Demenz auftreten – ist die Anwesenheit der Angehörigen im Krankenhaus und bei den Patientinnen/Patienten mit Demenz in ausreichender Häufigkeit und Dauer ganz zentral für die Wahrnehmung aller Rollen. Die Rollen Begleiter/-in und Helfer/-in sind ohne Anwesenheit der Angehörigen kaum oder gar nicht leistbar.

Eine geplante Befragung der Angehörigen findet bei der Aufnahme der Patientinnen und Patienten mit Demenz in der Regel nicht statt. Hinzugezogen werden sie, wenn Unterschriften geleistet werden oder medizinische Aufklärungen erfolgen sollen. Überdies ergibt sich ein Kontakt zum Klinikpersonal eher zufällig auf dem Stationsflur oder im Krankenzimmer. Erst wenn Probleme auftreten, erfolgt eine gezielte Ansprache der Angehörigen.

Aus diesen Gründen sind einige Angehörige täglich und teilweise für mehrere Stunden im Krankenhaus anwesend. Auch möchten sie bei der Aufnahme und der Entlassung des Patienten/der Patientin mit Demenz an dessen/deren Seite sein, um sich um die spezifischen Bedürfnisse kümmern zu können. Einerseits umsorgen Angehörige die Patientinnen/Patienten mit Demenz, andererseits schreiten sie schützend in Gefährdungssituationen ein. Darüber hinaus helfen Angehörige bei den Mahlzeiten, übernehmen zum Teil pflegerische Tätigkeiten und mobilisieren die Patienten/Patientinnen mit Demenz.

Angehörige nehmen alle vier Rollen wahr, auch wenn sie dies in aller Regel selbst nicht so nennen bzw. differenzieren. Sie sehen ihr Engagement vielmehr als selbstverständlich und normal an: *„dasselbe wie daheim mache ich hier auch"* (A3, Pos. 110) – obwohl sie große Verantwortung übernehmen und Enormes leisten.

Über alle Rollen hinweg verfolgen die Angehörigen im Rahmen ihrer Beteiligung beim Krankenhausaufenthalt der Patientinnen/Patienten mit Demenz folgende Strategien:

- *Angehörige teilen relevante Informationen mit*, um eine bestmögliche Versorgung der Patienten und Patientinnen mit Demenz zu unterstützen bzw. zu gewährleisten.
- Angehörige wissen, dass sie *durch Informationen Probleme vermeiden* können, da ihr Wissen und ihre Informationen dem Klinikpersonal den Umgang mit den Patienten/Patientinnen mit Demenz erleichtern.
- Angehörige sind bestrebt, eine *bestmögliche Versorgung sicherzustellen*. Dabei sind sie auf das Wohl der Patientinnen/Patienten mit Demenz fokussiert und treffen in deren Sinne Entscheidungen oder setzen Untersuchungen durch.
- Angehörige lassen sich auch gerne *in Entscheidungen einbeziehen*, die die Patienten/Patientinnen und ihre Versorgung betreffen. Diesbezüglich ermöglichen sie z. B. die Anwesenheit bei Arztgesprächen.
- Angehörige können energisch auftreten, wenn sie den Eindruck haben, *den Patienten/die Patientin mit Demenz schützen zu müssen*, weil der Prozess der Versorgung im Akutkrankenhaus nicht gut funktioniert oder der Patient/die Patientin gefährdet wird.
- Angehörige versuchen, den Patientinnen und Patienten mit Demenz *Sicherheit zu geben in einer unbekannten Umgebung*. Diesbezüglich erklären sie dem Patienten/der Patientin die ungewohnte Situation und die fremde Umgebung.
- Angehörige sind sehr bemüht, ihre *Anwesenheit (ihr Da-Sein) zu ermöglichen* und organisieren die Möglichkeit der Anwesenheit in ihre Tagesstruktur.
- Angehörige möchten, wenn möglich, die *Übergänge begleiten* – also bei der *Aufnahme und der Entlassung* des Patienten/der Patientin im Akutkrankenhaus dabei sein und diese begleiten.
- Angehörige versuchen, *selbst Unterstützung zu erhalten*, indem sie weitere Angehörige um Unterstützung bitten oder den Krankenhausaufenthalt der Patientin/des Patienten zur eigenen Erholung nutzen.
- Angehörige möchten *den Patienten/die Patientin mit Demenz unterstützen und Gewohntes beibehalten*. In diesem Sinne erbringen sie gleiche oder ähnliche Tätigkeiten im Akutkrankenhaus, die der Patient/die Patientin gewohnt ist.

- Angehörige sehen, dass Pflegekräfte in der Regel stark ausgelastet und beansprucht sind. Sie *unterstützen die Pflegekräfte, indem sie Tätigkeiten für diese übernehmen.*

Das Wirken von Angehörigen im Akutkrankenhaus führt in Bezug auf die Patienten und Patientinnen mit Demenz dazu, dass deren Grundbedürfnisse erfüllt werden (können), ihre individuellen Bedürfnisse Berücksichtigung und Erfüllung finden und bei Entscheidungen deren Besonderheiten und Wünsche – so weit wie möglich – beachtet werden. Angehörige tragen dazu bei, dass die Patienten/Patientinnen mit einer Demenz sich an Vertrautem festhalten können und während ihres Aufenthaltes im Akutkrankenhaus ruhiger bzw. beruhigter werden.

Werden Angehörige in ihren Rollen wahrgenommen und anerkannt, fühlen sie sich in dem Akutkrankenhaus willkommen und sind mit diesem zufrieden.

Bei den Pflegekräften nehmen die Angehörigen wahr, dass diese durch ihr Wirken zu einem verständnisvolleren Umgang mit den Patientinnen und Patienten mit Demenz angeregt werden können. Zudem werden Pflegekräfte entlastet, wenn diese sich nicht (durchgehend) gesondert um den Patienten/die Patientin mit Demenz kümmern müssen.

4.3.2   Gruppe der Pflegekräfte

Die Gruppe der Pflegekräfte bildet eine der beiden wesentlichen Gruppen des Klinikpersonals, die mit den Patienten/Patientinnen mit Demenz im Rahmen ihres Aufenthaltes im Akutkrankenhaus befasst sind. Im Gegensatz zur Gruppe der Medizinerinnen und Mediziner (vgl. Abschn. 4.3.3), die einen Großteil ihrer Zeit im Operationssaal oder bei Behandlungen gebunden sind, sind die Pflegekräfte rund um die Uhr auf den Stationen präsent. Dadurch sind sie umfassender mit den Patientinnen/Patienten mit Demenz und ihren Angehörigen in Kontakt und oft auch deren erste Ansprechpersonen.

4.3.2.1   Pflegekräfte: Rolle der Angehörigen als Experte/Expertin
In ihrer Rolle als Expertinnen und Experten für die Patienten und Patientinnen mit Demenz werden die Angehörigen zwei Funktionen gerecht (vgl. Abschn. 4.1.1, Tab. 4.2): erstens *informieren* sie das Klinikpersonal über die Spezifika der Patientinnen/Patienten mit Demenz und zweitens *übersetzen und vermitteln* Angehörige zwischen den Patienten/Patientinnen mit Demenz und dem Klinikpersonal.

Bedingung für diese Rolle ist, dass die Interaktionsmöglichkeiten zwischen Patientinnen/Patienten mit Demenz und Krankenhauspersonal mit dem Fortschreiten der Demenz immer mehr abnehmen. So können die Pflegekräfte einerseits das Gesprochene, die Inhalte der Äußerungen oder die spezifischen Signale der Patienten/Patientinnen mit Demenz oftmals nicht verstehen oder deuten. Auf der anderen Seite gelingt es ihnen nur schwer, die Patientinnen/Patienten mit Demenz mit ihrer Kommunikation zu erreichen:

○ *G1: „[...] vom Patient selber kriegt man ja keine Information oder zumindest nichts Verwertbares"* (G1, Pos. 67).
○ *G6: „Weil das Pflegepersonal ja gar nicht in der Lage ist, da irgendwo mit denen zu sprechen"* (G6, Pos. 25).

Die Pflegekräfte schreiben den Angehörigen relevantes Wissen über die Patientinnen/Patienten mit Demenz zu, so dass sich die Rolle von Angehörigen als Experten und Expertinnen für diese Patienten/Patientinnen ableiten lässt: Die Angehörigen verfügen über spezifisches Wissen zu den Patientinnen/Patienten mit Demenz, zu Zusammenhängen, Verhalten und zum aktuellen Tagesablauf sowie zum Umgang mit den Patienten/Patientinnen (z. B. Struktur, Rituale). Außerdem kennen die Angehörigen die Patientinnen/Patienten mit Demenz als Person mit ihren Präferenzen und die für sie wichtigen Gegenstände oder Sachen (vgl. Abschn. 4.3.1.3). Und schließlich sind die Angehörigen mit den (oft indirekten) Signalen der Patientinnen/Patienten mit Demenz oder ihren individuellen Codes vertraut:

○ *G6: „Ich muss ein bisschen Hintergrundinformationen haben und da ich davon ausgehe, dass mir der demente Mensch nicht mehr so allzu viel sagen kann, muss ich das über die Angehörigen haben"* (G6, Pos. 21).
○ *G4: „[...] wenn wir wissen, (unv.) er trinkt meinetwegen nicht aus dem Schnabelbecher oder nur aus dem Schnabelbecher. Ja, so Dinge eben. Oder er guckt gern fern. Oder was weiß ich"* (G4, Pos. 17).

Da die Pflegekräfte *„ja mit ihm das tägliche Leben nicht leben"* (G4, Pos. 17), fehlen ihnen auf der einen Seite diese für den Umgang mit dem Patienten/der Patientin mit Demenz wichtigen, spezifischen Informationen. Auf der anderen Seite verfügen die Pflegekräfte über professionelle Expertise im Bereich Pflege und einige kennen sich auch mit dem Thema „Demenz" aus.

In Bezug auf die Rolle der Angehörigen als Expertinnen oder Experte für die Patienten/Patientinnen mit Demenz interagieren Angehörige und Pflegekräfte typischerweise persönlich oder virtuell. Entscheidend für den Austausch ist der Kontakt zwischen Pflegekräften und Angehörigen – dieser kann auch im Rahmen der Anwesenheit der Angehörigen (in einer anderen Rolle, s. u.) stattfinden.

Die Zeitpunkte, zu denen Kontakt in der Rolle der Angehörigen als Experte/Expertin für die Patientinnen/Patienten mit Demenz im Rahmen der Krankenhausprozesse stattfindet, sind Aufnahme (primärer Kontakt), Untersuchung, Visite und Stationsalltag.

Art und Umfang der Befragung der Angehörigen im Rahmen der Aufnahme und während des Aufenthalts sind bei den untersuchten Fällen sehr unterschiedlich: während einige Pflegekräfte aktiv Fragen stellen, werden an anderer Stelle gar keine spezifischen Informationen zu den Patienten/Patientinnen mit Demenz erhoben:

○ G6: *„Es gibt Angehörige, die sich wirklich auch damit vielleicht auseinandergesetzt haben. Die mir auch viel erzählen können. Die sind für mich die Experten, wenn ich frage: Was ist anders geworden? Die mir erzählen können, wie der Werdegang war. Was ist los? Das hat sich verändert. Was läuft jetzt verkehrt. Da sind die die Experten"* (G6, Pos. 45).

○ G4: *„[…] dann rufen wir auch mal zu Hause an und sagen, er ist jetzt da oder sie ist da. Wie ist sie daheim? War sie bisher so? Also es wird schon nachgefragt. Ja. Wie sieht es aus? Ist sie erst seit kurzem so oder wann hat das angefangen? Also da forschen wir schon nach"* (G4, Pos. 40).

○ G6: *„[…] die dementen Patienten eigentlich hier von den Pflegekräften nicht so gesehen werden, weil die die Ausbildung nicht haben. Für Pflegekräfte auf anderen Stationen ist das schwierig. […] die müssten mehr sensibilisiert werden"* (G6, Pos. 9 f.).

Die Visite und Untersuchungen sind ebenfalls Situationen, in denen die Expertise der Angehörigen zu den Patienten/Patientinnen mit Demenz relevant ist: *„während der Visite, da sind sie, sind die Angehörigen ja meistens noch ein bisschen ausführlicher"* (G3, Pos. 27). In diesen Situationen kommt regelmäßig auch die Übersetzungsfunktion der Angehörigen zum Tragen: *„Das wird eigentlich auch immer versucht, ne, dass die jetzt bei den Angehörigen/ bei den Untersuchungen dabei sind […] übersetzt so ungefähr, ne, zwischen Patient und Arzt"* (G5, Pos. 150). Manchmal informieren die Angehörigen das Klinikpersonal proaktiv über Besonderheiten. Dass alle Pflegekräfte auf der Station diese Informationen der Angehörigen erhalten oder annehmen, ist jedoch nicht gegeben:

*I: „Ja der Enkel sagte auch, dass er das wohl kennt und dass er wohl gesagt hätte,
dann lieber Männer dahin, weil also auf Männer reagiert sie wohl positiver als auf
Frauen." – G1: „Nö, kann ich jetzt so nicht bestätigen" (G1, Pos. 46 f.).*

Der Kontakt und Austausch zwischen den Pflegekräften und Angehörigen
ergibt sich mitunter eher zufällig im Rahmen von deren Anwesenheit bei den
Patientinnen/Patienten mit Demenz:

*I: „Tauscht ihr euch von den Pflegepersonen aktiv mit den Angehörigen aus zum
Patienten? So Verhaltensweisen, was mag er? Also habt ihr da einen Plan, dass ihr
das aktiv abfragt oder ergibt sich das, wenn denn?" – BG5: „Das ergibt sich. Das ist
alles nicht so/ Also wir sind nicht jetzt so drauf ausgerichtet" (G5, Pos. 78 f.).*

Das Ausbleiben von Kontakt und/oder Anwesenheit und damit von einer Beteiligung der Angehörigen (Absenz) ist aus Sicht der Pflegekräfte schwierig – ohne
Interaktionsmöglichkeit mit den Angehörigen fehlen wichtige Informationen:
*„wenn das Pflegepersonal den dementen Menschen nicht versteht, dann entstehen
große Missstände und die können eskalieren halt, ne" (G6, Pos. 15).*

Hinsichtlich der Strategien geht es in der Rolle der Angehörigen als Experte/
Expertin um das Mitteilen der für die Behandlung und Versorgung der Patien-
tinnen/Patienten mit Demenz und deren Aufenthalt im Krankenhaus relevanten
Informationen an das Klinikpersonal. Diesbezüglich zeigen sich gemäß der
befragten Pflegekräfte folgende Vorgehensweisen: Angehörigen und Pflegekräften
ist an der Strategie „Angehörige teilen relevante Informationen mit" gelegen. Und
für die Pflegekräfte ist darüber hinaus bedeutsam, „durch Informationen Probleme
[zu] vermeiden".

- *Strategie Angehörige und Pflegkräfte – Angehörige teilen relevante Informationen mit:* Die Angehörigen teilen ihre (Experten-)Informationen über die
  Patienten/Patientinnen mit Demenz mit, um deren angemessene Versorgung
  sicherzustellen. Durch dieses spezifische Wissen können die Patientinnen/
  Patienten mit Demenz besser durch das Klinikpersonal behandelt und versorgt
  werden. Da demenziell beeinträchtigte Personen die Informationen oftmals
  nicht mehr selbst mitteilen können, tauschen sich die Pflegekräfte dazu mit
  den Angehörigen aus. Ebenso erachten die Pflegekräfte es selbst als wichtig, von den Angehörigen relevante Informationen zu erhalten, um eine gute
  Versorgung der Patienten/Patientinnen mit Demenz sicherstellen zu können:
  „Manche sagen, wie sie es gewohnt sind von Zuhause, das kann man ja hier

manchmal auch übernehmen, dass sie ihre Rituale haben, und und dann haben wir halt auch schon sehr gute Erfolge gehabt damit" (G3, Pos. 91).

- *Strategie Pflegekräfte – Durch Informationen Probleme vermeiden:* Angehörige können durch die Mitteilung ihres Wissens über die Patienten/Patientinnen mit Demenz das Klinikpersonal und den Krankenhausprozess unterstützen. Mit diesem Hintergrundwissen erleichtern sie dem Klinikpersonal den Umgang mit dieser Patientengruppe. Dementsprechend können auch Probleme im Umgang mit den Patientinnen/Patienten mit Demenz reduziert oder vermieden werden: *„wie ich ihn anspreche, wie ich mit dem umgehe. Wenn ich das richtig mache, habe ich ja kaum Probleme" (G6b, Pos. 34).*

Wirkungen für/auf die Patientinnen/Patienten mit Demenz zeigen sich in einem individuelleren Umgang mit ihnen, in dem Verstehen bzw. Verständnis des Klinikpersonals in dieser Hinsicht oder in der Vermeidung bzw. Verminderung schwieriger Situationen oder Eskalationen:

> G6: *„Der Patient reagiert natürlich aggressiv, wenn er vom Pflegepersonal nicht verstanden wird. Und auf der anderen Seite, wenn das Pflegepersonal den dementen Menschen nicht versteht, dann entstehen große Missstände und die können eskalieren halt, ne? Und dann sind beide Seite/ Und das sollte man verhindern, dass diese Eskalation stattfindet." – I: „Was wäre eine Eskalation?" – G6: „Eine Eskalation ist, wenn ich einen dementen Menschen nicht verstehe oder nicht weiß, wie ich mit dem umgehen soll. Und ihn versuche in eine Situation zu drücken [...] Kann es sein, dass er [...] total verbal aggressiv wird" (G6, Pos. 15 f.).*

Auf das Klinikpersonal wirken die mitgeteilten Informationen als Entlastung, weil sie den Umgang mit den Patientinnen/Patienten mit Demenz erleichtern und so Stresssituationen und Eskalationen wie Weglaufen, aggressives Verhalten oder Fixierung vorbeugen: *„Also, wenn wir da Informationen von den Leuten kriegen, ist das schon auch entlastend für uns" (G4, Pos. 17).* Stressige oder eskalierende/ eskalierte Situationen aufgrund von unzureichendem Wissen über die Patienten/Patientinnen mit Demenz fordern hingegen viel Aufmerksamkeit, Kraft und Kapazität des Klinikpersonals:

> G4: *„Die Nachtwachen, die sind dann teilweise sehr gefordert, wenn die Leute dann eben gerade so diese Hinlauftendenz haben und unruhig sind, herum/ rufen. Laut sind. Also das ist schon schwierig. Ja. Und da versuchen wir halt auch wirklich, dann [...] tagsüber beschäftigen mit raussetzen, Sachen zeigen, ja, immer wieder/ also sie wenig schlafen lassen" (G4, Pos. 34).*

Erhalten die Pflegekräfte diese Informationen nicht, „*müsste ich den Patienten den ganzen Tag beobachten*" (G6, Pos. 45).

Eine Belastung bzw. Entlastung des Klinikpersonals hat auch Auswirkungen auf den Krankenhausprozess. Wird der Umgang mit den Patientinnen/Patienten mit Demenz leichter und kommt es zu weniger Problemen, bleibt dem Klinikpersonal mehr Zeit für andere Patientinnen und Patienten oder sonstige Aufgaben:

> G4: „*War ein großer Leidensdruck, weil, es wurde immer mehr. Also, wir haben immer mehr verwirrte Patienten gehabt, die teilweise auch gestürzt sind. […] Und dann halt, auch weil wir gesehen haben, also es wird immer mehr, es wird immer mehr. […] Und das war fast nicht zu leisten*" (G4, Pos. 54).

4.3.2.2 Pflegekräfte: Rolle der Angehörigen als Stellvertreter/Stellvertreterin

In der Rolle als Stellvertreterin bzw. Stellvertreter der Patienten und Patientinnen mit Demenz wirken Angehörige an Lösungen und Entscheidungen mit, die die Patientinnen und Patienten mit Demenz betreffen. Dabei erfüllen sie ebenfalls zwei Funktionen: Erstens **treffen** sie **Entscheidungen** mit den Patientinnen und Patienten oder für sie und zweitens **handeln** sie **als (rechtliche) Betreuer/-innen** der demenziell erkrankten Menschen.

Bedingung für die Rolle als Stellvertreter/-in der Angehörigen aus Sicht der Pflegekräfte ist, dass das Krankenhaus deren Zustimmung und Unterschrift benötigt. Da diese formale Rolle stärker den medizinischen als den pflegerischen Teil der Versorgung der Patienten/Patientinnen mit Demenz im Krankenhaus betrifft, nehmen die Pflegekräfte die Angehörigen in dieser Rolle nicht ausdrücklich wahr.

In ihrer Rolle als Stellvertreter-/in der Patientinnen/Patienten mit Demenz interagieren die Angehörigen mit dem Klinikpersonal persönlich oder virtuell – allerdings nicht unbedingt mit den (Stations-)Pflegekräften. Entscheidend für den Austausch ist der Kontakt – dieser erfolgt auch im Rahmen der Anwesenheit der Angehörigen (in einer anderen Rolle, s. u.).

Die Zeitpunkte, zu denen Kontakt zwischen den Pflegekräften und Angehörigen in der Rolle als Stellvertreter/-in der Patienten/Patientinnen mit Demenz im Rahmen der Krankenhausprozesse stattfindet, sind der Stationsalltag und die Entlassung.

Da die Erreichbarkeit des medizinischen Personals für die Angehörigen prozessbedingt (Tätigkeiten außerhalb der Station) eher gering ist, sprechen sie vornehmlich die Pflegekräfte an. Da die Pflegekräfte jedoch viele Informationen nicht haben oder nicht mitteilen dürfen, bringt dieses sie in eine unangenehme Situation:

> G2: „Schwierig [...] wenn sie zum Beispiel jetzt kommen und so Ärzte fra/ also [...] wenn sie fragen, was zum Beispiel da gemacht worden ist am OP oder so zum Beispiel, und die kommen halt immer zu uns, aber, obwohl das eigentlich Arztaufgabe ist, zum Beispiel das zu erklären, und das ist halt das und man man muss die halt immer zum Arzt schicken oder so" (G2, Pos. 151).

Explizit betroffen und involviert sind die Pflegekräfte bezüglich der Rolle der Angehörigen als Stellvertreter/-in oft nur bei der Entlassung:

○ G2: „Schon also, wir wir rufen sie an, auch die Angehörigen, zum Beispiel die Frau So-und-so wird wird entlassen oder geht da und da hin, sollen wir was machen, müssen wir zum Beispiel Transport bestellen oder kommen Sie sie abholen oder irgendwie sowas" (G2, Pos. 131).
○ G4: „Ansonsten klären wir ganz genau ab, welche Uhrzeit dann jemand zu Hause ist. Bestellen dann einen Transport. Manche werden auch abgeholt. Also das organisieren wir mit den Angehörigen gemeinsam" (G4, Pos. 38).

Das Ausbleiben von Kontakt und/oder Anwesenheit und damit von einer Beteiligung der Angehörigen (Absenz) ist aus der Sicht der befragten Pflegekräfte in Bezug auf die Rolle der Angehörigen als Stellvertreter/-in der Patientinnen/Patienten mit Demenz nur bei der Vorbereitung und Entscheidung für die Entlassung relevant:

> G1: „[...] sobald man irgendwie ein Schild an das Bett hängt ‚Angehörige bitte im Stationszimmer melden' und dann sieht man die gar nicht mehr, ne. " – I: „Warum?" – G1: „Weil sie versuchen, den Entlassungstermin rauszuziehen" (G1, Pos. 95).

Daher wird in absehbaren Fällen frühzeitig – unter Einbindung des Sozialdienstes – mit der Suche nach einem Unterbringungsplatz begonnen, denn „wenn man danach erst, nach zwei Wochen erst anfäng,t einen Unterbringungsplatz zu suchen, ne, dann liegen die Leute ja ewig rum" (G1, Pos. 75).

Auch wenn Pflegekräfte den Einsatz der Angehörigen für die Patientinnen/Patienten mit Demenz nachvollziehen können, sehen sie ein „zu viel" dessen kritisch:

„Die werden quasi schon vorher <u>entmündigt</u>, sagen wir immer. Das ist nicht entmündigen in dem Sinne, aber die haben dann gar nicht die Möglichkeit dann, mit uns zu reden, weil halt dann immer die Ehefrau auch dann halt antwortet. Und das ist typisch, also das ist wirklich häufiger. Obwohl sie vielleicht in der Lage wären, das auch zu beantworten. Das man denen gar nicht die <u>Zeit</u> gibt, zu antworten, sondern dass das gleich übernommen wird" (G3, Pos. 77).

Aus den Aussagen der Pflegekräfte für die Rolle Angehörige als Stellvertreter/ -in lassen sich folgende Strategien im Sinne von Vorgehensweisen erkennen: Die Angehörigen möchten eine „bestmögliche Versorgung sicherstellen" und haben das Anliegen, den/die „Patienten/Patientin mit Demenz schützen [zu] müssen". Für die Pflegekräfte lautet die Vorgehensweise in Bezug auf diese Rolle, „Angehörige in [die] Entlassungsplanung einbeziehen".

- *Strategie Angehörige – Bestmögliche Versorgung sicherstellen:* Angehörige nutzen ihre Entscheidungsbefugnis zur Beschaffung relevanter (medizinischer) Informationen die Patienten/Patientinnen mit Demenz betreffend. Da Mediziner/-innen, welche die richtige Instanz wären, für sie in der Regel nicht erreichbar sind, wenden sich die Angehörigen stattdessen an die für sie erreich- oder ansprechbaren Pflegekräfte. Die Pflegekräfte können oder dürfen jedoch den Angehörigen vielfach keine Antwort geben:

    G2: *„wenn die immer die gleichen Fragen zum Beispiel halt stellen oder so und wenn man sagt, man kann das nicht beantworten oder so, das müssen Sie mit dem Arzt zum Beispiel besprechen ja, und dann und dann kommen sie halt wieder und wieder und wieder" (G2, Pos. 153).*

- *Strategie Angehörige – Patienten/Patientin mit Demenz schützen müssen:* Angehörige agieren als Stellvertreter oder Stellvertreterin für die Patienten und Patientinnen mit Demenz, indem sie diese auch sprachlich gegenüber dem Klinikpersonal vertreten und mitunter (stellvertretend) für sie antworten. Einerseits kann dies als Entmündigung angesehen werden, andererseits können Pflegekräfte darin auch das Anliegen des „schützen müssens" erkennen:

    I: *„Denken Sie, dass das was mit der offiziellen Betreuung zu tun hat oder ist es unabhängig davon?"* – G3: *„Ich denke mal das ist einfach eine Eigenschaft, wo dann viele einfach denken, ich muss, ich muss ihn schützen oder helfen oder so" (G3, Pos. 78 f.).*

- *Strategie Pflegekräfte – Angehörige in Entlassungsplanung einbeziehen:* Da die Angehörigen auf das Wohl der Patienten/Patientinnen mit Demenz fokussiert sind, treffen sie Entscheidungen zu ihrem Wohle und für diese. Als Stellvertreter/-in involviert werden die Angehörigen durch die Pflegekräfte bei der Vorbereitung und Entscheidung für die Entlassung:

> I: *„Wie ist das mit der Entlassung? Und werden die Angehörigen da mit einbezogen bei der Vorbereitung?" – G4: „Ja. Ja, ja. Also, es kommt halt auch immer darauf an, wie weit (unv.) Pflegebedarf da ist oder was gebraucht wird. Dementsprechend setzen wir unseren Sozialdienst noch mit ein, dass die eben dann auch die Hilfsmittel, die dort gebraucht werden, oder auch Sozialdienste, dass dort draußen, dass das noch organisiert wird. Ansonsten klären wir ganz genau ab, welche Uhrzeit dann jemand zu Hause ist. Bestellen dann einen Transport. Manche werden auch abgeholt. Also das organisieren wir mit den Angehörigen gemeinsam" (G4, Pos. 37 f.).*

Spezifische Konsequenzen aus der Rolle der Angehörigen als Stellvertreterin oder Stellvertreter der Patienten/Patientinnen mit Demenz sehen die Pflegekräfte lediglich in einer drohenden „Entmündigung" – wenn die Angehörigen durchgehend stellvertretend für den Patienten/die Patientin antworten, obwohl dies ihrer Meinung nach nicht notwendig ist. Dies kann jedoch auch der Hilfe und dem Schutz der Patienten/Patientinnen mit Demenz zugeordnet werden.

Auf die Angehörigen wirkt sich diese Rolle derart aus, dass sie in die Planung der Entlassung eingebunden werden und diese in einem begrenzten (prozessbedingten) Rahmen mitgestalten können. Organisatorische Aufgaben, z. B. den Transport bestellen, werden durch die Pflegekräfte übernommen. Und sie können die Rückkehr der Patientinnen/Patienten mit Demenz planen und vorbereiten:

> G2: *„Da hat die, genau der wollte irgendwie was noch davor ... erledigen hat mir die [Name] gesagt, irgendwie was, der wollte was erledigen davor und ob das irgendwie nächsten Tag gehen würde. Ja." – I: „Ja, er sagte er müsste die Betreuung zu Hause erst wieder quasi aktivieren, dass da jemand wirklich da ist für die Frau Plied. – G2: „Hmhm. Ja" (G2, Pos. 135 f.).*

Für die Pflegekräfte ergibt sich damit die Konsequenz, dass in Absprache mit den Angehörigen die Entlassung des Patienten/der Patientin mit Demenz geplant und organisiert ist.

4.3.2.3 Pflegekräfte: Rolle der Angehörigen als Begleiter/ Begleiterin

Die Angehörigen sind dann Begleiter oder Begleiterin der Patienten und Patientinnen mit einer Demenz, wenn sie ihnen bekannt und vertraut sind und dadurch zu ihrer **Bezugsperson** werden. Außerdem können sie den Patientinnen/Patienten mit Demenz auf Basis von Vertrautheit **Sicherheit geben** und ihnen dadurch auch unbekannte Situationen vertraut(er) machen.

Bedingung für die Rolle als Begleiter/-in ist, dass den Patienten/Patientinnen mit Demenz ihre aktuelle Umgebung mit fortschreitender Demenz immer fremder wird: *„Wechselnde Umgebung und dann der ganze psychische Stress"* (G1, Pos. 45). Das verunsichert bzw. ängstigt diese Patienten und Patientinnen. Sie fokussieren sich daher auf ihre Angehörigen, die ihnen lange bekannt und vertraut sind: *„hat er oft nach seiner Frau gefragt"* (G4, Pos. 24). Eine Pflegekraft äußert dazu im Interview, dass *„Patienten mit einer Demenz [...] sehr oft fixiert sind auf ihre Bezugspersonen"* (G3, Pos. 13).

Die Angehörigen sind mit den Patientinnen/Patienten mit Demenz langjährig vertraut. Die Patienten/Patientinnen erkennen und kennen sie daher regelmäßig als ihre Angehörigen und Bezugspersonen: *„es ist eine Bezugsperson, sie kennt ihn"* (G1, Pos. 59).

Die Möglichkeit der Angehörigen, einen Patienten/eine Patientin mit Demenz im Akutkrankenhaus zu begleiten, hängt für die Pflegekräfte von der Motivation (dem Wollen) und den Ressourcen (dem Können) der Angehörigen ab (vgl. Abschn. 4.3.1):

> G5: *„Ach vielleicht sind auch wirklich viele froh, wenn sie einfach nur mal Ruhe haben, ne, weil, es ist so anstrengend, die immer in Schach zu halten, ne? Und dann andere so, denken wieder anders. Also das ist ja so individuell, ne, wie die Angehörigen auch drauf sind"* (G5, Pos. 139).

Zudem beeinflussen die zeitlichen, persönlichen oder finanziellen Ressourcen, wie z. B. Berufstätigkeit, Ruhe- und Erholungsbedarf oder Verkehrsmittel die Möglichkeit der Anwesenheit und Begleitung: *„wenn die Leute zu Hause sagen wir mal berufstätig sind oder so, [...] dann sind die Möglichkeiten halt ziemlich eingeschränkt"* (G1, Pos. 99).

Neben den Bedingungen auf Seiten der Angehörigen wird die Möglichkeit für die Anwesenheit der Angehörigen im Krankenhaus auch durch klinikinterne Regelungen beeinflusst, z. B. *„Nachtruhe einhalten"* (G5, Pos. 73), sowie durch allgemeine Vorgaben (vgl. COVID-19-Pandemie, Abschn. 4.4.2.3): *„Die Corona-Station war sicher teilweise Off-Board. Da durfte keiner hin"* (G5, Pos. 71).

Auf Seiten von Klinikpersonal sowie von Krankenhausprozess und -system kommen weitere Einschränkungen hinzu: Die Bettenkapazität und -belegung begrenzt beispielsweise die Möglichkeiten zur Übernachtung für Angehörige im Sinne eines Rooming-in: *„Wenn das räumlich möglich wäre, gerne, aber das ist räumlich nicht möglich [...] wir sind so belegt, dass wir also seltenst ein Bett frei haben"* (G4, Pos. 13).

Auch die Ausstattung mit Fachkräften schränkt die Möglichkeiten des Klinikpersonals ein, sich gesondert um Patientinnen und Patienten mit Demenz kümmern zu können, *„weil wir ja ein Akutkrankenhaus sind"* (G2, Pos. 165). Dazu gehört auch, dass Pflegekräfte in der Regel nur kurz zu den Patienten und Patientinnen ins Krankenzimmer kommen: *„weil wir sind halt wirklich immer nur kurz drin, das ist das halt. [...] Und wir kommen ja zu zu zu unseren Rundgängen rein und auch allgemein so, aber wir sind ja halt auch nicht die ganze Zeit halt dabei"* G3, Pos. 19).

Ferner beeinflusst das spezifische Wissen des Klinikpersonals zum Thema Demenz allgemein und zum besonderen Umgang mit Menschen mit einer Demenz die Versorgung dieser Patientinnen und Patienten:

> G6: *„Weil die sind dann einfach überfordert. Dann heißt es, die rappelt nur, die schreit nur. Aber was kann man tun, dass der Mensch damit aufhört? Da fällt denen nichts ein, weil die das einfach nicht können. Und die können es auch nicht leisten. Es ist schon eine besondere Ausbildung oder eine besondere Fortbildung, die man braucht, um einen dementen Patienten behandeln zu können oder ihn pflegen zu können"* (G6, Pos. 27).

Die Interaktionen zwischen Pflegekräften, Angehörigen und Patienten/Patientinnen mit Demenz finden in Bezug auf die Rolle der Angehörigen als Begleiter/-in für gewöhnlich persönlich statt. Entscheidend für die Ausübung dieser Rolle ist die Anwesenheit der Angehörigen in entsprechender Häufigkeit und Dauer.

Die Zeitpunkte, zu denen die Pflegekräfte die Anwesenheit der Angehörigen in ihrer Rolle als Begleiter/-in der Patienten/Patientinnen mit Demenz wahrnehmen, beziehen sich im Wesentlichen auf die stationsbezogenen Prozesse mit dem Bezug des Zimmers und dem Stationsalltag. Stationsfern bringen die Pflegekräfte zudem die Aufnahme und mögliche Untersuchungen mit den Angehörigen als Begleiter/-in in Verbindung.

Angehörige nehmen regelmäßig einiges auf sich, um bei ihren Patientinnen/ Patienten mit Demenz sein zu können. So kommen einige ein- bis zweimal täglich oder mehrmals die Woche ins Krankenhaus und bleiben für mehrere Stunden: *„Also wir sind das schon gewohnt, dass sie morgens kommt, kommt im Laufe des Vormittags und bleibt dann auch relativ lang, dann geht sie wieder"* (G3, Pos. 21).

Genauso gibt es aber auch Angehörige, die nur ab und zu bzw. kaum kommen und/oder dann auch nur kurz bleiben: *„Manche können halt nur einmal am Tag oder zw/ und das gerade mal eine Stunde oder eine halbe Stunde"* (G3, Pos. 95). Andere bleiben gänzlich fern; die *„sieht man [...] gar nicht"* (G1, Pos. 95). Sind Angehörige zusätzlich *„nicht erreichbar"* (G1, Pos. 101), liegt eine Absenz vor.

Im Rahmen ihrer Anwesenheit kümmern sich die Angehörigen um die Patientinnen/Patienten mit Demenz. Sie erklären ihnen bei der Aufnahme und dem Bezug des Krankenzimmers die aktuelle Situation und Umgebung: *„gehen noch mal in die Waschecke, ne, zeigen, zu erklären, was da ist, Pflegeutensilien und so, dass da halt Zahnbürste"* (G5, Pos. 35). Sie bringen persönliche Gegenstände mit oder packen diese gleich ein: *„so Gegenstände, die vertraut sind, die man irgendwie mitnehmen kann oder so, die sind ja eigentlich auch schon dabei"* (G5, Pos. 121). Die Bezugspersonen leisten den Patienten/Patientinnen mit Demenz Gesellschaft, z. B. beim Essen: *„Weil wenn der Patient [...] ein bekanntes Gesicht sieht, dann isst der auch"* (G2, Pos. 107). Außerdem sorgen die Angehörigen für die Patientinnen und Patienten, indem *„sie wirklich sich um denjenigen kümmern, seine Bedürfnisse [...] befriedigen, und zwar in der Form, wie er es kennt"* (G4, Pos. 17). Dabei passen sie aus Sicht der Pflegekräfte auch auf die Patientinnen/Patienten mit Demenz auf. Auf der anderen Seite darf es aber *„auch nicht zu viel sein, damit sie halt auch noch ein bisschen Selbständigkeit bewahren"* (G3, Pos. 95).

Manche Angehörige informieren die Pflegekräfte über ihre Anwesenheit – ihr Kommen und Gehen –, damit die Pflegekräfte wissen, dass jemand bei dem Patienten/der Patientin mit Demenz ist und dieser versorgt ist: *„die melden sich ja an und ab meistens dann doch, weil die wissen, gerade wenn das so Wegläufer sind, und sagen ‚So, ich gehe jetzt wieder'"* (G5, Pos. 51).

Unter normalen Bedingungen sind die Besuchszeiten nicht strikt:

G5: *„Die Besuchszeiten sind für uns ja nicht so strikt normalerweise nicht. Also nicht nur nachmittags. Die können zu jeder Zeit kommen. Die sollten schon im Rahmen halten, dass sie dann um 20 Uhr wieder gehen, spätestens, damit man dann die Nachtruhe einhalten kann, ne? Aber sonst ist es vormittags, nachmittags immer möglich"* (G5, Pos. 73).

Die Pflegekräfte sind angesichts der Bedeutung und Wirkung grundsätzlich sehr an der Begleitung der Patienten und Patienten mit Demenz durch die Angehörigen interessiert. In besonderen Fällen – z. B. Verhaltensauffälligkeit der Patientinnen/Patienten mit Demenz oder wenn ein Patient/eine Patientin mit Demenz die Anwesenheit der Angehörigen dringlich wünscht – fragt das Klinikpersonal die

Anwesenheit der Angehörigen explizit an: „*dass wir fragen, ob die zeitlich vielleicht mal kommen*" *(G5, Pos. 123)*. Aufgrund dieser Relevanz für die Patienten/ Patientinnen mit einer Demenz bezieht das Klinikpersonal auch weitere Angehörige ein, wenn die zentrale Bezugsperson nur eingeschränkt oder nicht anwesend sein kann: „*Es ist ja so, wenn dann, sage ich jetzt mal, die Frau, die Tochter oder der Sohn nicht kommt, gibt es ja immer noch Enkel, die können kommen*" *(G6, Pos. 23)*.

Bei einer sehr engen Bindung zwischen den Patienten oder Patientinnen mit Demenz und den Angehörigen oder in besonderen Fällen (s. o.) wird auch eine Übernachtung der Angehörigen bei den Patienten/Patientinnen mit Demenz im Krankenhaus (Rooming-in) vonseiten des Klinikpersonals angefragt oder gewünscht, „*dass sie [...] das ganz begleiten dann, am besten daneben liegen und schlafen als Begleitperson*" *(G5, Pos. 101)*. Die räumlichen Möglichkeiten dafür sind jedoch sehr begrenzt (s. o.).

Pflegekräfte bekommen aber auch mit, wenn Angehörige selbst in ihrer dauerhaften Rolle als Begleiter/-in Unterstützung benötigen. In diesen Fällen versuchen sie, den Angehörigen Tipps und Hinweise zu geben: „*versuche dann auch Ratschläge zu geben, damit besser umzugehen*" *(G6, Pos. 21)*. Auch bringen Pflegekräfte den Angehörigen Verständnis dafür entgegen, dass diese eine Erholungspause benötigen und kümmern sich gegebenenfalls um die Einbindung anderer Angehöriger:

○ G5: „*[...] da kann ich es teilweise verstehen, dass sie einfach auch mal ihre Pause brauchen*" *(G5, Pos. 93)*.
○ G6: „*Und dann ist mal der Enkel gekommen oder, wenn die noch Brüder und Schwester hatten, sind dann gekommen. Und so kann man das aufteilen*" *(G6, Pos. 23)*.

Bei Bedarf sprechen Pflegekräfte Angehörige von der Anwesenheit sogar frei, damit diese sich etwas erholen können:

> G6: „*Dann gehe ich auch dazu über und sage: ,Gut, wenn Ihre Mutter jetzt bei uns ist oder Ihr Vater, dann möchte ich, dass Sie sich mal einen Tag oder vier Tage erholen. Sie können gerne anrufen. Aber ich möchte, dass Sie jetzt mal was für sich machen'*" *(G6, Pos. 21)*.

Aus Sicht der Strategien geht es in der Rolle der Angehörigen als Begleiter/-in um ihr Da-Sein für die Patientinnen/Patienten mit Demenz und ihr Sein an deren Seite. Dabei zeigen sich aus Sicht der Pflegekräfte für diese Rolle folgende Vorgehensweisen: Angehörigen und Pflegekräften ist daran gelegen, „Anwesenheit

(Da-Sein) von Angehörigen [zu] ermöglichen". Darüber hinaus nutzen Angehörige die Strategie: „Sicherheit geben in unbekannter Umgebung". Pflegekräfte wissen indes um ihre Bedeutung, den begleitenden „Angehörigen Unterstützung [zu] geben".

- *Strategie Angehörige und Pflegekräfte – Anwesenheit (Da-Sein) von Angehörigen ermöglichen:* Da die Anwesenheit der Angehörigen für die Patientinnen/Patienten mit Demenz eine große Bedeutung hat, nutzen die Angehörigen diese dazu, um gezielt zu einer Verbesserung der Situation für die Patienten/Patientinnen im Akutkrankenhaus beizutragen. Aus diesem Grund halten Pflegekräfte eine möglichst umfassende Anwesenheit für erstrebenswert – insbesondere, wenn die Patientinnen/Patienten mit Demenz sehr auf ihre Bezugspersonen fixiert sind, ist die Anwesenheit ihrer Angehörigen nahezu essenziell:

  ○ *G3: „[...] für uns ist es allgemein kein Problem auf Station, dass wir auch die Angehörigen mit einbeziehen, <u>gerade</u> bei Patienten mit einer Demenz, weil die doch sehr oft fixiert sind auf ihre Bezugspersonen" (G3, Pos. 13).*
  ○ *I: „Macht die Häufigkeit der Anwesenheit der Angehörigen etwas aus?" – G3: „Finde ich schon. Da fühlen sie sich einfach sicherer und geborgen." – I: „Das heißt wie häufig wäre optimal?" – G3: (Lacht) „So häufig wie möglich, aber das ist ja nicht immer möglich, das ist, man ist ja auch berufstätig oder so" (G3, Pos. 92 f.).*
  ○ *G5: „ja, eigentlich müssten die so eine eins-zu-eins Betreuung haben" (G5, Pos. 101).*

- *Strategie Angehörige – Sicherheit geben in unbekannter Umgebung:* Angehörige unterstützen darüber hinaus die Pflegkräfte, um die Patienten/Patientinnen mit Demenz so gut wie möglich zu versorgen – wenn Angehörige beispielsweise bei den Mahlzeiten anwesend sind oder sie die Patientinnen/Patienten mit Demenz als Bezugsperson zu Untersuchungen begleiten:

  ○ *G1: „Es gibt Angehörige, die kommen extra zu den Mahlzeiten, um dem Patienten beim Essen zu helfen" (G1, Pos. 105).*
  ○ *G5: „Das wird eigentlich auch immer versucht, ne, dass die jetzt bei den Angehörigen/ bei den Untersuchungen dabei sind. Sonst sind die Untersuchungen teilweise ja gar nicht durchführbar" (G5, Pos. 150).*

Aber auch das „reine" Zeitverbringen mit den Patienten/Patientinnen mit
Demenz entlastet die Pflegekräfte:

○ *G5: „[...] gerade, wenn das so Wegläufer sind [...] Natürlich ist das*
  angenehmer für uns, wenn die ein bisschen Zeit mitbringen" (G5, Pos. 51).
○ *G5: „Die nehmen uns ja schon was ab, wenn sie einfach da sein können. Also*
  [...] wenn die länger da sind" (G5, Pos. 73).

• *Strategie Pflegekräfte – Angehörigen Unterstützung geben:* Die Pflegekräfte
  wissen und sehen auch, dass die Angehörigen mit der Versorgung der Pati-
  entinnen/Patienten mit Demenz in der Regel hoch belastet und oft auch
  überfordert sind: *„Ich sage mal, knapp 90 Prozent sind damit überfordert"*
  (G6, Pos. 21). Daher nutzen sie die Rolle der Angehörigen als Begleiter/-in
  und deren Anwesenheit auch dazu, um ihnen Ratschläge zu geben und Fragen
  für einen besseren Umgang mit den Patienten/Patientinnen mit Demenz zu
  beantworten. Zudem wissen sie, dass einige Angehörige Ruhe und Erholung
  brauchen – wofür ein Krankenhausaufenthalt der Patientinnen/Patienten mit
  Demenz eine Gelegenheit darstellen könnte (s.o.).

Konsequenzen für die Patientinnen/Patienten mit Demenz zeigen sich darin, dass
diese sich sehr über die Anwesenheit ihrer Angehörigen freuen, sich sicherer
fühlen und die Lage eher akzeptieren, wenn jemand Vertrautes bei ihnen ist:

○ *G5: „[...] das ist einfach diese Wiedersehens-Freude manchmal, ne [...] dann*
  die strahlenden Gesichter. (unv.) weinen dann auch die Erleichterung, ja" (G5,
  Pos. 141)
○ *G3: „[...] wenn die halt dann, die Frau, dann auch da ist und so, und dann hat*
  er halt eine gewisse Sicherheit" (G3, Pos. 31).
○ *G3: „Die fühlen sie sich einfach sicherer und geborgen" (G3, Pos. 93).*
○ *G2: „[...] dann sind sie schon halt ruhiger, weil sie sehen, das ist ein bekanntes*
  Gesicht" (G2, Pos. 95).
○ *G3: „[...] oftmals Demenzkranke mit Angehörigen viel ruhiger sind" (G3,*
  Pos. 87).

Darüber hinaus haben die Patienten/Patientinnen mit Demenz mehr Motivation
mitzumachen, z. B. *„mehr essen" (G3, Pos. 95).*
    Die Angehörigen bewirken mit ihrer Anwesenheit in der Rolle als Begleiter/
-in der Patientinnen/Patienten mit Demenz für das Klinikpersonal, dass sie die
Patienten/Patientinnen mit Demenz beruhigen. Daher ist es *„für alle entspannter*

mit Begleitperson" (G5, Pos. 133). Zudem führt dies zu einer Entlastung der Pflegekräfte, *„wenn sie wirklich sich um denjenigen kümmern, seine Bedürfnisse zu befriedigen, und zwar in der Form, wie er es kennt" (G4, Pos. 17).* Demgegenüber werden Angehörige als Begleiter/-in als Belastung gesehen, *„wenn die Angehörigen verlangen, dass man sie komplett pflegen, aber nicht so machen, wie sie wollen" (G4, Pos. 17).*

Auf den Krankenhausprozess wirkt die Anwesenheit der Angehörigen als Begleiter/-in der Patienten/Patientinnen mit Demenz dahingehend, dass das Klinikpersonal durch die Entlastung mehr Zeit für andere Patientinnen und Patienten oder sonstige Aufgaben zur Verfügung hat:

> G5: *„Und wenn die da sind, in dem Moment sind die erst mal, gerade diese Wegläufer, es ist allein das, ne, dass sie da sind, schon eine Hilfe. In dem Moment muss man halt nicht Angst haben, dass sie uns ausbüxen, ne" (G5, Pos. 73).*

Des Weiteren können durch begleitende Angehörige manche Untersuchungen überhaupt erst durchgeführt werden: *„Sonst sind die Untersuchungen teilweise ja gar nicht durchführbar" (G5, Pos. 150).*

Wirkungen für die Angehörigen ergeben sich aufgrund der Beratung und Entlastung durch die Pflegekräfte, damit sie sich selbst ein stückweit erholen können:

> G6: *„Weil, wenn Ihre Mutter, Vater wieder zurückkommt, müssen Sie stark sein, müssen Sie das Rückgrat sein. Und ich habe auch schon oft mit Angehörigen gesprochen, denen ich wirklich gesagt habe: ,Ich möchte Sie hier nicht sehen. Machen Sie Sachen für sich, die Sie lange nicht gemacht haben.' Und das ist meistens auch/ Das verstehen sie auch. Man sieht das auch. Und selbst, wenn die Angehörigen vor einem stehen. Die stehen so. Die können nicht mehr" (G6, Pos. 21).*

4.3.2.4 Pflegekräfte: Rolle der Angehörigen als Helfer/Helferin

Als Helfer und Helferinnen beim Krankenhausaufenthalt der Patientinnen und Patienten mit einer Demenz wirken Angehörige in den Prozessen im Krankenhaus für die Patienten/Patientinnen mit Demenz und für das Klinikpersonal. Dabei übernehmen sie im Rahmen des Krankenhausaufenthaltes Tätigkeiten – einerseits pflegerische Aufgaben, also die **Pflege** der Patientin/des Patienten mit Demenz. Andererseits **unterstützen** sie durch die Übernahme solcher und organisatorischer Aufgaben insbesondere die Pflegekräfte, denen diese Aufgaben ansonsten zufielen. Mit diesen Tätigkeiten gewährleisten oder verbessern die Angehörigen die Versorgung der Patienten/Patientinnen mit Demenz.

Bedingung für die Rolle der Angehörigen als Helfer/-in der Patientinnen/ Patienten mit Demenz im Akutkrankenhaus ist deren mit fortschreitender Demenz zunehmend zurückgehende Interaktions- und Handlungsfähigkeit. Die Betroffenen sind dadurch vermehrt auf ihre Angehörigen angewiesen, z. B. bei der Körperpflege: *„Körperwaschung zum Beispiel, […] es gibt auch Patienten die sagen halt ‚ich wasch/ ich warte lieber auf meine meine Verwandten, die helfen mir'"* (G2, Pos. 115).

Die Patientinnen/Patienten mit Demenz und die Angehörigen haben oftmals eine vertraute Beziehung. Und die Angehörigen kennen ihre Patienten/ Patientinnen mit Demenz als Person (s. andere Rollen). Weitere Bedingungen wie personen- und situationsbezogene Regelungen durch das Klinikpersonal und allgemeine Vorgaben bestimmen die Möglichkeit der Angehörigen, im Krankenhaus anwesend und helfend tätig zu sein, mit. Das Wollen und Können der Angehörigen kommt auch hier zum Tragen.

Auf Seiten von Klinikpersonal und Krankenhausprozess ist die Relation von Pflegekraft zu Patienten/Patientinnen von Bedeutung, da Pflegekräfte sich aufgrund dessen nicht gesondert um Patientinnen und Patienten mit Demenz kümmern können: *„Die müssen ja zu zig Patienten auf einer Station. Das heißt, sie gehen durch. Die haben nicht die Zeit, eine halbe Stunde mit einem Patient/ und sich um einen Patienten zu kümmern"* (G6, Pos. 59).

Die Angehörigen und die Pflegekräfte interagieren in Bezug auf die Rolle der Angehörigen als Helfer/-in für die Patientinnen/Patienten mit Demenz überwiegend persönlich. Entscheidend für die Ausübung dieser Rolle ist, analog zu der als Begleiter/-in, die Anwesenheit der Angehörigen (vgl. Abschn. 4.3.2.3).

Die Zeitpunkte, zu denen die Angehörigen ihre Anwesenheit im Rahmen ihrer Rolle als Helfer/-in einbringen, beziehen sich im Wesentlichen auf die Rekonvaleszenzphase der Patienten/Patientinnen mit Demenz auf der Station mit dem Bezug des Zimmers und dem Stationsalltag.

Im Rahmen ihrer Anwesenheit unterstützen die Angehörigen die Patienten/Patientinnen mit Demenz mit pflegerischen Tätigkeiten und entlasten damit gleichzeitig die Pflegekräfte: sie begleiten die Patientinnen/Patienten mit Demenz zur Toilette und helfen bei der Körperpflege. Sie mobilisieren die Patienten/ Patientinnen mit Demenz und sie bringen notwendige Gegenstände ins Krankenhaus: *„Ja sie hilft ihm, sie unterstützt ihn schon bei der Körperpflege. […] sie begleitet ihn dann auch auf die Toilette und so und hilft ihm dann auch morgens beim beim Waschen"* (G3, Pos. 25).

Als besonders große Unterstützung erleben Pflegekräfte Angehörige, die als Helfer/-in die Patientinnen/Patienten mit Demenz bei den Mahlzeiten unterstützen, da dies sehr zeitaufwendig ist:

○ G5: „[...] die dann unterstützen beim Essen anreichen. Das hilft schon. Also das nimmt ja unheimlich viel Zeit in Anspruch" (G5, Pos. 77).
○ G2: „[...] zum Beispiel essen reichen oder so, die helfen da schon mit" (G2, Pos. 29).
○ G1: „[...] jetzt so beim Mittag oder Abendessen, ne, das nimmt ja unheimlich viel Zeit" (G1, Pos. 115).

Unabhängig davon bleiben die Angehörigen auch aus eigenem bzw. im Interesse der Patientinnen/Patienten mit Demenz bei Mahlzeiten anwesend:

G3: „[...] gerade oftmals auch zu den Mahlzeiten. Gerade so, dass das auf jeden Fall, weil oftmals gerade so wenn die Angehörigen da sind, die einfach mehr mehr essen [...] und bei u/ wenn wir halt dann nur da sind, bei uns machen sie dann oftmals ‚nee ich mag nicht, ich mag nicht' und die Angehörigen, die kriegen dann doch noch so einen Weg manchmal rein" (G3, Pos. 95).

Allerdings bewerten die Pflegekräfte die Unterstützung der Angehörigen in ihrer Rolle als Helfer/-in für die Patienten/Patientinnen mit Demenz sehr unterschiedlich:

○ G1: „[...] so beim Mittag oder Abendessen [...] das ist schon eine **große Erleichterung** [H. d. V.], ne. Das ist auch <u>willkommen</u>" (G1, Pos. 15).
○ G5: „[...] so eben halt füttern, anreichen oder sowas ist eine **kleine Unterstützung** [H. d. V.] für uns" (G5, Pos. 87).

Zudem werden ein „Zuviel" an Hilfe bzw. Unterstützung auf der einen Seite und ein sich gar nicht Kümmern auf der anderen Seite kritisch gesehen:

○ G1: „Es gibt, ach, die ganze Palette. Es gibt welche, die kümmern sich gar nicht drum, und dann gibt es die Überengagierten, die stehen den ganzen Tag am Bett, die würden am liebsten über Nacht noch bleiben und kommen dann wegen jeder Kleinigkeit kommen sie angerannt [...] Das ist dann wieder zu viel" (G1, Pos. 102 f.).
○ G3: „[...] das ist schon diese <u>typische</u> Eigenschaft, wo man sagt, wenn dann einer dann so beginnend [dement] ist, dass er halt, dass die dann halt auch viel

übernehmen, so wie jetzt auch, dass sie, wenn wenn er angesprochen wird, sie antwortet und alles" (G3, Pos. 77).

In Bezug auf Strategien leistet die Rolle der Angehörigen als Helfer/-in der Patienten/Patientinnen mit Demenz ihren Beitrag durch das Pflegen, Versorgen und Unterstützen der Patientinnen/Patienten mit Demenz rund um den Krankenhausaufenthalt sowie durch die Unterstützung des Klinikpersonals innerhalb der Krankenhausprozesse während des Aufenthaltes. Aus Sicht der Pflegekräfte ist dafür die folgende Vorgehensweise der Angehörigen maßgebend: „Patient/ Patientin mit Demenz unterstützen und Gewohntes beibehalten". Angehörige und Pflegekräfte ermöglichen gemeinsam, dass Angehörige „Pflegekräfte unterstützen und Tätigkeiten übernehmen".

• *Strategie Angehörige – Patienent/Patientin mit Demenz unterstützen und Gewohntes beibehalten:* Pflegekräfte haben sich um viele Patientinnen und Patienten zu kümmern und nur wenig Zeit für einzelne Personen. Angehörige nutzen daher ihre Anwesenheit, um die Situation für die Patienten/Patientinnen mit Demenz gezielt zu verbessern. Sie unterstützen die Patientinnen/Patienten mit Demenz im Rahmen ihrer Anwesenheit als Helfer/-in im Krankenhaus regelmäßig mit den gleichen oder ähnlichen Tätigkeiten, die sie bei der Pflege und Versorgung zu Hause auch erbringen oder erbracht haben:

> *G3: „Ja sie hilft ihm, sie unterstützt ihn schon bei der Körperpflege. Das möchte sie aber auch, also sie begleitet ihn dann auch auf die Toilette und so und hilft ihm dann auch morgens beim beim Waschen, das macht sie dann schon" (G3, Pos. 25).*

• *Strategie Angehörige und Pflegekräfte – Pflegekräfte unterstützen und Tätigkeiten übernehmen:* Zugleich unterstützen Angehörige das Klinikpersonal und den Krankenhausprozess. Da die Pflegekräfte in der Regel stark ausgelastet sind und die Angehörigen ihre Patienten/Patientinnen mit Demenz dennoch gut versorgt wissen wollen, übernehmen sie verschiedene Tätigkeiten anstelle oder für die Pflegekräfte: „*manche sagen schon ,Schwester gehen Sie, sie haben sowieso so viel zu tun, ich mache das', zum Beispiel. Also manche kommen schon von sich aus und sagen ,Ich mache das mit ihr'" (G2, Pos. 149).*

Konsequenzen für die Patientinnen/Patienten mit Demenz kommen darin zum Ausdruck, dass sie durch die Unterstützung der Angehörigen (mehr) essen, pflegerisch versorgt und auch mobilisiert werden. Pflegekräfte vermuten sogar, dass sich die Anwesenheit der und die Unterstützung durch die Angehörigen positiv auf die Behandlung der Patienten/Patientinnen mit Demenz auswirkt:

G2: „[...] wenn die Angehörigen da waren, sie mehr, mehr also hatten mehr irgendwie also Motivation, um raus zu gehen, um den Angehörigen zu zeigen, jetzt kann ich auch mal was oder so, ich habe die Kraft dazu oder den Willen dazu raus gehen zu können, also das also ich finde schon, dass das, dass das was bringt, wenn die Angehörigen da sind" (G2, Pos. 127).

Auf der anderen Seite sehen die interviewten Pflegekräfte auch die Gefahr einer Passivierung der Patienten/Patientinnen mit Demenz, wenn Angehörige zu viel für sie übernehmen.

Konsequenzen auf das Klinikpersonal und den Krankenhausprozess ergeben sich im Wesentlichen durch die Einsparung von Zeit und die Reduktion von Stress für die Pflegekräfte, wenn die Angehörigen bei der Versorgung der Patientinnen/Patienten mit Demenz Tätigkeiten übernehmen. Insbesondere beim Essen, welches sehr zeitaufwendig ist, bringt die Unterstützung durch die Angehörigen eine Entlastung (s. o.).

Konsequenzen für die Angehörigen ergeben sich dahingehend, welche Bedeutung ihnen in der Rolle als Helfer/-in zugeschrieben wird. Zwar ist das Pflegepersonal grundsätzlich sehr an der Unterstützung durch die Angehörigen als Helfer/-in für die Patientinnen/Patienten mit Demenz interessiert, da dies für sie eine Entlastung darstellt. So wünscht sich das Pflegepersonal ausdrücklich ein entsprechendes Engagement der Angehörigen und *„dass sie uns auch irgendwo mithelfen"* *(G2, Pos. 93)*. Dennoch werden Angehörige explizit nicht als Teil eines Teams, das sich gemeinschaftlich um den Menschen mit Demenz kümmert, angesehen:

G5: „[...] nicht unbedingt ein Team, kann man nicht sagen. Hm. In dem Moment ja, so, ne? In dem Moment, das hilft schon, aber Team würde ich nicht sagen. Hm. Dafür sind die nicht lang genug da dann." – I: „Was meinst du, nicht lang genug da?" – G5: „Also der ganze Prozess von morgens bis abends oder sowas. Die sind dann wirklich immer eine begrenzte Zeit da" (G5, Pos. 87 f.).

4.3.2.5 Zusammenfassung zur Gruppe der Pflegekräfte

Die Sicht der Gruppe der Pflegefachkräfte auf die Begleitung der Patientinnen/Patienten mit Demenz im Akutkrankenhaus durch die Angehörigen ist von beträchtlicher Relevanz, da das Pflegepersonal dauerhaft auf den Stationen präsent ist und daher den häufigsten Kontakt zu den Angehörigen bei deren Anwesenheit bei dem Patienten/der Patientin mit Demenz im Krankenhaus hat.

Zu den Rahmenbedingungen im Akutkrankenhaus – und insbesondere auf den Stationen des Krankenhauses – gehört, dass die Anzahl der Mitarbeiter/-innen, die die Patienten und Patientinnen versorgen, sehr begrenzt ist. Dies führt dazu, dass Pflegekräfte oft nur kurz bei den einzelnen Patienten/Patientinnen im Krankenzimmer zugegen sind und sich nicht gesondert um einzelne Personen und deren Bedürfnisse kümmern können.

Patienten und Patientinnen mit einer Demenz sind demgegenüber häufig auf Beachtung und Hilfe angewiesen – zumal das Krankenhaus für diese eine fremde Umgebung mit fremden Menschen darstellt und zu Unbehagen oder auch Angst führt. In Bezug auf Patientinnen und Patienten mit einer demenziellen Erkrankung fehlt Pflegekräften oftmals Wissen zu der Erkrankung an sich und zum Umgang mit diesen. Daher verstehen sie einerseits die Sprache und Inhalte von Patienten/Patientinnen mit Demenz nicht und andererseits können die Pflegekräfte diese Patientinnen und Patienten mit ihrer Kommunikation nur schwer erreichen.

Pflegekräfte wissen in dieser Situation um die Bedeutung von Angehörigen: sie verfügen über ein relevantes Wissen zum Patienten/zur Patientin mit Demenz, kennen die individuellen Bedürfnisse und Ausdrucksweisen der Person und sind dieser als Bezugsperson vertraut.

Auch wenn die Rollen der Angehörigen als Experte/Expertin für die Patientinnen/Patienten mit Demenz und als Stellvertreter/-in der Patienten/Patientinnen mit Demenz über den (persönlichen oder virtuellen) Kontakt zum Klinikpersonal ausgeübt werden können, zeigt sich, dass der persönliche Kontakt deutlich besser funktioniert und wichtiger ist als der virtuelle. Vor Ort sehen sich die Pflegekräfte und die Angehörigen mehr, können leichter und häufiger Informationen austauschen und auch auf zufällige Gegebenheiten reagieren. Trotz eines prinzipiellen persönlichen Kontakts ist die Anwesenheit der Angehörigen im Krankenhaus und bei den Patientinnen/Patienten mit Demenz in ausreichender Häufigkeit und Dauer ganz zentral für die Wahrnehmung aller Rollen. Sicherlich auch aus diesem Grund nehmen Pflegekräfte die Angehörigen insbesondere in den Rollen als Begleiter/-in und Helfer/-in wahr.

Bei der Aufnahme von Patienten und Patientinnen mit Demenz erfolgt vonseiten der Pflegekräfte regelmäßig keine geplante Befragung der Angehörigen bezüglich wichtiger Informationen zu den Patientinnen und Patienten mit Demenz. Darüber hinaus erfolgt der Kontakt zwischen Pflegekräften und Angehörigen eher zufällig auf dem Stationsflur oder im Krankenzimmer. Am ehesten nehmen Pflegekräfte Angehörige von Patienten und Patientinnen wahr, wenn diese sich wiederholt – um Auskünfte zum Patienten/zur Patienten zu erhalten – an die Pflegekräfte wenden, da sie die verantwortlichen Mediziner/-innen nicht erreichen (können). Auch wenn der direkte Kontakt nur eingeschränkt stattzufinden scheint, nehmen Pflegekräfte sehr wohl wahr, was Angehörige im Akutkrankenhaus in ihrer Anwesenheit leisten: Laut ihrer Aussage machen die

Angehörigen die Patienten und Patientinnen mit der (fremden) Umgebung vertraut, bringen ihnen bekannte und vertraute Gegenstände mit, sind häufig bei den Mahlzeiten anwesend und befriedigen die individuellen Bedürfnisse der Patientinnen/Patienten mit Demenz. Darüber hinaus übernehmen manche Angehörige auch pflegerische Tätigkeiten, wie Begleitung bei Toilettengängen, Unterstützung bei oder Übernahme der Körperpflege und/oder Mobilisation. Zudem übersetzen Angehörige bei Untersuchungen zwischen den Patienten/Patientinnen und den medizinischen Fachpersonen.

Viele Angehörige melden sich bei ihrer Ankunft und ihrer Abreise kurz bei den Pflegekräften, so dass diese über deren Anwesenheit informiert sind. Sofern erforderlich, bitten Pflegekräfte Angehörige um Anwesenheit; in Ausnahmesituationen auch um eine vollständige Beteiligung durch Begleitung des Patienten/der Patientin mit Demenz durch Rooming-in. Bezüglich der Entlassung der Patientin/des Patienten nehmen sie ebenfalls Kontakt mit den Angehörigen auf, um die Organisation der Entlassung mit ihnen zu besprechen.

Für Pflegekräfte ist es schwierig, wenn Angehörige im Bedarfsfall überhaupt nicht anwesend oder gar nicht erreichbar sind, um auf Fragen eingehen zu können.

Da vielen Pflegekräften die Belastung und Überlastung der Angehörigen von Patienten/Patientinnen mit Demenz bekannt ist, bieten sie gegebenenfalls Tipps und Ratschläge an. Einige Pflegekräfte befürworten auch ausdrücklich, dass Angehörige die Zeit des Krankenhausaufenthalts der demenziell erkrankten Person zu ihrer eigenen Erholung nutzen.

Insgesamt zeichnet sich nach den Aussagen der Pflegekräfte ein unklares Bild ihres Erlebens der Beteiligung von Angehörigen ab: So sehen einige Pflegekräfte in den Angehörigen eine *große Erleichterung,* während andere von einer *kleinen Unterstützung* sprechen. Bezüglich der Beteiligung und Unterstützungsleistung von Angehörigen wird sowohl ein „zu viel" als auch ein „zu wenig" kritisch betrachtet – wobei eine nähere Bezeichnung des „zu viel" oder „zu wenig" (oder „genau richtig") ausbleibt.

Die interviewten Pflegekräfte differenzieren im Umgang mit den Angehörigen deren vier Rollen in der Regel nicht explizit: So nehmen sie Angehörige überwiegend als Begleiter/-in und/oder Helfer/-in wahr, im Bedarfsfall auch als Informationsquelle – aber nicht eindeutig als Expertin oder Experte. Die Rolle der Angehörigen als Stellvertreter oder Stellvertreterin betrifft die Pflegekräfte kaum.

Im Rahmen der Beteiligung der Angehörigen beim Krankenhausaufenthalt der Patienten/Patientinnen mit Demenz kommen aus Sicht der Pflegekräfte folgende Strategien zum Tragen:

- *Angehörige teilen relevante Informationen mit.* Mit diesem Wissen können Pflegekräfte die Patienten und Patientinnen mit einer Demenz angemessener behandeln und versorgen.
- *Durch Informationen von Angehörigen können Probleme* resultierend aus dem Umgang mit den Patientinnen und Patienten reduziert oder *vermieden werden.*
- Angehörige möchten die *bestmögliche Versorgung des Pateinten/der Patientin mit Demenz sicherstellen.* Aus diesem Grund wenden sie sich, wenn die medizinischen Fachpersonen nicht erreichbar oder ansprechbar sind, an die Pflegekräfte, um wichtige Informationen zum Patienten/zur Patientin zu erhalten.
- Pflegekräfte erleben bei Angehörigen das Bedürfnis, *den Patienten/die Patientin mit Demenz schützen zu müssen.* Dies kann sich auch darin äußern, dass Angehörige für die Patienten und Patientinnen antworten, obwohl diese das noch selbst könnten.
- Pflegekräfte *beziehen Angehörige in die Entlassungsplanung ein.* Sie klären mit ihnen Tag, Uhrzeit und Transportmittel für die Entlassung der Patientin/ des Patienten mit Demenz.
- Angehörige geben den Patienten und Patientinnen *Sicherheit in unbekannter Umgebung,* indem sie diese als Bezugsperson zu Untersuchungen begleiten, mit ihnen Zeit verbringen oder ihnen bei den Mahlzeiten Gesellschaft leisten.
- Pflegekräfte befürworten die *Anwesenheit von Angehörigen im Sinne von Da-Sein* sehr, da Patienten und Patientinnen mit einer Demenz oft auf ihre Bezugsperson fixiert sind.
- Pflegekräfte sehen, dass Angehörige oftmals von der Versorgung des Menschen mit Demenz belastet oder überfordert sind. Daher möchten Pflegekräfte den *Angehörigen Unterstützung geben,* indem sie ihnen Ratschläge erteilen oder Fragen zu einem besseren Umgang mit dem Patienten/der Patientin beantworten. Einige Pflegekräfte sprechen den Angehörigen auch explizit Erholungs- und Ruhezeiten zu.
- *Angehörige unterstützen Patienten und Patientinnen mit Demenz und behalten Gewohntes bei.* Dies erreichen sie mit der Durchführung gleicher oder ähnlicher Tätigkeiten, die den Patienten und Patientinnen von zuhause oder aus dem Alten- bzw. Pflegeheim bekannt sind.
- *Angehörige unterstützen Pflegekräfte und übernehmen Tätigkeiten für sie,* da sie um deren Personal- und Arbeitssituation auf den Stationen wissen. Einerseits

möchten Angehörige das Pflegepersonal entlasten, andererseits möchten sie die Patientin/den Patienten mit Demenz gut versorgt wissen.

Gemäß der Pflegekräfte hat die Beteiligung von Angehörigen bei einem Krankenhausaufenthalt von Patienten und Patientinnen folgende Wirkungen:

Die Patienten und Patientinnen fühlen sich sicherer, sind ruhiger und umfassend versorgt. Angehörige geben ihnen Unterstützung und Schutz. Auch können durch Informationen der Angehörigen und einen angemessenen Umgang der Pflegekräfte mit diesen Patienten/Patientinnen Probleme und Eskalationen vermieden werden. Kritisch sehen Pflegekräfte, wenn Angehörige den Patienten/Patientinnen zu viel abnehmen und sie quasi entmündigen.

Angehörige werden, sofern sie anwesend oder erreichbar sind, in die Entlassungsplanung einbezogen. Zudem können sie sich bei Bedarf in der Zeit des Krankenhausaufenthaltes der Patientin/des Patienten mit Demenz auch ein stückweit erholen.

Für das Pflegepersonal erleichtern die Informationen der Angehörigen den Umgang mit den Patienten und Patientinnen mit Demenz. Dies führt zudem zu einer Entlastung der Pflegekräfte – u. a., weil das Auftreten von Problemen reduziert oder vermieden wird. Eine direkte Entlastung stellt es für die Pflegekräfte dar, wenn Angehörige (pflegerische und versorgende) Tätigkeiten für den Patienten/die Patientin übernehmen und diese den Pflegekräften dadurch abnehmen. Als Belastung werden Angehörige empfunden, wenn sie Forderungen an die Pflegekräfte stellen. In den Äußerungen der Pflegekräfte wird außerdem deutlich, dass Angehörige – trotz ihres Einsatzes und ihrer Beteiligung – ausdrücklich nicht als Teil eines Teams angesehen werden, das sich gemeinschaftlich um den Patienten/die Patientin mit Demenz kümmert.

4.3.3 Gruppe der Medizinerinnen und Mediziner

Die Gruppe der Mediziner und Medizinerinnen bildet neben den Pflegekräften eine der beiden wesentlichen Gruppen des Klinikpersonals, die mit den Patientinnen/Patienten mit Demenz im Rahmen ihres Aufenthaltes befasst sind. Während die Pflegekräfte rund um die Uhr auf den Stationen präsent sind (vgl. Abschn. 4.3.2), verbringen die Mediziner/-innen einen Großteil ihrer Zeit außerhalb der Station im Operationssaal, mit Untersuchungen oder bei Behandlungen. Dadurch sind sie in der Regel weniger mit den Patienten/Patientinnen mit Demenz und ihren Angehörigen in Kontakt und für die Angehörigen in der Regel nicht gut erreichbar.

4.3.3.1 Mediziner/-innen: Rolle der Angehörigen als Experte/ Expertin

Die Rolle der Angehörigen als Expertinnen und Experten für die Patienten und Patientinnen mit Demenz umfasst zwei wesentliche Funktionen: sie *informieren* das Klinikpersonal über die individuellen Besonderheiten der Patienten/ Patientinnen mit Demenz und sie *übersetzen und vermitteln* zwischen den Patientinnen/Patienten mit Demenz und dem Klinikpersonal.

Bedingung für die Rolle der Angehörigen als Experte/Expertin für die Patientinnen/Patienten mit Demenz sind die mit fortschreitender Demenz abnehmenden Interaktionsmöglichkeiten zwischen den Patienten/Patientinnen mit Demenz und ihrer Umgebung. So können die Medizinerinnen und Mediziner oftmals weder die verbalen Äußerungen noch die spezifischen Signale der Patienten/Patientinnen mit Demenz deuten und es gelingt es ihnen nur bedingt, die Patientinnen/ Patienten mit einer Demenz mit ihrer Kommunikation zu erreichen:

> M4b: „Ich nenne das ja immer so eine Art Patienten-Wörterbuch erstellen auch, ja?
> [...] Der Patient, der denkt halt anders und spricht auch anders und äußert sich
> anders. Und wenn wir zu blöd sind, ja, seine Sprache zu (lachend) lernen, dann hat
> der verloren" (M4b, Pos. 86).

Außerdem steht aus Sicht dieser Gruppe der akute medizinische Bedarf, der den Krankenhausbesuch erforderlich macht, im Mittelpunkt – z. B. eine akute Verletzung oder Erkrankung.

Die Mediziner und Medizinerinnen schreiben den Angehörigen aufgrund ihrer langjährigen und intensiven Beziehung zu den Patienten/Patientinnen mit Demenz relevantes Wissen über diese zu, so dass die Rolle von Angehörigen als Experten und Expertinnen für die Patientinnen/Patienten mit Demenz aus den vorliegenden Daten abgeleitet werden kann. Die Angehörigen kennen relevante Fakten zu den Patienten/Patientinnen mit Demenz wie deren Biografie, den aktuellen Zustand und Unterstützungsbedarf, ihre medizinische Geschichte und den Umgang mit ihnen: *„Wir achten auch da drauf, die Biografie des Patienten dann mit zu erfassen, weil [...] das Verhalten des alten Menschen ja im erheblichen Maße von seinem erlebten Leben abhängig ist, ja" (M4, Pos. 63).*

Darüber hinaus kennen die Angehörigen die Patientinnen/Patienten mit Demenz als Person mit ihren jeweiligen Präferenzen und ihnen wichtigen Sachen. Und schließlich wissen nur die Angehörigen um die (oft indirekten) Signale der Patienten/Patientinnen mit Demenz zur Zustands- und Bedürfnisäußerung oder ihre individuellen Codes:

M4: „War eine Patientin, die sagte dann: ‚Ich habe einen Wunsch.' Ne, sage ich: ‚Gut, was möchten Sie denn gerne?' ‚Ja, ich habe einen Wunsch.' ‚Ja,' sage ich: ‚Aber was möchten Sie denn gerne? Mache ich Ihnen, kriegen Sie.' ‚Ja, ich habe einen Wunsch.' Na, dann sage ich: ‚Ich verstehe Sie nicht. Was/' ‚Ja, ich habe einen Wunsch. Aber das ist jetzt sowieso zu spät.' Und dann kam die Tochter hin und dann haben wir ihr das erzählt und dann sagte die Tochter,'Jja, war ganz einfach. Die Mutter hat Zeit ihres Lebens gesagt: Ich habe einen Wunsch, wenn sie Stuhlgang machen musste'" (M4, Pos. 86).

Diese für den Umgang mit den demenziell beeinträchtigten Patientinnen und Patienten wichtigen, spezifischen Informationen fehlen den Mediziner/-innen. Dafür verfügen diese über eine professionelle Expertise im medizinischen Bereich. Manche von ihnen kennen sich auch mit dem Thema Demenz aus.

Die Mediziner/-innen interagieren mit den Angehörigen in der Rolle als Expertinnen oder Experten für die Patienten/Patientinnen mit Demenz persönlich oder virtuell. Grundlegend für den Austausch ist der Kontakt – dieser kann auch im Rahmen der Anwesenheit der Angehörigen (z. B. in einer anderen Rolle, s. u.) stattfinden.

Die Zeitpunkte, zu denen Kontakt zwischen Angehörigen in der Rolle der Experten und Expertinnen im Rahmen der Krankenhausprozesse und den medizinischen Fachkräften stattfindet, sind insbesondere die Aufnahme, die (Vor-) Untersuchung, die Phase vor und nach der Operation und gegebenenfalls die Visite.

Art und Umfang der „Expertenbefragung" im Rahmen der Aufnahme durch das medizinische Fachpersonal leiten sich in der Krankenhauspraxis in der Regel aus dem akuten Geschehen ab. Die Beurteilung der Demenz der Patienten und Patientinnen und die Klärung der diesbezüglichen spezifischen Fragen liegen in der Hand der Behandelnden. Dabei scheint der Hauptfokus allerdings auf dem akuten medizinischen Problem zu liegen. Je mehr die medizinischen Fachkräfte im Bereich Demenz qualifiziert sind oder durch klinikinterne Prozesse dazu angehalten werden, desto direkter gehen sie auf die Angehörigen zu, um zusätzlich auch das gewünschte Hintergrundwissen in Bezug auf die Demenz des Patienten oder der Patientin zu erhalten: *„in der digitalen Patientenakte, […] gibt es da ein paar Fragen, und wenn die halt mit Ja beantwortet werden, […] ploppt dann direkt in diesem Fenster ein neues Fenster auf"* (M5, Pos. 9).

Auch rund um eine Operation wird mit Angehörigen das Gespräch gesucht: *„Den habe ich ja vor Operation gesehen, habe mit ihm gesprochen und habe hinterher mit öfter mal gesprochen"* (M1, Pos. 57).

Angesichts der geringen Erreichbarkeit der Medizinerinnen und Mediziner wegen ihrer oftmals stationsfremden Aufgaben, ergibt sich der Kontakt mit den Angehörigen zwar zumeist im Rahmen von deren Anwesenheit bei den Patienten/Patientinnen mit Demenz, aber im Wesentlichen nur zu den oben genannten Zeitpunkten. Das dies für die Interaktion ein Problem darstellen kann, ist den Mediziner/-innen durchaus bewusst: *„Problem bei uns ist halt immer, dass wenn wir im OP sind, sind wir halt nicht erreichbar und das lässt sich manchmal nicht vereinbaren mit Angehörigen"* (M2, Pos. 51).

Dies stellt hohe Anforderungen an die zeitliche Flexibilität der Angehörigen. Dabei sind die Gespräche dann: *„Also so kurz halt"* (M1, Pos. 57).

Das Ausbleiben von Kontakt und/oder Anwesenheit und damit von einer Beteiligung der Angehörigen (Absenz) ist aus Sicht der Mediziner und Medizinerinnen schwierig – insbesondere aufgrund der eingeschränkten Interaktionsmöglichkeit mit den Patientinnen und Patienten mit Demenz:

> M5: *„Wenn wir sie nicht fassen können. Also wenn wir die weder erreichen [...] Das ist halt für uns schwierig, so. Da machen wir natürlich hier unseren Teil, aber das ist ja auch immer eine Kooperation in dem Sinne"* (M5, Pos. 73).

Mit Blick auf die Strategien geht es in der Rolle der Angehörigen als Experte/ Expertin für die Patientinnen/Patienten mit Demenz um das Mitteilen der für deren Behandlung und Aufenthalt im Krankenhaus relevanten Informationen an das Klinikpersonal. Die befragten medizinischen Fachkräfte erkennen hierbei folgende Vorgehensweisen: sowohl für Angehörigen als auch für die Mediziner/ -innen ist die Strategie „Angehörige teilen relevante Informationen mit" bedeutsam. Zudem möchten die Mediziner/-innen „durch Informationen Probleme vermeiden".

- *Strategie Angehörige und Mediziner/-innen – Angehörige teilen relevante Informationen mit:* Die Angehörigen teilen ihre (Experten-)Informationen über die Patienten/Patientinnen mit Demenz mit, um eine gute Versorgung für sie zu gewährleisten. Die Mediziner/-innen wollen ebenfalls eine gute Versorgung der Patienten/Patientinnen mit Demenz und den Behandlungserfolg sicherstellen. Dazu benötigen sie Informationen von den Angehörigen: *„sie beantwortet mir von Anfang an auch meine Fragen, wenn ich irgendwelche Fragen habe, was der Herr Aring nicht beantworten kann"* (M3, Pos. 35).
- *Strategie Mediziner/-innen – Durch Informationen Probleme vermeiden:* Die Patientinnen/Patienten mit Demenz können in der für sie fremden Umgebung

des Krankenhauses mit Hilfe des spezifischen Wissens über sie besser unterstützt werden und man *„kann damit dann Katastrophen verhindern"* (M4b, Pos. 86). Da die Patienten/Patientinnen mit Demenz diese Informationen selbst regelmäßig nicht mehr mitteilen können, tauschen sich die Mediziner/-innen dazu mit den Angehörigen aus.

Für die Patientinnen/Patienten mit Demenz zeigt sich in der Konsequenz ein individuellerer Umgang mit ihnen, z. B. das Verstehen und Berücksichtigen der Bedürfnisäußerungen oder die Vermeidung bzw. Verminderung schwieriger Situationen oder von Eskalationen. Auch kann die Behandlung der Patientinnen/ Patienten mit Demenz individuell abgestimmt werden: *„Und das ist halt ganz wichtig. Dadurch können wir auch unsere Behandlungsplanung abstimmen"* (M4, Pos. 63).

Durch eine geeignete Ansprache fühlen sich die Patienten/Patientinnen mit Demenz gut aufgehoben und versorgt. Schätzen die Mediziner/-innen aufgrund mangelnder Informationen gegebenenfalls Situationen inadäquat ein und handeln entsprechend, können die Patientinnen/Patienten mit Demenz dadurch aufgebracht reagieren: *„das bringt ihn ja völlig durcheinander, ja. Das ist ja nicht seine Realität und dann entsteht natürlich Ärger, dann entsteht Wut, dann entsteht Aggressivität"* (M4, Pos. 19).

Im Falle der Absenz der Angehörigen muss das Klinikpersonal den Angehörigen z. B. hinterhertelefonieren:

M3: „[…] es gibt Angehörige, von denen man so gut wie nie hört, es gibt Angehörige, die dann den Patienten in der Aufnahme abgeben, dann nie wieder sich blicken lassen, wo man dann im Heim oder sonst da und da hinterher telefonieren muss, um überhaupt rauszubekommen, was demente Patienten eigentlich haben, warum sie da sind" (M3, Pos. 59).

4.3.3.2 Mediziner/-innen: Rolle der Angehörigen als Stellvertreter/Stellvertreterin

In der Rolle als Stellvertreterin bzw. Stellvertreter der Patienten und Patientinnen mit Demenz wirken Angehörige an Lösungen und Entscheidungen mit, die die Patientinnen und Patienten mit Demenz betreffen. Dabei erfüllen sie ebenfalls zwei Funktionen: Erstens **treffen** sie **Entscheidungen** mit den Patientinnen und Patienten oder für sie und zweitens **handeln** sie **als (rechtliche) Betreuer/-innen** der demenziell erkrankten Menschen.

Bedingt durch den Fortschritt einer Demenz verringern sich zunehmend die Interaktionsmöglichkeiten der Patientinnen/Patienten mit Demenz, so dass sie ihren eigenen Willen irgendwann nicht mehr selbst bzw. für Außenstehende verständlich zum Ausdruck bringen können. Daher benötigen diese Personen als Patienten/Patientinnen jemanden, der/die ihren Willen und ihre Wünsche kennt und diese – idealerweise ungeachtet eigener Vorstellungen und Absichten – in die Überlegungen und Entscheidungen zu ihrer Behandlung einbringt.

Besonders relevant für diese Rolle der Angehörigen ist zudem, dass ein akuter Grund in Form einer Verletzung oder Erkrankung vorliegt, der den Krankenhausaufenthalt der Patienten/Patientinnen mit Demenz erforderlich macht.

Die Angehörigen verfügen als Stellvertreter/-in über entscheidungsrelevantes Wissen zu den Patienten/Patientinnen mit Demenz. Überdies kennen sie die Patientinnen/Patienten mit Demenz als Person (zu Details vgl. Abschn. 4.3.3.1). Als Stellvertreter/-in entscheiden und handeln die Angehörigen für den Patienten/die Patientin (an deren Stelle). Dazu wurden sie entweder durch den Menschen mit Demenz beauftragt, z. B. durch eine Betreuungsvollmacht, oder sie wurden aufgrund einer gerichtlichen Bestimmung offiziell zum Betreuer/zur Betreuerin bestellt. Letzteres trifft für alle an der Untersuchung beteiligten Angehörigen zu (vgl. Abschn. 4.3.1.2). Die Angehörigen sind dadurch in der Lage und in der Regel auch formal ermächtigt, für die Patienten/Patientinnen mit Demenz Entscheidungen zu treffen oder in deren Namen Erklärungen abzugeben und erforderliche Unterschriften zu leisten.

Damit die Angehörigen in der Rolle als Stellvertreter oder Stellvertreterin im Krankenhaus beteiligt werden und wirken können, muss das Krankenhaus zum einen deren Zustimmung und Unterschrift benötigen und zum anderen deren Rolle anerkennen.

Die Medizinerinnen und Mediziner interagieren mit den Angehörigen in der Rolle als Stellvertreter/-in der Patientinnen/Patienten mit Demenz persönlich oder virtuell. Entscheidend für den Austausch ist der Kontakt zwischen Mediziner/-innen und Angehörigen – dieser kann auch im Rahmen der Anwesenheit der Angehörigen (in einer anderen Rolle, s. u.) erfolgen.

Die Zeitpunkte, zu denen Kontakt in der Rolle als Stellvertreter/-in im Rahmen der Krankenhausprozesse zwischen medizinischen Fachkräften und Angehörigen stattfindet, sind die Aufnahme, die (Vor-)Untersuchung, die Zeit vor und nach der Operation, die Visite und die Entlassung.

Der Kontakt erfolgt meistens *„telefonisch oder Gespräche am Patientenbett oder auf dem Gang"* (M2, Pos. 49). Die Gespräche am Patientenbett oder auf dem Gang entstehen demnach eher zufällig, wenn die Angehörigen zu der Zeit anwesend sind. Alternativ kommen Gespräche zustande, wenn *„sie ins Haus kommen*

und Fragen haben und sich bei den Schwestern melden" (M2, Pos. 51). Manche Mediziner/-innen bieten auch eine *„Sprechstunde"* (M5, Pos. 81) an. Eine
aktive Ansprache erfolgt, wenn es um das Leisten von Unterschriften geht: *I:
„Er musste irgendwas unterschreiben wegen der OP." – M2: „Genau, dann war
das beim Aufnahmetag"* (M2, Pos. 22).

Mediziner/-innen versuchen, Angehörige als Stellvertreter/-innen zu beteiligen, da sie um die Bedeutung für den Behandlungserfolg bei den Patientinnen
und Patienten mit Demenz wissen. Wenn der Angehörige oder die Angehörige
„das gutheißt, zum Beispiel, dass wir dabei sind und die Patienten betreuen" (M5,
Pos. 77), vermitteln sie dies den Patientinnen/Patienten mit Demenz und geben
ihnen Sicherheit.

In Bezug auf die Rolle als Stellvertreter/-in sind die Medizinerinnen und Mediziner die Hauptansprechpartner für die Angehörigen. Deren Erreichbarkeit stellt
für sie allerdings eine Herausforderung dar (vgl. Abschn. 4.3.1.2).

Hinsichtlich der Strategien geht es bei der Rolle der Angehörigen als Stellver-
treter/-in der Patienten/Patientinnen mit Demenz im Krankenhaus vornehmlich
um die Mitwirkung an Entscheidungen, welche die Patientinnen/Patienten mit
Demenz und ihre Behandlung betreffen sowie die Erfüllung der zugehörigen
formalen Anforderungen, wie z. B. die Leistung erforderlicher Unterschriften.
Diesbezüglich zeigt sich vonseiten der Angehörigen und der Mediziner/-innen die
Strategie „bestmögliche Versorgung sicherstellen". Die Mediziner/-innen verfolgen in Bezug auf diese Rolle zudem folgende Vorgehensweisen: „Angehörige in
Entscheidungen einbeziehen" sowie „Angehörige in Entlassungsplanung berück-
sichtigen". Die Angehörigen indes übernehmen in der Rolle als Stellvertreter/-in
für die Patientin/den Patienten mit Demenz auch die Vorgehensweise „Patienten/
Patientin mit Demenz schützen müssen".

- *Strategie Angehörige und Mediziner/-innen – Bestmögliche Versorgung sicherstellen:* Angehörige nutzen ihre Informationen über die Patientinnen/Patienten
  mit Demenz und ihren Auftrag der Stellvertretung, um deren bestmögliche
  Versorgung sicherzustellen. Als Stellvertreter/-in der Patienten/Patientinnen
  mit Demenz tragen die Angehörigen durch das Mitteilen ihrer spezifischen
  Informationen über die Patientinnen/Patienten mit Demenz dazu bei, dass die
  Mediziner/-innen sie optimal beraten bzw. mit ihnen in den Austausch treten
  können: *„ich spreche mit ihr eigentlich fast jeden Tag über alle Befunde und
  spreche dann mit ihr, was wir noch vorhaben, was ich denke, wie lange wir
  brauchen"* (M3, Pos. 43).

• *Strategie Mediziner/-innen – Angehörige in Entscheidungen einbeziehen:* Angesichts der formalen Notwendigkeit (insbesondere von Unterschriften) will das Klinikpersonal die Angehörigen in die erforderlichen Entscheidungen einbeziehen, z. B. *„Wenn es jetzt um eine ganz konkrete Aufklärung für den OP geht"* *(M5, Pos. 53).* In erster Linie fokussieren die Mediziner und Medizinerinnen bei der Entscheidungsfindung mit den Angehörigen auf *„den Patienten selber, auch wenn er dement ist, ja, und fragen ihn nach seinen Wünschen"* *(M4, Pos. 87).* Das Ziel sind gemeinsame Entscheidungen zum Wohl des Patienten/der Patientin: *„zur morgendlichen Visite und wir können direkt mit denen sprechen gemeinsam auch mit dem Patienten. Und dann wird das gemeinsam entschieden"* *(M4, Pos. 63).*

Den Angehörigen als Stellvertreter/-innen und den Patientinnen/Patienten mit Demenz wird im Bedarfsfall Bedenkzeit eingeräumt und betont, dass *„nichts über Ihren Kopf hinweg"* *(M4, Pos. 63)* entschieden wird.

Angehörige sind auf das Wohl der Patientinnen/Patienten mit Demenz fokussiert und wollen Entscheidungen zum Wohle der und für die Patienten/Patientinnen mit Demenz treffen. Wenn sie an die Mediziner/-innen allerdings unhaltbare Ansprüche haben, stößt das an Grenzen:

> M4: *„Sind ja viele Angehörige, die den Ehemann, die Ehefrau, die Mutter, den Vater wieder so haben wollen, wie sie ihn kennen von früher und versuchen dann, das wieder dem Patienten aufzuoktroyieren, ja. Und das funktioniert ja nicht"* *(M4, Pos. 17).*

• *Strategie Angehörige – Patienten/Patientin mit Demenz schützen müssen:* Angehörige agieren als Stellvertreter oder Stellvertreterin für die Patienten und Patientinnen mit Demenz, indem sie diese auch gegenüber dem Klinikpersonal vertreten. Problematisch wird die Einflussnahme von Angehörigen in der Rolle als Stellvertreter/-in auf die Patientinnen und Patienten mit Demenz aus Sicht der Medizinerinnen dann, wenn

> M5: *„[...] Angehörige sehr, sehr, einen großen Einfluss in medizinischen Fragen auf den Patienten selber haben [...] Das wäre jetzt etwas, wo ich sagen würde, es ist manchmal hinderlich, wenn Angehörige dabei sind"* *(M5, Pos. 53).*

Über – aus der Sicht der Mediziner/-innen – fragwürdige Vorstellungen oder Forderungen von Angehörigen in dieser Rolle setzen sich die Mediziner/-innen bei Bedarf hinweg: *„Deswegen, wenn ein Betreuer zu mir dann sagt ‚Sie müssen aber diesen Menschen jetzt ans Bett fixieren, weil ich will nicht, dass der noch mal stürzt.' das geht natürlich nicht"* *(M4, Pos. 87).*

- *Strategie Mediziner/-innen – Angehörige in Entlassungsplanung berücksichtigen:* Die medizinischen Fachkräfte binden die Angehörigen in die Planung der Entlassung ein, damit diese sich darauf einstellen und entsprechende Vorbereitungen treffen können:

  ○ *M2: „Wenn es eine Entlassung nach Hause ist, dann wird es schon mit den Angehörigen gesprochen, wie ist es zu Hause möglich, auch Entlassung ins Pflegeheim oder in eine Reha oder sowas werden mit Angehörigen besprochen, dass die Bescheid wissen, und die müssen ja auch mit in die Planung eingebunden werden" (M2, Pos. 59).*

  ○ *M3: „[…] schließlich ist es ja auch für sie wichtig, dass sie auch dann weiß, wann er dann nach Hause kommt, dass sie dann auch gewisse Vorbereitungen, wenn es sein muss, zu Hause, weiß ich nicht, dass sie das vorbereiten kann" (M3, Pos. 43).*

Konsequenzen für die Patienten/Patientinnen mit Demenz aufgrund eines wirksamen Ausfüllens der Rolle als Stellvertreter/-innen durch die Angehörigen sind fundierte Entscheidungen in ihrem Sinne und deren Umsetzung. Eine kooperative, zustimmende Haltung vermittelt den Patientinnen/Patienten mit Demenz Sicherheit.

Für die Angehörigen selbst ergeben sich Konsequenzen durch eine angemessene Ansprache, eine ausführliche Beratung und eine entsprechende Bedenkzeit. Dadurch haben Angehörige ein positives und sicheres Gefühl bei den Entscheidungen: *„Aber das wird, wie gesagt, alles in Einzelheiten entweder mit dem Patienten selber besprochen oder […] mit den Angehörigen, damit jeder auch wirklich zufrieden ist" (M4, Pos. 87).*

Für die Mediziner/-innen wie für den Krankenhausprozess wirkt sich die Beteiligung von Angehörigen als Stellvertreter/-innen dahingehend aus, dass Entscheidungen rechtzeitig und gemeinsam getroffen und zielgerichtet umgesetzt werden können. Erschwerend wirkt, wenn Angehörige durch anderweitige Ansichten Einfluss auf die Patienten/Patientinnen mit Demenz und notwendige Entscheidungen bzw. Maßnahmen nehmen.

4.3.3.3 Mediziner/-innen: Rolle der Angehörigen als Begleiter/ Begleiterin

Die Angehörigen sind dann Begleiter oder Begleiterin der Patienten und Patientinnen mit einer Demenz, wenn sie ihnen bekannt und vertraut sind und dadurch zu ihrer ***Bezugsperson*** werden. Außerdem können sie den Patientinnen/Patienten mit Demenz auf Basis von deren Vertrauen **Sicherheit geben** und ihnen dadurch auch unbekannte Situationen vertraut(er) machen.

Bedingung für die Rolle der Angehörigen als Begleiter/-in der Patientinnen/ Patienten mit Demenz im Krankenhaus ist, dass den Patienten und Patientinnen mit fortschreitender Demenz ihre aktuelle Umgebung immer fremder wird. Dadurch sind diese Patienten bedroht, ihre *„Struktur zu verlieren durch die andere örtliche Umgebung, durch andere Personen" (M4, Pos. 21)*. Das verunsichert sie bzw. macht ihnen Angst – mit dem daraus resultierenden Verhalten. So berichtet ein Mediziner, dass z. B. eine Patientin mit Demenz *„total durcheinander und unruhig" (M1, Pos. 65)* war und dann *„schreit sie immer nach Hilfe und versucht sonst irgendwas rumzumachen" (M1, Pos. 71)*.

Aufgrund ihrer abnehmenden Interaktions- und Handlungsfähigkeit sind die Patienten und Patientinnen mit Demenz zunehmend auf ihre Angehörigen angewiesen. Daher fokussieren sie sich auf ihre Angehörigen, die ihnen lange bekannt und vertraut sind.

Die Angehörigen kennen die Patienten/Patientinnen mit Demenz als Person (vgl. auch Abschn. 4.3.3.1). Auch sind sie in der Lage, Äußerungen der Patientinnen/Patienten mit Demenz zu verstehen und (auch zeitlich) einzuordnen. Darüber hinaus haben die Angehörigen häufig eine vertraute Beziehung zu den Patienten/ Patientinnen mit Demenz: *„Das war absolut harmonisch. Sie hatte zu ihm eine wunderbare Beziehung" (M4, Pos. 21)*. Das heißt, die Patientinnen/Patienten mit Demenz erkennen und kennen sie als ihre Angehörigen. Darüber hinaus vertrauen sie ihnen, fühlen sich bei ihnen beschützt und geschützt.

Die Möglichkeit der Angehörigen, einen Patienten/eine Patientin mit Demenz im Akutkrankenhaus zu begleiten, hängt für die Mediziner/-innen von der Motivation (dem Wollen) und den Ressourcen (dem Können) der Angehörigen ab (vgl. Abschn. 4.3.1):

○ M4: *„Das Problem ist dann wirklich, dass viele das nicht wollen, weil sie tatsächlich Ruhe brauchen" (M4, Pos. 29)*.
○ M5: *„Also, wenn die halt einfach auch sagen: ‚Ja, ich habe jetzt hier meinen Beruf, ich bin so und so weit entfernt, ich kann nicht, ich will nicht', wie auch immer" (M5, Pos. 73)*.

Die Möglichkeit für die Angehörigen, im Krankenhaus anwesend zu sein, wird ferner durch personen- und situationsbezogene Regelungen mitbestimmt, wie z. B. Ruhezeiten der Patienten und Patientinnen, da *„so ein alter Mensch auch mal*

Ruhe braucht und die Therapien schon anstrengend sind" (M4, Pos. 71). Zusätzlich wird darauf geachtet, dass *„man auch einfach der Physiotherapie ein bisschen dann Zeit gibt, und Raum gibt"* (M5, Pos. 93).

Auf Seiten des Klinikpersonals sowie des Krankenhausprozesses und -systems kommen weitere Bedingungen hinzu: beispielsweise begrenzen die Bettenkapazität und -belegung die Möglichkeiten zur Übernachtung für Angehörige im Sinne eines Rooming-in: So *„ist es logistisch manchmal ein bisschen schwierig dann, aufgrund der Bettenbelegung dann eben halt auch ein freies Zimmer und so weiter"* (M5, Pos. 95). Auch ist hier die Personalkapazität ein bedingender Faktor:

> M5: *„[...] von der Pflege [...] die sind einfach so maßlos unterbesetzt, dass sie das einfach nicht leisten können, ne, ständig dann letztendlich diesen Patienten zu beobachten. (unv.), dass er eben nicht aufsteht und fällt"* (M5, Pos. 137).

Die Interaktionen zwischen den medizinischen Fachkräften und den Angehörigen in ihrer Rolle als Begleiter/-in der Patientinnen/Patienten mit Demenz finden persönlich statt. Entscheidend für die Ausübung dieser Rolle ist die Anwesenheit in entsprechender Häufigkeit und Dauer.

Die Zeitpunkte, zu denen die Medizinerinnen und Mediziner die Anwesenheit der Angehörigen in ihrer Rolle als Begleiter/-in der Patienten/Patientinnen mit Demenz wahrnehmen, sind insbesondere die Aufnahme, vor/nach der Operation, bei Untersuchungen bzw. Behandlungen und im Stationsalltag.

Bei Bedarf werden die Sprechzeiten genutzt oder der Kontakt zu den Angehörigen hergestellt, wenn diese z. B. im Krankenhaus anwesend sind *„und sich bei den Schwestern"* (M2, Pos. 51) mit Fragen gemeldet haben.

Wenn Mediziner/-innen mitbekommen, dass Patienten und Patientinnen ihre Angehörigen fortwährend suchen, werden diese aktiv angesprochen:

> M4: *„[...] dann sprechen wir mit den Angehörigen natürlich, fragen, ob der Angehörige dazu bereit ist, den Vater oder die Mutter zu begleiten und vielleicht auch unterstützend mitzuhelfen. Wenn die das dann sind, dann lassen wir die gerne hier am Stationsleben auch mit teilnehmen"* (M4, Pos. 29).

In Ausnahmefällen wird die Anwesenheit von Angehörigen bei Patientinnen/ Patienten mit Demenz nach einer Operation im Aufwachraum ermöglicht:

> M5: *„[...] da nehmen wir sie ja, versuchen wir die Angehörigen schon ein bisschen mehr mitzunehmen als nur Besucher. Da gibt es auch sicherlich mal so Ansätze, dass man auch mal die vielleicht in den Aufwachraum lässt. Das ist aber, sind Ausnahmen, ja? Sind nicht die Regel"* (M5, Pos. 31).

Angehörige nehmen einiges auf sich, um bei den Patientinnen/Patienten mit Demenz sein zu können. Ein Mediziner berichtet von einem Angehörigen, der von weit her anreiste und sich ein Hotelzimmer nahm:

> M4: „[…] schon einen Sohn hierhergeholt, der lebt und arbeitet in Zürich. Und der hat dann seine Mutter hier halt tatsächlich zwei Wochen begleitet […]" – I: „War der Sohn dann mit hier untergebracht oder hat er sich ein Hotel oder sowas genommen?" – M4: „Nein. Der hatte sich ein Hotelzimmer genommen (unv. leise). Aber der kam dann jeden Tag" (M4, Pos. 21 f.).

Einige Angehörige sind mehrmals die Woche oder sogar „tagtäglich da" (M3, Pos. 9). Ein Mediziner, der als Chirurg in einem Krankenhaus tätig ist, gibt aber zu bedenken: „Wobei ich auch nicht den Überblick habe, wann sind Angehörige da und wann nicht" (M2, Pos. 57).

Angesichts ihrer eigenen seltenen Anwesenheit auf den Stationen können die Mediziner/-innen nicht nur die Häufigkeit und Dauer der Anwesenheit der Angehörigen schwer einschätzen, sie haben auch nur einen begrenzten Einblick in die Tätigkeiten, die die Angehörigen während ihrer Anwesenheit bei den Patienten/Patientinnen mit Demenz ausführen. So nehmen die Mediziner/-innen im Wesentlichen folgende Tätigkeiten von Angehörigen als Begleiter/-innen wahr: „Einfach mal da sein, ein bisschen reden, Händchen halten, einfach irgendwie eine gewisse Gewohnheit noch beibehalten" (M2, Pos. 55). Eine Ausnahme bildet die Übernachtung – das Rooming-in –, weil dies zuvor besprochen und abgestimmt wird. „Das ist aber wirklich ganz selten und wirklich eine Ausnahme" (M4, Pos. 25).

Die medizinischen Fachkräfte bemerken, dass begleitende Angehörige vielfach belastet sind und manche „tatsächlich Ruhe brauchen" (M4, Pos. 29). Vereinzelt bieten Mediziner/-innen daher – im Rahmen ihrer Möglichkeiten – Hilfe an:

○ M4: „Jeder […] kriegt einen Rat, unter Umständen auch Hilfe, wenn er es braucht, und wir versuchen den auch zu begleiten […] Ist überhaupt kein Problem. Und das ist, glaube ich, das ganz Wichtige, dass man die Leute nicht alleine lässt" (M4, Pos. 87).

○ M4: „Wir zeigen ihnen, wie wir mit den Menschen umgehen, und führen die halt tatsächlich auch so dahin, was sie eventuell besser machen könnten oder was sie einfach mal versuchen, ob sie dann damit zurechtkommen. Und damit ist ja am meisten geholfen, auch für nachher" (M4, Pos. 85).

Bei drohender oder auftretender Absenz der Angehörigen, z. B. durch zeitlich-räumliche Restriktionen oder Ruhebedarf, ist eine aktive Beteiligung nicht möglich:

> *M5: „Also, wenn die halt einfach auch sagen: ‚[…] ich kann nicht, ich will nicht‘, wie auch immer, ja? Das ist halt für uns schwierig, so. Da machen wir natürlich hier unseren Teil, aber das ist ja auch immer eine Kooperation in dem Sinne“ (M5, Pos. 73).*

Bezüglich der Strategien geht es in der Rolle der Angehörigen als Begleiter/-in um ihr Da-Sein an der Seite der Patienten/Patientinnen mit Demenz und für sie. Für diese Rolle sind aus Sicht der Mediziner und Medizinerinnen folgende Vorgehensweisen leitend: Angehörige wollen den Patienten/Patientinnen mit Demenz „Sicherheit geben in unbekannter Umgebung“, Angehörige und Mediziner/-innen sind gemeinsam bestrebt die „Anwesenheit (Da-Sein) von Angehörigen [zu] ermöglichen“ und die Mediziner/-innen möchten begleitenden „Angehörigen Unterstützung geben“.

- *Strategie Angehörige – Sicherheit geben in unbekannter Umgebung:* So nutzen die Angehörigen die Bedeutung ihrer Anwesenheit für bzw. deren Wirkung auf die Patienten/Patientinnen mit Demenz gezielt zur Verbesserung von deren Situation. Die Anwesenheit der Angehörigen spielt für die Patienten/Patientinnen mit Demenz eine große Rolle:

  - *M1: „[…] sobald der Enkel da ist, ist es gut. […] ist halt einfach ein Teil der normalen, der gewohnten Umgebung“ (M1, Pos. 71 f.).*
  - *M3: „[…] es ist immer nur positiv, […] wenn die Angehörigen dann den Patienten in dieser nicht gewohnten Umgebung dann mit begleiten, dass es eine gewisse Sicherheit dem Patienten gibt“ (M3, Pos. 37).*

- *Strategie Angehörige und Mediziner/-innen – Anwesenheit (Da-Sein) ermöglichen:* Die medizinischen Fachkräfte wiederum sind angesichts der Bedeutung (und Wirkung) der Beteiligung der Angehörigen sehr an der Anwesenheit der Angehörigen interessiert. Sie wollen den bestmöglichen Behandlungserfolg für die Patienten/Patientinnen mit Demenz erreichen:

  > *M1: „[…] sobald der Enkel da ist, ist sie eigentlich ruhig und gut zu händeln. […] da legt es richtig den Schalter um, ja. […] ich weiß nicht, was sie ihm erzählt oder was er mit ihr erzählt, aber zumindest ist sie ruhig“ (M1, Pos. 65 f.).*

Dies führt sogar zu dazu, eine Anwesenheit von Angehörigen zu ermöglichen, obwohl diese eigentlich nicht oder nur sehr eingeschränkt gestattet ist (vgl. COVID-19-Pandemie, Abschn. 4.4.2.3): *„Richtig. Hm. Wir lassen durchaus Besucher zu in Ausnahmefällen. Auf Anordnung des Landrates haben wir jetzt ein komplettes Besuchsverbot gerade"* (M4, Pos. 13).

Wenn sich Angehörige während ihrer Anwesenheit beteiligen *„wollen und sich entsprechend auch zurücknehmen, [...] die können dann tatsächlich auch mittherapieren"* (M4, Pos. 85).

Auch wird in Einzelfällen in Abhängigkeit von der Bettenbelegung das Rooming-in ermöglicht:

> M5: *„Machen wir hier, also wenn das, also das ist durchaus ein Konzept hier. Kommt jetzt nicht häufig vor, muss ich sagen, aber ist durchaus auch so von der Pflegedienstleitung hier abgesegnet und gewünscht. In Einzelfällen natürlich"* (M5, Pos. 95).

Dabei wird jedoch auch das Verhältnis von Förderung und benötigter Ruhe der Patienten/Patientinnen mit Demenz beachtet: *„Aber natürlich alles nur in einem, ja, gezielt fördern, fordern, aber natürlich nicht überfordern, ne?"* (M5, Pos. 93).

- *Strategie Mediziner/-innen – Angehörigen Unterstützung geben:* Mediziner/-innen möchten Angehörige stärken, die Erholung von bzw. Hilfe bei der Pflege der Patientinnen/Patienten mit Demenz benötigen. Die medizinischen Fachkräfte wissen und sehen, dass die Angehörigen mit der Versorgung der Patienten/Patientinnen mit Demenz in der Regel hoch belastet und oft auch überfordert sind: *„es ist halt schon interessant, wie hilflos die Angehörigen von Demenzkranken sind und wie alleine die gelassen werden"* (M4, Pos. 85). Daher geben sie ihnen Ratschläge und beantworten Fragen für einen besseren Umgang mit den Patientinnen/Patienten mit Demenz oder *„fragen natürlich auch, was wird benötigt an eventuellen Hilfsmitteln"* (M4, Pos. 87).

Konsequenzen für die Patienten/Patientinnen mit Demenz zeigen sich darin, dass diese sich gut aufgehoben fühlen, das Gefühl einer *„gewissen Sicherheit"* (M3, Pos. 37) haben und ruhiger werden.

Wirkungen auf das Klinikpersonal und den Krankenhausprozess hat die Anwesenheit der Angehörigen in der Rolle der Begleiter/-in der Patientinnen/Patienten mit Demenz dahingehend, dass diese dadurch *„therapiefähig gemacht"* (M4, Pos. 23) werden und *„ruhig und gut zu händeln"* (M1, Pos. 65) sind. *„Und dadurch war sie natürlich auch besser führbar, ja. Und das unterstützt dann tatsächlich auch* *die ganze Behandlung"* (M4, Pos. 21). Dies schont die Kraft und die Konzentration des Klinikpersonals, so dass davon mehr für andere(s) bleibt.

Für die Angehörigen selbst ergeben sich Konsequenzen durch die erlangte Hilfe in Form von Hinweisen und Ratschlägen. Diese helfen Angehörigen und Patientinnen/Patienten mit Demenz oft auch noch nach dem Krankenhausaufenthalt.

4.3.3.4 Mediziner/-innen: Rolle der Angehörigen als Helfer/Helferin

Als Helfer und Helferinnen werden Angehörige innerhalb der Prozesse im Akutkrankenhaus für die Patienten/Patientinnen mit Demenz und/oder für das Klinikpersonal tätig. Dabei übernehmen die Angehörigen einerseits *pflegerische Aufgaben*, also die Pflege und Versorgung der Patientin/des Patienten mit einer Demenz. Andererseits *unterstützen* sie durch die Übernahme solcher und organisatorischer Aufgaben explizit die *Pflegekräfte*, denen diese Aufgaben ansonsten zufallen würden. Mit diesen Tätigkeiten gewährleisten oder verbessern sie die Versorgung der Patienten und Patientinnen mit Demenz.

Bedingung für die Rolle der Angehörigen als Helfer/-in der Patientinnen/Patienten mit Demenz im Akutkrankenhaus ist deren mit fortschreitender Demenz immer weiter zurückgehende Interaktions- und Handlungsfähigkeit. Die Betroffenen sind dadurch vermehrt auf ihre Angehörigen angewiesen.

Analog zur Rolle der Angehörigen als Begleiter/-in (vgl. Abschn. 4.3.3.3) bilden aus Sicht der Mediziner/-innen sowohl ihre gute und vertraute Beziehung zu den Patienten/Patientinnen mit Demenz als auch ihr Kennen der Patientinnen/Patienten mit Demenz als Person grundlegende Voraussetzungen für ihre Rolle als Helfer/-in.

Die Möglichkeit der Angehörigen zur Anwesenheit im Krankenhaus resultiert analog zur Rolle als Begleiter/-in aus ihrem Wollen und Können (vgl. Abschn. 4.3.3.3).

In der Rolle als Helferinnen und Helfer für die Patientinnen/Patienten mit Demenz erfolgt die Interaktion zwischen den Angehörigen und dem Klinikpersonal persönlich. Entscheidend für die Ausübung dieser Rolle ist die Anwesenheit in entsprechender Häufigkeit und Dauer.

Im Rahmen ihrer Rolle als Helfer oder Helferin bringen die Angehörigen ihre Anwesenheit im Wesentlichen in der Rekonvaleszenzphase der Patientinnen/Patienten mit Demenz auf der Station ein. Der Zeitpunkt ist insbesondere der Stationsalltag inkl. dem Bezug des Krankenzimmers.

Der Kontakt zwischen Angehörigen und medizinischen Fachpersonal findet im Wesentlichen zufällig, z. B. *„auf dem Gang" (M2, Pos. 49)* oder bei der Visite statt – und damit nicht in der Rolle der Angehörigen als Helfer oder Helferin.

Angesichts ihrer eigenen begrenzten Anwesenheit auf den Stationen können die medizinischen Fachkräfte die Häufigkeit und Dauer der Anwesenheit der Angehörigen nur schwer beurteilen: *„Wobei ich auch nicht den Überblick habe, wann sind Angehörige da und wann nicht" (M2, Pos. 57).* Die stark begrenzte Präsenz der Medizinerinnen und Mediziner auf den Stationen führt dazu, dass sie zwar die Wirkung der Anwesenheit der Angehörigen als Helfende einschätzen können. Art und Umfang der Tätigkeiten der Angehörigen können sie aber nicht im Detail wahrnehmen: *„Mh, das weiß ich leider nicht. Aber glaube ich jetzt nicht, dass sie irgendwelche speziellen Aufgaben übernimmt" (M3, Pos. 25).*

Damit einhergehend haben sie ebenfalls nur einen begrenzten Einblick in die Art der Tätigkeiten, welche die Angehörigen während ihrer Anwesenheit bei den Patienten/Patientinnen mit Demenz ausführen. So nehmen die Mediziner/-innen im Wesentlichen die medizinisch relevanten Aktivitäten und Wirkungen der Helfer/-innen wahr, wie die Vermeidung eines Delirs der Patientinnen/Patienten mit Demenz: *„dass wir die Angehörigen mit einbeziehen, wenn es zu einem Delir kommt" (M5, Pos. 31).*

Auch werden Angehörige um Mithilfe gebeten, wenn dies dem Wohle des Patienten oder der Patientin mit Demenz dient:

M4: *„Gut, wenn die wirklich den Angehörigen suchen, dann sprechen wir mit den Angehörigen natürlich, fragen, ob der Angehörige dazu bereit ist, den Vater oder die Mutter zu begleiten und vielleicht auch unterstützend mitzuhelfen. Wenn die das dann sind, dann lassen wir die gerne hier am Stationsleben auch mit teilnehmen" (M4, Pos. 29).*

Von Mediziner/-innen wird es grundsätzlich als hilfreich empfunden, wenn Angehörige auf Nachfrage bereit sind, unterstützend tätig zu werden:

M5: *„Weil wir die Angehörigen dann mit einbeziehen können. Wenn die ansprechbar sind [...], dass wir die anrufen können, dass sie uns, ja, dass einfach ein kurzer Draht zu den Angehörigen ist, dass man, ne, wenn wir Hilfsmittel brauchen, Orientierungsmittel, wie auch immer. Ja, dass einfach die Bereitschaft da ist, für den Menschen, der da gerade im Krankenhaus ist, also für den angehörigen Patienten was zu tun" (M5, Pos. 71).*

Mit Blick auf Strategien leistet die Rolle der Angehörigen als Helfer/-in ihren Beitrag durch das Unterstützen der Patientinnen/Patienten mit Demenz und des

Klinikpersonals rund um den Krankenhausaufenthalt und die pflegerische Versorgung der Patienten/Patientinnen mit Demenz innerhalb der Krankenhausprozesse. Diesbezüglich lässt sich aus Sicht der Mediziner/-innen folgende Vorgehensweise aus der Beteiligung von Angehörigen als Helfer/-in ableiten: Mediziner/-innen nutzen angesichts ihrer Bedeutung Angehörige gezielt, um den/die „Patienten/Patientin mit Demenz [zu] unterstützen und Gewohntes bei[zu]behalten". Für die Mediziner/-innen und Angehörigen ist es darüber hinaus gleichsam relevant, das „Klinikpersonal [zu] unterstützen und Tätigkeiten [zu] übernehmen".

- *Strategie Mediziner/-innen (über die Angehörigen) – Patienten/Patientin mit Demenz unterstützen und Gewohntes beibehalten:* Die medizinischen Fachkräfte sind angesichts der Bedeutung und Wirkung der Anwesenheit der Angehörigen in der Rolle der Helfenden sehr an dieser interessiert, um einen bestmöglichen Behandlungserfolg für die Patientinnen/Patienten mit einer Demenz zu erreichen. Insbesondere zur Vermeidung eines Delirs ist es wichtig, Bekanntes und Gewohntes durch die Angehörigen beizubehalten:

    M4: „Was wir uns zunutze machen tatsächlich, ist, wenn ein Demenzkranker hier in den stationären Bereich kommt und er droht, seine Struktur zu verlieren durch die andere örtliche Umgebung, durch andere Personen. Dann möchten wir natürlich ein Delir vermeiden, das ist klar. […] Und dann bitten wir die Angehörigen tatsächlich auch um Anwesenheit" (M4 Pos. 21).

- *Strategie Angehörige und Mediziner/-innen – Klinikpersonal unterstützen und Tätigkeiten übernehmen:* Die Angehörigen unterstützen das Klinikpersonal. Die Mediziner und Medizinerinnen bemerken, dass Angehörige im Rahmen ihrer Anwesenheit bei den Patienten/Patientinnen mit Demenz im Krankenhaus insbesondere für die Pflegekräfte hilfreich sind, wenn sie verschiedene Tätigkeiten anstelle der oder für die Pflegekräfte übernehmen. In diesen Fällen, wenn *„der Angehörige dazu bereit ist […] zu begleiten und vielleicht auch unterstützend mitzuhelfen. Wenn die das dann sind, dann lassen wir die gerne hier am Stationsleben auch mit teilnehmen"* (M4, Pos. 29).

Wichtig sind die Angehörigen auch bei der Beschäftigung und Aktivierung der Patientinnen/Patienten mit Demenz:

M5: „[…] hinsichtlich Delirprophylaxe profitieren wir und die Patienten vor allem natürlich auch davon, wenn Angehörige tagsüber aktivierende Maßnahmen machen, ne? Aber natürlich alles nur in einem, ja, gezielt fördern, fordern, aber natürlich nicht überfordern" (M5, Pos. 93).

Konsequenzen für die Patienten/Patientinnen mit Demenz zeigen sich darin, dass diese entsprechend versorgt sind und sich sicher und aufgehoben fühlen: *„Es gibt Patienten, die werden wirklich rührend versorgt von Angehörigen"* (M2, Pos. 27). Außerdem profitieren die Patientinnen/Patienten mit Demenz von der Prophylaxe oder der besseren Behandlung eines Delirs, wenn Angehörige als Helfer/-in anwesend sind.

Wirkungen auf das Klinikpersonal hat die Anwesenheit der Angehörigen in der Rolle der Angehörigen als Helfer/-in der Patientinnen/Patienten mit Demenz dahingehend, dass z. B. wichtige Hilfs- bzw. Orientierungsmittel gebracht und kritische Entwicklungen oder Zustände – z. B. ein Delir – vermieden werden.

4.3.3.5 Zusammenfassung zur Gruppe der Medizinerinnen und Mediziner

Die Sicht der Gruppe der Mediziner und Medizinerinnen auf die Beteiligung der Patientinnen/Patienten mit Demenz im Akut-Krankenhaus durch die Angehörigen ist von Relevanz, da sie für die medizinische Versorgung und Behandlung der Patientinnen und Patienten mit Demenz verantwortlich sind.

Der Fokus der Mediziner und Medizinerinnen liegt bei der Versorgung von Patienten/Patientinnen mit Demenz auf dem akuten medizinischen Problem und dessen Behandlung. Die Mediziner/-innen verfügen diesbezüglich über Expertise im medizinischen Bereich – allerdings häufig nur über bedingte Kenntnisse zur demenziellen Erkrankung und zum erforderlichen Umgang mit den Patientinnen/Patienten mit einer Demenz als „Nebenerkrankung". Dies führt dazu, dass ihnen oftmals wichtige Informationen nicht bekannt sind und spezifische Hinweise zu diesen Patienten und Patientinnen fehlen. In der Folge können viele Mediziner/-innen nur bedingt mit Patienten/Patientinnen mit Demenz kommunizieren. Die Patienten und Patientinnen mit dieser Erkrankung sind ihrerseits in der Kommunikation durch eine abnehmende Interaktionsmöglichkeit eingeschränkt. Zudem besteht die Gefahr, dass sie durch die fremde Umgebung und die fremden Personen ihre Struktur verlieren, unruhig sind und (aus Angst) schreien.

In dieser Situation sind Angehörige von Bedeutung, da sie die Patienten/Patientinnen mit Demenz in der Regel gut kennen und eine vertraute Beziehung zu ihnen haben. Sie verfügen über relevantes Wissen zu dem Patienten/der Patientin – zu dem biografischen und medizinischen Hintergrund, dem Unterstützungsbedarf, den Präferenzen, spezifischen (nonverbalen) Signalen und einer angemessenen Umgangsweise mit ihnen. Ferner sind Angehörige vielfach mit der Betreuung und Vertretung der Patientin/des Patienten mit Demenz (per Gericht) betraut. Daher dürfen Angehörige für diese Patienten und Patientinnen Erklärungen abgeben, in deren Namen Entscheidungen treffen und Unterschriften tätigen.

Auch wenn die Rollen der Angehörigen als Expertin oder Experte für die Patienten/Patientinnen mit Demenz und als Stellvertreter oder Stellvertreterin der Patientinnen/Patienten mit Demenz über den Kontakt zum Klinikpersonal ausgeübt werden können, zeigt sich, dass der persönliche Kontakt deutlich besser funktioniert und wichtiger ist als der virtuelle. Persönlich können leichter und häufiger Informationen ausgetauscht und auch zufällige (zusätzliche) Gegebenheiten genutzt werden. Da ein persönlicher Kontakt aber nur in Ausnahmefällen als rein solcher stattfindet, ist die Anwesenheit der Angehörigen im Krankenhaus und bei den Patienten/Patientinnen mit Demenz in ausreichender Häufigkeit und Dauer ganz zentral für die Wahrnehmung aller Rollen.

Bei der Aufnahme von Patienten und Patientinnen mit Demenz im Akutkrankenhaus erfolgt eine Befragung der Angehörigen zumeist in Bezug auf das akute Krankheitsgeschehen. Spezifische Fragen zu der Demenz an sich oder damit zusammenhängenden Informationen zu den Patientinnen und Patienten hängen von dem jeweiligen Mediziner oder der Medizinerin und den klinikinternen Prozessen ab. Mediziner/-innen lassen ihrerseits den Angehörigen Informationen zukommen, indem sie diese über die anstehende Behandlung informieren und um Zustimmung bitten, um Unterschriften für diese zu erhalten. Über das Aufnahmegespräch hinaus sind Mediziner/-innen für Angehörige nur schlecht erreichbar, da sie in der Regel stationsferne Aufgaben wahrnehmen oder im Operationssaal tätig sind. Gespräche zwischen den beiden Gruppen finden eher zufällig auf dem Stationsflur oder am Patientenbett statt und sind oft von kurzer Dauer. Einige Mediziner/-innen bieten allerdings auch gezielt eine Sprechstunde für Angehörige und Patienten/Patientinnen mit Demenz an, um deren Fragen zu klären. Insgesamt scheinen die Mediziner/-innen ein großes Interesse an der Beteiligung der Angehörigen zu haben. Daher lassen sie diese gerne am Stationsleben teilhaben, wenn dies für die Behandlung des Patienten/der Patientin mit Demenz von Relevanz ist. In Ausnahmefällen befürworten Mediziner/-innen auch eine vollständige Begleitung durch Angehörige in Form des Rooming-in.

Zu der Häufigkeit der Anwesenheit von Angehörigen haben die Mediziner/-innen keinen Überblick. Auch können sie die Übernahme von Tätigkeiten und Hilfeleistungen der Angehörigen im Rahmen von deren Beteiligung nicht einschätzen. Dennoch ist ihnen die Beteiligung von Angehörigen wichtig, da sie um deren Bedeutung für die Patienten und Patientinnen mit Demenz und den Behandlungserfolg wissen. Aus diesem Grund bitten Mediziner/-innen im Bedarfsfall

Angehörige auch darum, von weiter her anzureisen. Eine generelle Einbindung von Angehörigen wird bei einem (drohenden) Auftreten eines Delirs angestrebt. Mediziner/-innen wissen allerdings auch um die hohe Belastung vieler Angehöriger und versuchen, sie durch Ratschläge und praktische Tipps zu unterstützen. Wenn Angehörige weder anwesend noch erreichbar sind, kann kein kooperatives Wirken zum Wohle des Patienten/der Patientin mit Demenz stattfinden.

Die interviewten Mediziner/-innen differenzieren im Umgang mit den Angehörigen deren Rollen, fokussieren sich aber stark auf die Rollen als Stellvertreter/ -in und Experte/Expertin, da diese die entscheidenden Schnittstellen zum medizinischen Bereich darstellen.

Im Rahmen der Beteiligung der Angehörigen beim Krankenhausaufenthalt der Patienten/Patientinnen mit Demenz kommen aus Sicht der Mediziner/-innen folgende Strategien zur Anwendung:

- Dadurch, dass Angehörige auf Nachfrage *relevante Informationen mitteilen*, können die Mediziner/-innen die Behandlung anpassen und den Behandlungserfolg sicherstellen.
- *Durch Informationen von Angehörigen können Probleme vermieden werden*, die aus der für die Patienten und Patientinnen mit Demenz fremden Situation resultieren können.
- Angehörigen und Mediziner/-innen ist daran gelegen, eine *bestmögliche Versorgung der Patienten und Patientinnen sicherzustellen*. Diesbezüglich besprechen die Mediziner/-innen mit den Angehörigen vorliegende Befunde und tauschen sich mit ihnen dazu aus.
- Vor allem aufgrund der formalen Bestimmungen sind Mediziner/-innen bestrebt, *Angehörige in Entscheidungen* zum Wohle der Patientinnen und Patienten mit Demenz *einzubeziehen.*
- Mediziner/-innen *beziehen Angehörige in ihre Entlassungsplanung ein*, damit diese sich auf den Zeitpunkt der Entlassung einstellen und Vorbereitungen treffen können.
- Problematisch finden Mediziner/-innen zuweilen den Ansatz von Angehörigen, *den Patienten/die Patientin mit Demenz schützen zu müssen*. Insbesondere dann, wenn sich die Vorstellungen bzw. das Verständnis der Angehörigen zum Wohl der Patienten und Patientinnen von denen der Mediziner/-innen unterscheidet.
- Mediziner/-innen schätzen es, dass Angehörige in der Lage sind, den Patienten/Patientinnen mit Demenz *Sicherheit in unbekannter Umgebung zu geben*. Dies führt zu einer Beruhigung der Patienten und Patientinnen.

- Mediziner/-innen *ermöglichen* und unterstützen bei Bedarf die *Anwesenheit (das Da-Sein) von Angehörigen*. Manche Patienten und Patientinnen sind erst durch die Anwesenheit von Angehörigen behandelbar.

- Wenn medizinische Fachkräfte sehen, dass Angehörige hochbelastet oder überfordert sind, möchten sie *Angehörigen Unterstützung geben*, indem sie Ratschläge erteilen, Fragen beantworten oder Hilfsmittel verordnen.

- Mediziner schätzen es, wenn Angehörige das Klinikpersonal – und insbesondere die *Pflegekräfte – unterstützen und Tätigkeiten übernehmen*. In dem Fall lässt man sie gerne am Stationsleben teilnehmen.

- Insbesondere zur Vermeidung eines (drohenden) Delirs sind Mediziner/-innen daran interessiert, dass Angehörige *Patienten/Patientinnen mit Demenz unterstützen und Gewohntes beibehalten*.

Gemäß der interviewten Mediziner/-innen hat die Beteiligung von Angehörigen bei einem Krankenhausaufenthalt von Patienten und Patientinnen mit Demenz folgende Wirkungen:

Durch die Informationen von Angehörigen wird ein für die Patienten und Patientinnen mit Demenz adäquater Umgang mit diesen ermöglicht. Dies beugt unter anderem schwierigen Situationen und Eskalationen vor. Zudem kann ein auf den Patient/die Patientin abgestimmter Behandlungsplan erstellt werden. Durch die Beteiligung der Angehörigen fühlen sich die Patienten/Patientinnen mit Demenz aufgehoben und sicher und werden infolgedessen ruhiger. Zudem können Angehörige dazu beitragen, dass ein Delir bei den Patienten/Patientinnen verhindert oder vermindert wird.

Für die Mediziner/-innen hat die Beteiligung von Angehörigen dahingehend Auswirkungen, dass Entscheidungen, die den Patienten/die Patientin mit Demenz betreffen, getroffen und umgesetzt werden können. Darüber hinaus tragen Angehörige dazu bei, dass die Patienten und Patientinnen mit Demenz besser führbar und händelbar sind oder mit deren Unterstützung überhaupt erst therapiefähig werden. Problematisch ist es für die medizinischen Fachkräfte, wenn Angehörige andere Ansichten vertreten oder Angehörige trotz Notwendigkeit nicht anwesend sind. Im letzteren Fall muss diesen hinterhertelefoniert werden.

Für die Angehörigen ergibt sich die Konsequenz, dass diese sich bei einer ermöglichten Beteiligung anerkannt fühlen und zufrieden sind. Zusätzlich können sie Ratschläge, Tipps und Hilfsmittel von den Mediziner/-innen erhalten.

4.3.4 Gruppe der Patientinnen und Patienten mit einer Demenz

Die Gruppe der Patienten und Patientinnen mit Demenz liefert zwar deutlich weniger Daten als die anderen Gruppen – was mit der demenziellen Erkrankung zusammenhängt, welche auch den Beweggrund der Untersuchung darstellt. Sie ist aber aus zwei Gründen von besonderem Interesse für die vorliegende Untersuchung:

- Erstens finden sich (in diesem Kontext) nicht viele Untersuchungen, die Interviews mit Menschen mit Demenz geführt und ausgewertet haben. Hier kommen hingegen die betroffenen Personen selbst zu Wort.
- Zweitens bilden die Betroffenen eine enge Verbindung mit der zentralen Gruppe dieser Untersuchung: den Angehörigen. Daher sind sie als Person der Grund, warum sich die Angehörigen während des Krankenhausaufenthaltes aktiv einbringen und beteiligen.

Dementsprechend liefern die Patientinnen und Patienten mit Demenz wertvolle Einsichten aus der Perspektive der Betroffenen. Sie ergänzen das Bild der Hauptgruppen und runden es ab.

4.3.4.1 Überblick zur Gruppe der Patienten und Patientinnen mit Demenz

Für die Patientinnen/Patienten mit Demenz ist ab einem gewissen Fortschritt bzw. Stadium die in dieser Untersuchung als Nebenerkrankung anzeigte Demenz essenzieller Bestandteil ihres Erlebens. Das akute Geschehen, welches den Grund für den Aufenthalt im Akutkrankenhaus darstellt, gerät dabei in den Hintergrund.

Die Folgen und Wirkungen der Demenz zeigen sich in allen hier betrachteten Fällen:

- Die Patientinnen/Patienten mit Demenz sind in der neuen Situation und fremden Umgebung im Akutkrankenhaus halt- und teilweise orientierungslos.
- Dementsprechend machen sie sich Sorgen, haben Angst oder wissen nichts mit sich und der Situation anzufangen.
- Sie freuen sich sehr über die Anwesenheit ihrer Angehörigen und werden bei deren Anwesenheit ruhig – im Sinne von beruhigt.
- Und sie benötigen die Angehörigen für die Interaktion mit anderen.

Beachtlich ist, dass zwei der drei interviewten Personen, die an einer Demenz erkrankt sind, sich der Wirkungen der Erkrankung bewusst sind und dies äußern:

○ *P1: „Das das Gehirn lässt so nach, so nach, das können Sie sich gar nicht vorstellen"* (P1, Pos. 87).
○ *P3: „Das ist grausam, wenn man laufend alles vergisst, ja. Das …"* – *A3: „Das ist das Schlimmste bei ihm."* *P3: „Hah, dann könnte ich manchmal zum Tier werden"* (P3, Pos. 125 f.).

Angesichts ihrer Fokussierung auf das Vertraute konzentrieren sich die Patienten und Patientinnen mit Demenz in ihren Interaktionen so gut wie ausschließlich auf die Angehörigen und deren Rolle als Begleiterin oder Begleiter. Die Durchführung umsorgender, versorgender und pflegerischer Handlungen durch Angehörige ist für die Patientinnen/Patienten mit Demenz normal, also gewohnter Alltag. Sie unterscheiden nicht zwischen dem *Da-Sein* – der Anwesenheit – ihrer Angehörigen und deren *Handeln* während der Anwesenheit. Daher differenzieren sie auch nicht zwischen den Rollen der Angehörigen als Begleiter/-in und Helfer/-in. Für die Interaktionen der Angehörigen mit dem Klinikpersonal in Form weiterer Rollen haben die Patientinnen/Patienten mit Demenz keine ausdrückliche Wahrnehmung. Die Rollen der Angehörigen als Experte/Expertin und als Stellvertreter/Stellvertreterin für die Patienten/Patientinnen mit Demenz sind aus deren Sicht nicht präsent.

Die Betrachtung und Darstellung der Ergebnisse aus den Interviews mit den Patientinnen/Patienten mit Demenz im Akutkrankenhaus fokussiert daher ausschließlich auf die Rolle der Angehörigen als Begleiter und Begleiterin.

4.3.4.2 Patientinnen und Patienten mit Demenz: Rolle der Angehörigen als Begleiter/Begleiterin

Den Patientinnen und Patienten mit einer Demenz gelingt die Adaption an die Situation im Akutkrankenhaus mit seinen spezifischen Abläufen nur bedingt oder gar nicht. So versuchen sie, ihren Aufenthalt im Krankenhaus irgendwie auszuhalten oder ihm zu entfliehen:

○ *I: „Wie sieht Ihr Tag hier so aus? Beschreiben Sie mal."* – *P3: „Oh je, mhmh, ziemlich mies, viel Schlaf, will ich, und ich weiß mir nicht mehr zu helfen, ne"* (P3, Pos. 74 f.).
○ *P1: „Nee, ich will nur nach Hause."* – *A1: „Ich weiß, Jule."* – *P1: „Ich kündige. Ich lass mich bis unten und, und dann fahre ich alleine"* (P1, Pos. 467 f.).

Damit die Angehörigen ihre Rolle als Begleiterin oder Begleiter der Patienten/Patientinnen mit Demenz im Akutkrankenhaus wahrnehmen können, müssen diese ihre Angehörigen erkennen und kennen und sich bei ihnen sicher fühlen. Die befragten Patienten/Patientinnen haben eine vertraute Beziehung zu ihren Angehörigen:

○ *P1: „Ben, ich habe* <u>*immer*</u> *auf dich gehört." – A1: […] Ja, ich weiß, Jule." – P1: „Das weißt du" (P1, Pos. 478 f.).*
○ *P2: „Ich habe* <u>*liebe*</u> *Buben. Brave Buben." – I: „Ja, ganz liebe, ja." – P2: „Sehr liebe Kinder" (P2, Pos. 186 f.).*
○ *P3: „[…] ich habe eine gute Frau, jaha. Genau die richtige Frau für mich" (P3, Pos. 85).*

Außerdem müssen die Angehörigen die Patientinnen/Patienten mit Demenz langjährig kennen und persönlich mit ihnen vertraut sein. Ihr Kennen dieser als Person bedeutet, dass sie deren Äußerungen verstehen und einordnen können – auch zeitlich:

I: „Das war der Herzinfarkt?" – A1: „Einen Herzinfarkt hat sie mal gehabt, den hat sie mitten auf der Straße gehabt." P1: „Da bin ich auf der Straße gewesen" […] – A1: „Das ist schon ewig her. Schon 20 Jahre her" (P1, Pos. 320 f.).

Die Patienten und Patientinnen sehen die Angehörigen häufig als Vertraute an und fühlen sich bei ihnen sicher: *P1: „Mein erstes ist immer, ich will erst mal den Ben fragen, ob das richtig ist." – A1: „Ich weiß." – P1: „was sie da machen" (P1, Pos. 520 f.).*

Überdies finden sie viel länger einen Zugang zu den Patienten/Patientinnen mit Demenz und ihrer Ausdrucksweise:

A3: (sagt zu P3:) „Der, das ist ein alter Spruch und und der zählt heute nicht mehr." – P3: „Hmmmm" (lacht) – A3: „Weil du das jetzt verkehrt gesagt hast, irgendwie." – P3: „Habe ich verkehrt gesagt? Na ja, Entschuldigung." – I: „Macht nichts." – P3: „Das kann vorkommen" (P3, Pos. 151 f.).

Die Angehörigen interagieren in der Rolle als Begleiter/-innen mit den Patientinnen/Patienten mit Demenz und dem Klinikpersonal persönlich. Entscheidend für die Ausübung dieser Rolle ist – gerade für die Patienten/Patientinnen mit Demenz – die Anwesenheit der Angehörigen in entsprechender Häufigkeit und Dauer.

Die Zeitpunkte, zu denen die Anwesenheit der Angehörigen im Rahmen ihrer Rolle als Begleiterin oder Begleiter erfolgt, erstrecken sich über den gesamten Krankenhausaufenthalt der Patienten/Patientinnen mit Demenz – von der Aufnahme bis zur Entlassung.

Um bei den Menschen mit Demenz sein zu können, sind Angehörige zum Teil täglich und oft für Stunden bei der Patientin/dem Patienten: *I: „Aber ihre Frau kommt Sie jeden Tag besuchen, habe ich gehört." – P3: „Ja jaha, ich habe eine gute Frau, jaha"* (P3, Pos. 84 f.).

In anderen Fällen kommen die Angehörigen berufsbedingt eher selten:

> *I: „[...] der Karl-Heinz und der Franz, kommen die Sie oft besuchen?" – P2: „Ja. Wenn die Zeit haben, kommen sie. Das haben sie wenig. Zeit." – I: „Wenig Zeit?" – P2: „Ja. Dann können sie nicht so kommen. Aber wenn sie Zeit haben, dann sind sie da. Die Mama"* (P2, Pos. 177 f.).

Im Rahmen ihrer Anwesenheit kümmern sich die Angehörigen um die Patientinnen/Patienten mit Demenz. Für die demenziell beeinträchtigten Patientinnen und Patienten ist die Zeit im Akutkrankenhaus sehr anstrengend:

○ *I: „Wie sieht Ihr Tag hier so aus? Beschreiben Sie mal." P3: „Oh je, mhmh, ziemlich mies, viel Schlaf, will ich, und ich weiß mir nicht mehr zu helfen, ne." – I: „Hm. Weil Sie immer schlafen sollen oder schlafen Sie schlafen Sie gerne?" – P3: Ich schl/ ich schlafe freiwillig gern und dann was soll ich, wo soll ich, wenn ich da lieg, dann geht die Zeit nicht rum"* (P3, Pos. 74 f.).
○ *P2: „Ja, ich war gestern noch im Krankenhaus." – I: „Wie fanden Sie es denn da au/ langweilig, ne?" – P2: „Ja ja, also nicht schön. Im Krankenhaus da gefällt es einem ja nicht." – I: „Nee? Was gefällt einem denn da nicht?" – P2: „Das ist das Allgemeine"* (P2, Pos. 108 f.).

Von daher freuen sie sich sehr über die Gesellschaft der Angehörigen und Beschäftigung:

○ *P1: „Aber, auf jemanden, den ich schon vor zig Jahren kenne oder so, dass und die mich dann mitnehmen, dass ich mal herauskomme"* (P1, Pos. 81).
○ *I: „Und dann quatschen sie ein bisschen, Zeit totschlagen, Neuigkeiten" – P3: „Ha, was sonst machen"* (P3, Pos. 120 f.).

Des Weiteren erklären die Angehörigen den Patienten/Patientinnen mit Demenz immer wieder die Lage, um sie zu beruhigen:

○ *A1: „Tut es weh?" – P1: (lacht verhalten) „Das ist es ja. Ich kann da nicht mit gehen und nichts." – A1: „Nee das sollst du auch noch nicht, Jule. Darfst du auch noch nicht, glaub ich" (P1, Pos. 295 f.).*
○ *A1: „Siehst du? Jule, du kommst wieder in deine Wohnung zurück, wenn das mit deinem Bein besser ist. Versprochen" (P1, Pos. 494).*

Auch früher verinnerlichte Aussagen von Vertrauten – hier vom bereits verstorbenen Ehemann – wirken bis heute:

> *P2: „Mein Mann hat immer gesagt, gehe ja nicht auf eigene Verantwortung, gell. Nein, ich sage nein, ich k/ verspreche es dir und was ich verspreche, das halte ich. Das habe ich auch gemacht." – I: „Dass Sie warten, bis man Sie nach Hause entlässt." – P2: „Ja. Bis man mich gehen lässt. Ich habe (?) nicht rausgegangen. Und mein Mann sagt, nicht nicht nicht einfach gleich gehen. Ich sage nein, das mache ich nicht" (P2, Pos. 142 f.).*

In Bezug auf die Interaktion mit dem Klinikpersonal äußert sich ein Patient mit einer Demenz dahingehend, dass er sich mehr Kontakt und Interaktion wünscht:

> *P3: „Aber, ein Arzt oder so könnte sich mal ein bisschen besser um einen kümmern, du siehst überhaupt keinen." – I: „Siehst keinen?" (P3 schüttelt den Kopf) – P3: „Mhmh, n/ null." – I: „Und da hätten Sie gerne mal, dass der mal öfter kommt und dass Sie mal mit ihm reden können?" – P3: „Ja, ja, genau, ne. Denn du kommst dir vor wie, wie auf einem Abstellgleis, ne. Kannst auch gar nichts machen, richtig. Auskunft kriegst du auch nicht, wenn du was, wenn du was fragst von der Krankheit, ne, und so geht es ja immer fort. (?) Da ärgere ich mich zum Beispiel drüber, ne. Aber was will ich machen" (P3, Pos. 145 f.).*

Dabei ist einer Patientin mit Demenz, die bereits seit einiger Zeit im Altenheim lebt, durchaus bewusst, dass z. B. das Pflegepersonal dies gar nicht leisten kann: *„weil die anderen müssen ja auch arbeiten und Kram. Da kann ich nicht sagen, ihr müsst sich euch um mich kümmern. Das, das kann ich nicht sagen, das geht ja nicht" (P1, Pos. 81).*

Hinsichtlich der Strategien, die in Bezug auf die Patientinnen/Patienten mit Demenz aus der Rolle der Angehörigen als Begleiter/-in zur Anwendung

kommen, lassen sich aus den Daten folgende Vorgehensweisen der Angehörigen ableiten: „Sicherheit geben in unbekannter Umgebung" und „Anwesenheit
(Da-Sein) ermöglichen".

- *Sicherheit geben in unbekannter Umgebung:* Die Angehörigen versuchen, den
  Patienten/Patientinnen mit Demenz die fremde Umgebung so vertraut wie
  möglich zu machen, z. B. indem sie persönliche Gegenstände mitbringen:

> *A1: „Ich habe dir auch Sachen, habe ich dir Sachen gebracht oder nicht? Den*
> *Morgenmantel haben wir dir auch gebracht. Aus deiner Wohnung." – P1: „Was,*
> *wie?" – A1: „Den Morgenmantel, den du an hast" – P1: „Ja." – A1: „Den habe*
> *ich dir aus der Wohnung mit geholt." P1: „Ja ich war auch ganz erstaunt, dass der*
> *da war." – A1: „Na sowas, gell? Hmhm." – P1: „Nicht? Der ist schon (...) bald*
> *20 Jahre alt" (P1, Pos. 481 f.).*

- *Anwesenheit (Da-Sein) ermöglichen:* In Bezug auf die Angehörigen ist den
  Patientinnen/Patienten mit Demenz wichtig, dass diese möglichst oft und möglichst lange bei ihnen sind, denn sie spüren, wie bedeutsam die Anwesenheit
  der Vertrauten für sie ist. So freuen sie sich, wenn die Angehörigen kommen:
  A1: „Hallo Julchen." – I: „Da ist er jetzt." – P1: „Junge (Erleichterung)" (P1,
  Pos. 155). Und sie sind betrübt, wenn die Angehörigen gehen: *I: „Dann ist*
  ihre Frau gerade weg und dann suchen Sie sie, wo sie hin ist." – P3: „Hm [...]
  das ist grausamer" (P3, Pos. 102 f.).

Die Wirkung der Angehörigen in ihrer Rolle als Begleiter/-in auf die Patientinnen/
Patienten mit Demenz zeigt sich darin, was passiert, wenn die Patienten und Patientinnen nicht (kontinuierlich) von ihren Angehörigen begleitet und beschäftigt
werden. So werden sie z. B. unruhig und beginnen umherzulaufen:

> *P3: „Wenn ich da lieg, dann geht die Zeit nicht rum." – I: „Ja, das stimmt." – P3: „Ne.*
> *Das ist das Problem, ne. Und dann (?) nachts, ich muss laufen" – I: „Nachts sind Sie*
> *wach?" – P3: „Ha ja, wenn ich nicht versuche, irgendwie ein bisschen zu Bewegung*
> *neu zu bringen, ne, und das ist ja kein Wunder, wenn du in der Nacht nicht schlafen*
> *kannst, was du am Tag alles schläfst" (P3, Pos. 77 f.).*

Dass dies im Umkehrschluss Auswirkungen auf die Pflegekräfte – insbesondere
in der Nachtschicht – und die Prozesse hat, liegt nahe.

4.3.4.3 Zusammenfassung zur Gruppe der Patienten und Patientinnen mit Demenz

Die Patientinnen/Patienten mit Demenz leben mit fortschreitender Erkrankung immer mehr in ihrer eigenen Welt. Das erschwert die Interaktion mit Außenstehenden und eine Adaption an unbekannte Situationen und Umgebungen. Daher fokussieren sie sich immer stärker auf Bekanntes – wie z. B. ihre Angehörigen, zu denen in der Regel eine vertraute Beziehung besteht. Patienten und Patientinnen mit Demenz holen sich daher bei Bedarf die Rückversicherung bei den Angehörigen, ob angedachte Maßnahmen richtig sind.

Angehörige wiederum kennen den Patienten/die Patientin mit einer Demenz üblicherweise lange und gut. So können sie Auskunft über ihre Historie geben und bei Verständigungsschwierigkeiten zwischen Außenstehenden und den Patienten/Patientinnen vermitteln, da ihnen deren Ausdrucksweise bekannt ist.

Angehörige sind für die Patienten und Patientinnen zu jeder Zeit des Krankenhausaufenthaltes relevant. Die Häufigkeit und Dauer der Anwesenheit von Angehörigen variieren sehr stark von täglich mehreren Stunden bis selten und kurz. Wenn Angehörige da sind, freuen sich die Patienten und Patientinnen über deren Anwesenheit und Gesellschaft. Auch wirken Angehörige beruhigend und Sicherheit gebend.

Die befragten Patienten/Patientinnen mit Demenz beschreiben die Zeit im Krankenhaus als anstrengend: die Zeit geht nicht rum, man kann nur viel schlafen – und ist dafür dann nachts unruhig – und im Allgemeinen gefällt ein Aufenthalt im (Akut-)Krankhaus nicht.

Auch wird die Interaktion mit dem Klinikpersonal als schwierig beschrieben: ein Patient vermisst Beachtung und Austausch. Einer anderen Patientin ist aus dem Altenheim bekannt, dass Pflegekräfte wenig Zeit haben.

Die Patienten und Patientinnen mit Demenz nehmen Angehörige ausschließlich in der Rolle als Begleiter/-in wahr. Sie benennen diesbezüglich indirekt folgende Strategien der Angehörigen, die für sie bedeutsam sind: „Sicherheit geben in unbekannter Umgebung" und „Anwesenheit (Da-Sein) ermöglichen".

Aus Sicht der Patienten/Patientinnen mit Demenz decken die Angehörigen ihre Bedürfnisse ab: die Angehörigen kennen sie, verstehen sie, die Patientinnen/Patienten mit Demenz vertrauen ihnen und verlassen sich auf sie. Die Angehörigen geben ihnen Sicherheit und versorgen sie. Die Anwesenheit der Angehörigen ist für die Patientinnen/Patienten mit Demenz essenziell.

In der Konsequenz ergibt sich aus der (partiellen) Abwesenheit, dass die Patienten und Patientinnen mit Demenz unruhig sind und umherlaufen – sofern das Laufen möglich ist. Dies hat zugleich direkte Auswirkungen auf das Klinikpersonal und die Krankenhausprozesse.

4.3.5   Gruppe der ergänzenden Teilnehmenden

Die drei als zusätzliche Teilnehmende gewonnenen Personen gehören nicht zu den vorab definierten Gruppen. Hierbei handelt es sich um eine Mitarbeiterin eines klinikinternen Sozialdienstes (Case-Management) und zwei Pflegedienstleitungen. Die Berücksichtigung dieser zusätzlichen Gruppe ermöglicht zum einen eine ergänzende Perspektive auf den Untersuchungsgegenstand, da die Interviewten nicht Teil des Krankenhausteams sind, das unmittelbar mit den Patientinnen und Patienten mit Demenz befasst ist. Zum anderen sind sie dennoch Teil des Systems Krankenhaus. Die Sicht dieser Gruppe entspricht daher eher einer Außensicht im Sinne einer Draufsicht auf den Forschungsgegenstand. Damit ergänzen und verfeinern die ergänzenden Teilnehmenden mit ihrer spezifischen Sichtweise das Gesamtbild.

4.3.5.1 Ergänzende Teilnehmende: Rolle der Angehörigen als Experte/Expertin

Bei der Rolle der Angehörigen als Expertinnen und Experten für die Patienten und Patientinnen mit Demenz sehen die ergänzenden Teilnehmenden den hohen Wert der spezifischen Informationen. Die Funktionen innerhalb dieser Rolle – *Information* des Klinikpersonals über Spezifika der Patientinnen/Patienten mit Demenz und *Übersetzung bzw. Vermittlung* zwischen den Patientinnen/Patienten und dem Klinikpersonal – sind ihnen geläufig.

Mit Blick auf die Bedingungen fokussieren sich die ergänzenden Teilnehmenden grundsätzlich auf die Auswirkungen der demenziellen Erkrankung als Nebenerkrankung im Akutkrankenhaus: *„wenn kognitive Leistungen dann nicht mehr gegeben sind, die ganze Umgebung, neue Menschen, es passiert was mit mir, mir tut irgendwas weh. Oder die ganze Orientierung, egal wie, fehlt" (E2, Pos. 9).*

Bei den Angehörigen sehen die ergänzenden Teilnehmenden, dass diese über relevantes Wissen zu den Patienten/Patientinnen mit Demenz verfügen. Und schließlich verstehen die Angehörigen die (oft indirekten) Signale oder Codes der Patienten/Patientinnen mit Demenz: *„die haben ja immer ihre ganz eigene Sprache" (E1, Pos. 41).*

Beim Klinikpersonal – der Gruppe der Pflegekräfte und der Gruppe der Mediziner/-innen – richten die ergänzenden Teilnehmenden ihren Fokus auf das spezifische Wissen des medizinischen und pflegerischen Personals zum Thema Demenz und auf den besonderen Umgang mit Menschen mit Demenz:

E3: „Da ist Altenpflege einfach anders aufgestellt, von der Ausbildung her schon. [...]
Und das merkt man, dass da schon ganz anderes Knowhow ist im Umgang mit den
Bewohnern. Ja. Die haben da einen anderen Ansatz. So und Krankenschwestern sind
ja eher anatomisch [...] geschult: So, der kommt damit. Ja. Was bringt er noch mit?
Ja, vielleicht bringt er noch was mit. Vielleicht auch nicht und so. Das ist jetzt ziemlich
hart formuliert. Aber da gibt es einen ganz großen Unterschied" (E3, Pos. 89).

Die ergänzenden Teilnehmenden interagieren mit den Angehörigen in der Rolle
als Expertinnen oder Experte für die Patientinnen/Patienten mit Demenz in der
Regel erst, wenn sie durch das andere Klinikpersonal hinzugezogen werden. Entscheidend für den Austausch ist der persönliche oder virtuelle Kontakt – dieser
kann auch im Rahmen der Anwesenheit der Angehörigen (in einer anderen Rolle,
s. u.) stattfinden. Darüber hinaus erleben sie die Interaktion zwischen den pflegerischen und medizinischen Fachkräften und den Angehörigen und äußern sich
ebenfalls dazu.

Die Zeitpunkte, zu denen aus Sicht der ergänzenden Teilnehmenden Kontakt
in der Rolle als Experte/Expertin für die Patientinnen/Patienten mit Demenz im
Rahmen der Krankenhausprozesse stattfindet, sind die Aufnahme, die Planung der
Entlassung und im Bedarfsfall erfolgen Zusatzgespräche zwischendurch während
des Stationsalltags.

Der Kontakt erfolgt telefonisch oder persönlich, manchmal auch per Brief:
„dass wir einen Brief für die Angehörigen zum Patienten hoch geben, dass wir sie
einfach bitten, bei uns vorbei zu kommen oder sich zu melden" (E1, Pos. 51).

Die ergänzenden Teilnehmenden beschreiben das Thema „Expertenbefragung"
der Angehörigen im Rahmen der Aufnahme in einer eindeutigen Außensicht:
„Wenn der Angehörige ruhig bleibt und auch sehr viel erklärend ist und auch dabei
ist und dann kann das sehr positiv sein" (E2, Pos. 25). Selbst wenn die Angehörigen ihre Expertise während des Krankenhausaufenthaltes nicht aktiv weitergeben,
kann das Klinikpersonal davon profitieren:

E3: „Wir lernen ja auch, wenn die Angehörigen da sind, kann man sich ja vieles
abgucken. Oder man hört, wie interagieren die miteinander. Sei es jetzt Berührungen,
sei es wie reden die miteinander oder, ne, die Angehörigen dann. Da kann man sich so
viel abgucken und verstehen auch, innerhalb von kürzester Zeit. Und ja, da sind die
dann einfach wirklich, wirklich hilfreich" (E3, Pos. 61).

Die ergänzenden Teilnehmenden mahnen aber auch dazu, dass Pflegekräfte Informationen von Angehörigen aktiver und gezielter einholen sollten: *„Wenn die*

Angehörigen dann kommen, zu sagen: Mensch, wir hatten die Reaktion auf/ Wir hat-
ten die Handlung und die Reaktion. War da was? So, wie sollen wir damit umgehen?
So, ist das Zuhause auch so?" (E3, Pos. 63).

In der Regel erfolgt die Ansprache der Angehörigen als Experten oder
Expertinnen durch das Klinikpersonal aus Sicht der ergänzenden Teilnehmenden
bislang zu reaktiv:

> *E3: „Aber meistens ist dann halt schon diese Reaktion dagewesen, ne? Und wahr-*
> *scheinlich auch öfter so […]" – I: „Wünschen Sie sich, dass die Dialoge früher*
> *stattfinden würden?" – E3: „Ja. Ja, ja, natürlich. Weil, das ist ja dann erstmal Quä-*
> *lerei für denjenigen, ne? Für den Patienten und so. Und Hilflosigkeit auf der anderen*
> *Seite, ne? Also da wünsche ich mir wirklich dieses Proaktive. Dass man nicht alles*
> *damit abdecken kann, dass immer wieder solche Reaktionen oder Situationen sind,*
> *natürlich. Aber ja, das für beide Seiten einfacher zu machen. Da sollte dann schon im*
> *Vorfeld das Meiste ausgehebelt sein, ja. Nicht so Versuch-Irrtum, ne? Das ist schlecht*
> *in meinen Augen" (E3, Pos. 63 f.).*

Laut den ergänzenden Teilnehmenden spielt auch die personenbezogene Konstellation zwischen Angehörigen und Klinikpersonal für den Austausch untereinander
eine Rolle:

> *E3: „[…] es gibt ja Verständnis bei den Angehörigen auch. Die sagen: Das ist der*
> *Plan. So ist es zuhause. Ich weiß, Sie können das hier nicht zu hundert Prozent so*
> *umsetzen. […] Nicht so: Das ist in Stein/ und so muss das. Sondern so ein bisschen*
> *sich aufeinander einlassen, von beiden Seiten. Dass das so partnerschaftlich läuft.*
> *[…] das kommt einfach wirklich auch auf die einzelne Persönlichkeit des Angehörigen*
> *und der Pflegekraft an. Da gibt es einfach echt blöde Konstellationen und dann gibt*
> *es wirklich wieder total wertschätzende Konstellationen, wo das dann auch alles gut*
> *läuft" (E3, Pos. 51).*

Doch auch wenn die ergänzenden Teilnehmenden den Vorteil der proaktiven Wis-
senserhebung erkennen, sehen sie deren Umsetzung in der Praxis als schwierig
an: *„Sich da die Zeit zu nehmen, das aufzunehmen, und wir wissen vielleicht,*
dass der Patient in drei, vier, fünf Tagen schon wieder weg ist. Das wird eine
Herausforderung. Da habe ich auch noch keine Lösung" (E3, Pos. 31).

Als Mitglieder des Klinikpersonals (Teil des Systems Krankenhaus) erachten die
ergänzenden Teilnehmenden die gleichen Strategien als relevant wie die medizinischen und die pflegerischen Fachpersonen – aufgrund ihrer Perspektive von
außerhalb des Teams allerdings etwas abstrakter. Sowohl die Angehörigen als
auch die Mitarbeiter/-innen möchten eine gute Versorgung der Patienten und
Patientinnen mit Demenz ermöglichen:

- *Angehörige teilen relevante Informationen mit:* Die ergänzenden Teilnehmenden erachten es als wichtig, dass die Pflegekräfte und Mediziner/-innen von den Angehörigen relevante Informationen erhalten, damit eine gute Versorgung der Patienten/Patientinnen mit Demenz sichergestellt werden kann:

  ○ *E2: „[…] zu Informationen des Patienten braucht man ganz dringend die Angehörigen, je nachdem, wie die Demenz auch fortgeschritten ist. Was mag jemand? Was mag jemand nicht? Was gar nicht. Also das ist unabdingbar, da brauche ich die Angehörigen" (E2, Pos. 39).*

  ○ *E1: „[…] die <u>übersetzten</u> dann ja manchmal auch. […] wenn ich dann was sage, dann sagen die ja, die hat das jetzt <u>so</u> gemeint, so, und das hilft denen, die die fühlen sich dann nicht so überfordert" (E1, Pos. 41).*

- *Durch Informationen Probleme vermeiden:* Mit den Informationen von Angehörigen können Probleme im Umgang mit den Patientinnen/Patienten mit Demenz reduziert oder vermieden werden:

  E3: „Wie können wir auch Brandbeschleuniger, die entstehen können, auch vorher schon entkräftigen dadurch, dass wir so Biografiearbeit einfach mit abgefragt haben. Um gewisse Sachen einfach zu vermeiden oder einfach zu wissen: Okay, die Reaktion kam jetzt, weil er hat das und das früher erlebt, so. Müssen wir lassen, so. Geht nicht" (E3, Pos. 31).

Die Konsequenzen eines gezielten und frühzeitigen Austausches zwischen den Angehörigen und dem Klinikpersonal in der Rolle als Experte/-in für die Patientinnen/Patienten mit Demenz stellen die ergänzenden Teilnehmenden folgendermaßen dar: Unwissenheit kann für die Patienten/Patientinnen mit Demenz zur Quälerei werden oder gar in einer Fixierung und Sedierung enden.

E3: „Und ja, da merkt man natürlich auch beim ärztlichen Dienst, dass sie im Zweifel auch ein bisschen überfordert sind, ne? So wie wir dann auch, wenn wir nicht in diesem Krankheitsbild geschult sind. Und dann kommen halt wieder die Sachen, die man früher gemacht hat. Ja, dann können sie fixieren, ja dann sedieren auch noch dazu. Und da tut man niemandem einen Gefallen mit" (E3, Pos. 15).

Andererseits kann im Vorfeld das Meiste ausgehebelt werden, was es für alle Seiten – für die Patientinnen/Patienten mit Demenz und ihre Angehörigen wie für das Klinikpersonal – leichter macht.

4.3.5.2 Ergänzende Teilnehmende: Rolle der Angehörigen als Stellvertreter/Stellvertreterin

In Bezug auf die Rolle der Angehörigen als Stellvertreter/-in der Patientinnen/ Patienten mit Demenz fokussieren die ergänzenden Teilnehmenden einerseits auf die Tätigkeit der Angehörigen als (rechtliche) *Betreuer/-innen* und andererseits auf die *Entscheidungen*, insbesondere im Rahmen der Entlassung.

Bedingung für die Notwendigkeit der Angehörigenrolle als Stellvertreter/-in in Bezug auf die Patienten/Patientinnen mit Demenz ist, dass diese aufgrund der mit dem Fortschreiten der Demenz zusehends schwindenden Interaktionsmöglichkeiten vermehrt auf die Unterstützung anderer angewiesen sind. Daher benötigen sie einen Stellvertreter oder eine Stellvertreterin, der/die ihren Willen und ihre Wünsche kennt und diese in die Überlegungen und Entscheidungen zu ihrer Behandlung einbringt.

Um ihre Rolle als Stellvertreter/-in der Patienten/Patientinnen mit Demenz ausfüllen zu können, müssen die Angehörigen diese im Allgemeinen langjährig und eingehend kennen (vgl. Rolle als Experte/Expertin). Rollenspezifisch für die Stellvertretung kommt hinzu, dass die Angehörigen mit der Betreuung der Patienten/Patientinnen mit Demenz betraut wurden – sei es per Betreuungsvollmacht durch die Patientinnen/Patienten mit Demenz selbst oder durch gerichtliche Bestellung als rechtliche/r Betreuer/-in: *„er ist ja auch der Betreuer, der rechtliche Betreuer"* (E1, Pos. 21).

Die ergänzenden Teilnehmenden interagieren mit den Angehörigen in der Rolle als Stellvertreter/-in der Patientinnen/Patienten mit Demenz persönlich oder virtuell. Entscheidend für den Austausch ist der Kontakt. Dieser kommt in der Regel auf Initiative des pflegerischen oder medizinischen Klinikpersonals zustande: *„die wurde mir gemeldet von Station und da schon klar ist, ah ist sehr dement"* (E1, Pos. 19). Der Kontakt kann auch im Rahmen der Anwesenheit der Angehörigen (in einer anderen Rolle, s. u.) stattfinden: *„Ja, dass man mit ihnen mal sprechen kann, telefonieren oder auch persönlich zum Patienten gehen, dann vielleicht ein Gespräch zu dritt, das hilft schon viel, die Anwesenheit, wenn die da sind"* (E1, Pos. 37).

Die Zeitpunkte, zu denen Kontakt in der Rolle als Stellvertreter/-in im Rahmen der Krankenhausprozesse zwischen ergänzenden Teilnehmenden und Angehörigen stattfindet, sind vorrangig Sonderfälle, die im Wesentlichen bei oder kurz nach der Aufnahme sowie im Rahmen der Entlassung und deren Planung, stattfinden. Dabei steht dann der Patient/die Patientin mit den eigenen Wünschen im

Mittelpunkt: *„Wenn der Patient natürlich sagt, nee, er möchte die Angehörigen gar nicht dabei haben, dann machen wir das auch nicht, aber sonst immer"* (E1, Pos. 48).

Werden die ergänzenden Teilnehmenden von den anderen Mitarbeiter/-innen hinzugezogen, gehen diese in der Regel aktiv und zeitnah auf die Angehörigen zu: *„das machen wir eigentlich immer gleich am am ersten oder am zweiten Tag, wenn die gemeldet werden"* (E1, Pos. 51). Und wenn der Kontakt nicht unmittelbar hergestellt werden kann, werden die Angehörigen gebeten, sich zu melden:

> E1: *„[...] das machen wir auch öfter, wenn ganz ganz viel los ist, dass wir einen Brief für die Angehörigen zum Patienten hoch geben, dass wir sie einfach bitten, bei uns vorbeizukommen oder sich zu melden"* (E1, Pos. 51).

Aus Sicht der Strategien verfolgen die ergänzenden Teilnehmenden den analogen Ansatz wie das medizinische und das pflegerische Klinikpersonal: eine Einbeziehung der Angehörigen in die erforderlichen Entscheidungen. Da sie zu vielen Themen vornehmlich eine Meta-Perspektive einnehmen, werden einige Strategien eher implizit innerhalb anderer Themen angesprochen. Die Vorgehensweisen beziehen sich auf:

- *Bestmögliche Versorgung sicherstellen:*

  > E2: *„Es wird versucht, die Angehörigen mit einzubeziehen"* (E2, Pos. 31).

- *Angehörige in Entscheidungen einbeziehen:*

  > E1: *„wir wollen ja nicht über den Kopf des Patienten hinweg entscheiden, sondern mit den Angehörigen, mit dem Patienten zusammen"* (E1, Pos. 49).

- *Angehörige in Entlassungsplanung einbeziehen:*

  > I: *„Und so wie er mir sagte, sind sie verblieben, dass es keinen Sinn macht, eine Reha bei ihr zu machen."* [...] – E1: *„Ja, genau, ist sehr dement und wir haben dann eben besprochen, dass es für sie eine größere Belastung wäre, in* nochmal *eine unbekannte Umgebung wieder zu kommen, dass das für sie mehr belastend ist und es deshalb wichtiger ist, sie in eine gewohnte Umgebung wieder zurückzubringen, um da dann normale Krankengymnastik zu machen. Das hätte wahrscheinlich mehr Erfolg als diese geriatrische Rehaeinrichtung"* (E1, Pos. 10 f.).

Lediglich der Ansatz „Patienten/Patientin mit Demenz schützen müssen" lässt sich aus den Daten nicht eindeutig ableiten (vgl. Abschn. 4.3.1.2, 4.3.2.2 und 4.3.3.2)

Im Rahmen der Rolle der Angehörigen als Stellvertreter/-in der Patientinnen/ Patienten mit Demenz ergeben sich durch das Einbeziehen der Sonderfunktionen Sozialdienst oder Pflegedienstleitung Konsequenzen für die Patienten/ Patientinnen mit Demenz und ihre Angehörigen: Das Wissen und die Sensibilität der ergänzenden Teilnehmenden beim Thema Demenz führt zu einem spezifischeren Umgang mit den Patientinnen/Patienten mit Demenz und ihren Angehörigen. Der Einfluss der Nebenerkrankung wird bei den Planungen und Entscheidungen entsprechend berücksichtigt.

4.3.5.3 Ergänzende Teilnehmende: Rolle der Angehörigen als Begleiter/Begleiterin

Die ergänzenden Teilnehmenden blicken bei der Rolle der Angehörigen als Begleiter oder Begleiterin der Patienten und Patientinnen mit einer Demenz insbesondere auf deren Anwesenheit. Sie unterscheiden dabei ebenso zwischen den Funktionen *Bezugsperson* sein und *Sicherheit geben*.

Die Bedingung für die Rolle der Angehörigen als Begleiter/-in der Patientinnen/ Patienten mit Demenz im Akutkrankenhaus ist, dass den Patienten/Patientinnen mit fortschreitender Demenz ihre aktuelle Umgebung immer fremder wird. Das verunsichert sie bzw. macht ihnen Angst, so dass sie sich auf ihre Angehörigen, die ihnen lange bekannt und vertraut sind, fokussieren.

Die Angehörigen kennen die Patienten/Patientinnen mit Demenz als Person. Auch sind sie in der Lage, Äußerungen der Patientinnen/Patienten mit Demenz zu verstehen und einzuordnen (vgl. Abschn. 4.3.5.1). Darüber hinaus haben die Angehörigen regelmäßig eine vertraute Beziehung zu den Patienten/Patientinnen mit Demenz. Das heißt, die Patientinnen/Patienten erkennen und kennen sie als ihre Angehörigen. Darüber hinaus vertrauen sie ihnen und fühlen sich bei ihnen sicher. Dabei ist aus der Sicht der ergänzenden Teilnehmenden das sich beteiligen Wollen und Können entscheidend:

E2: *„[...] da, wo das geht, versucht man die Angehörigen schon mit einzubeziehen, so wie die auch mal Lust haben. Oftmals ist ja der Krankenhausaufenthalt auch mal eine Entspannung für die Angehörigen. Muss man ja auch sagen"* (E2, Pos. 37).

Auf Seiten des Klinikpersonals sehen die ergänzenden Teilnehmenden das spezifische Wissen des Fachpersonals zum Thema Demenz und zum besonderen Umgang mit Menschen mit Demenz kritisch:

> *E3: „[…] wo ich immer noch ein großes Handicap bei vielen Pflegekräften sehe, ist, dass die sich einfach mit dem Krankheitsbild nicht auskennen und sich nicht wirklich auf diese Validationsebene bringen können. Weil sie einfach mit den Reaktionen des Gegenübers/ Die überhaupt nicht einsortieren können. Und das ist für viele noch sehr befremdlich" (E3, Pos. 21).*

Dies reduziert oder verhindert Möglichkeiten zur spezifischen Gestaltung des Umgangs und der Versorgung der Patienten/Patientinnen mit Demenz im Krankenhaus.

Die Interaktionen zwischen dem Klinikpersonal (inklusive der ergänzenden Teilnehmenden) und den Angehörigen in der Rolle als Begleiter/-in der Patienten und Patientinnen mit Demenz finden persönlich statt. Entscheidend für die Ausübung dieser Rolle ist die Anwesenheit in entsprechender Häufigkeit und Dauer.

Aus den Auskünften der ergänzenden Teilnehmenden lassen sich folgende Ableitungen zu den Zeitpunkten, in denen Angehörige sich als Begleiter/-innen einbringen, tätigen: Aufnahme und Stationsalltag.

Als förderlich erleben die ergänzenden Teilnehmenden eine enge und verlässliche Abstimmung zwischen Angehörigen und Pflegekräften:

> *E2: „[…] mit dem einen oder anderen Angehörigen wird auch wirklich gesprochen, wann er kommt. Wie er kommt. Also wirklich auch mal so Pläne gemacht. Funktioniert nicht immer und nicht überall, aber da, wo das geht, versucht man, die Angehörigen schon mit einzubeziehen […] Also dann guckt man dann, dass man schon in gute Verabredung miteinander kommt" (E2, Pos. 37).*

Hilfreich ist die Rolle der Angehörigen als Begleiter/-in der Patienten/ Patientinnen mit Demenz auch bei der Aufnahme des Patienten/der Patientin:

> *E2: „[…] wenn er natürlich dann sehr, sehr unruhig ist, versucht man schon/ also, wenn Begleitpersonen da sind, die halt wirklich mit auch ins Behandlungszimmer zu nehmen und zu gucken, dass die Person spürt, dass er einfach jemand Bekanntes um sich hat" (E2, Pos. 9).*

In besonderen Fällen wird laut einer ergänzenden Teilnehmenden ferner eine durchgängige Begleitung durch Angehörige in Form eines Rooming-in angestrebt und angefragt:

E3: „Dass Angehörige auch natürlich uns da unterstützen und dann auch bei ihrem Angehörigen übernachten können, innerhalb des Aufenthaltes. [...] Es gibt aber auch Situationen, wo wir dem nur schlecht Herr werden innerhalb des Krankenhausaufenthaltes, die Compliance so aufrechtzuerhalten bei den demenziell Erkrankten. Dass entweder der ärztliche Dienst oder wir als Pflegekräfte dann mit den Angehörigen sprechen" (E3, Pos. 11 f.).

Den ergänzenden Teilnehmenden ist – genau wie den Pflegekräften und den Mediziner/-innen – bekannt, dass viele Angehörige von Menschen mit Demenz aufgrund ihrer anhaltenden Rolle als Begleiter/-in stark belastet und teilweise überfordert sind:

○ *E2: „Wenn der Angehörige selbst überfordert ist mit der ganzen Situation, kann das auch ins Gegenteil umgehen. Wenn der nicht ruhig bleibt und oftmals auch demenziell Erkrankte ja auch ganz viel auf die Beziehungsebene arbeiten oder wahrnehmen. Und auch wahrnehmen, dass der Angehörige da nicht ruhig bleibt, dann kann es genau ins Gegenteil umschlagen, [...] Dass er unruhiger wird" (E2, Pos. 25).*
○ *E1: „[...] die dann überfordert sind total und auch gar nicht wissen, wie es jetzt weiter gehen soll" (E1, Pos. 59).*

In diesen Fällen wird nach Lösungen gesucht, damit eine Begleitung der Patienten/Patientinnen mit Demenz durch Angehörige dennoch stattfinden kann:

E1: „ansonsten gucken sind weitere Angehörige da, irgendwelche Kinder, die haben da meistens ein bisschen mehr Abstand. Ja, das ist dann, da wird immer versucht, irgendwie eine Lösung zu finden. [...] Ja es findet sich, es muss sich immer irgendeine Lösung finden. Das klappt, ja. Weil natürlich die Ärzte sind ja auch nicht drauf erpicht, dass derjenige einen Tag zu Hause ist und dann gleich wieder zurückkommt" (E1, Pos. 61 f.).

Darüber hinaus haben die ergänzenden Teilnehmenden aufgrund ihrer Position mitunter mehr Möglichkeiten und Kontakte, um den Angehörigen selbst weiterzuhelfen und sie mit Rat und Tat zu unterstützen:

E1: „[...] dann besprechen wir, wie man das lösen kann. Durch verschiedene Möglichkeiten, wie dass dann noch jemand nach Hause kommt, vielleicht von der Sozialstation, also dass da noch jemand Professionelles drin ist, wir haben hier auch Kontakt zu der Caritas-Sozialstation [...], es gibt auch Seniorenberatungsstellen, [...] gibt es ja noch die Möglichkeit der Kurzzeitpflege" (E1, Pos. 63).

Ein Ausbleiben von Anwesenheit und/oder Kontakt und damit von einer Beteiligung der Angehörigen (Absenz) ist aus Sicht der ergänzenden Teilnehmenden schwierig: „*Also wo es wichtig wäre, dass der Angehörige da ist, und die entziehen sich dann komplett [...] das finde ich hochkritisch*" (E3, Pos. 51).

Bezüglich der Strategien lassen sich bei der Rolle der Angehörigen als Begleiter/-in die gleichen Vorgehensweisen wie beim medizinischen und pflegerischen Fachpersonal ableiten:

- *Sicherheit geben in unbekannter Umgebung:*

  E1: „*[...] bei Dementen ist es ja oft so, dass die aus ihrer gewohnten Umgebung rausgerissen werden, hier rein, [...], dass sie dachte, sie wird jetzt hier ins Gefängnis eingesperrt oder so was. Und da ist es schon gut, wenn in der Um/ ungewohnten Umgebung jemand Gewohntes dabei ist*" (E1, Pos. 47).

- *Anwesenheit (Da-Sein) ermöglichen:* Dass die Anwesenheit der Angehörigen bedeutend ist und die Angehörigen diese auch ermöglichen, ist den ergänzenden Teilnehmenden bewusst:

  E1: „*[...] bisher habe ich zumindest die meiste Erfahrung gemacht, dass es doch schon ganz hilfreich ist, wenn die Angehörigen da sind, [...] das hilft schon viel, die Anwesenheit, wenn die da sind*" (E1, Pos. 35 f.).

- *Angehörigen Unterstützung geben:* Die Klinikkräfte verfolgen das Ziel, diejenigen Angehörigen zu stärken, die Erholung von bzw. Hilfe bei der Pflege der Patienten/Patientinnen mit Demenz benötigen:

  E3: „*Also ich weiß, wie hart das Zuhause sein wird, und dann kommt es auch immer noch darauf an, wie lange die das schon machen. Und da ziehe ich auch meinen Hut vor*" (E3, Pos. 55).

Gemäß den Darstellungen der ergänzenden Teilnehmenden ergeben sich durch Ausübung der Rolle als Begleiter/-in durch die Angehörigen Konsequenzen für die Patienten/Patientinnen mit Demenz derart, dass sich die Patienten und Patientinnen mit Demenz sicherer fühlen und ruhiger sind: „*Das gibt Sicherheit*" (E3, Pos. 75). Außerdem können Untersuchungen und Behandlungen leichter oder überhaupt durchgeführt werden. Dies hat ebenso eine Wirkung auf das Klinikpersonal und den Krankenhausprozess.

4.3.5.4 Ergänzende Teilnehmende: Rolle der Angehörigen als Helfer/Helferin

Bei der Rolle der Angehörigen als Helfer/-in für die Patienten und Patientinnen mit einer Demenz unterscheiden die ergänzenden Teilnehmenden nicht erkennbar zwischen den Funktionen *Pflege* der Patientinnen/Patienten mit Demenz und *Unterstützung des Klinikpersonals.*

Bedingung für die Rolle der Angehörigen als Helfer/-in der Patientinnen/ Patienten mit Demenz im Akutkrankenhaus ist deren mit fortschreitender Demenz zurückgehende Interaktions- und Handlungsfähigkeit. Die Betroffenen sind dadurch vermehrt auf ihre Angehörigen angewiesen.

Analog zur Rolle der Angehörigen als Begleiter/-in (vgl. Abschn. 4.3.5.3) bilden aus Sicht der ergänzenden Teilnehmenden sowohl die vertraute Beziehung der Angehörigen zu den Patienten/Patientinnen mit Demenz als auch ihr Kennen derer als Person grundlegende Voraussetzungen für die Rolle als Helfer/-in.

In der Rolle der Angehörigen als Helfer/-in der Patientinnen/Patienten mit Demenz kommt es zu keinen direkten Interaktionen mit den ergänzenden Teilnehmenden. Dennoch können sich die ergänzenden Teilnehmenden ein (grobes) Bild von den Angehörigen als Helfer/-in machen.

Sie erkennen dies insbesondere bei den Mahlzeiten:

E2: *„gerade wegen dem Essen und Trinken. […] Dass sie einfach gucken, wenn sie da sind. Oder auch, man spricht mit den Angehörigen, ob die kommen zu den Mahlzeiten, weil es oft einfacher ist, wenn es Angehörige mit ihnen die Mahlzeiten einnehmen. Es geht ja nicht unbedingt nur um das Essen reichen, sondern einfach, dass auch jemand dabei ist oder halt klein schneidet"* (E2, Pos. 37).

Die ergänzenden Teilnehmenden bemerken ebenso, das einige Angehörige aktiv ihre Hilfe anbieten: *„es gibt ja Verständnis bei den Angehörigen auch. Die sagen: […] ‚Wenn Sie meine Hilfe brauchen'/ Oder: ‚Ich würde gerne das und das und das übernehmen. Passt das bei Ihnen?'"* (E3, Pos. 51).

Generell befürworten die ergänzenden Teilnehmenden, dass Angehörige *„sich kümmern […] ja und dann mithelfen (E1, Pos. 27).* An die Grenzen stößt das Mithelfen, wenn Angehörige dies nicht können oder wollen: *„Also es gibt öfter mal auch gar keine Angehörigen, das ist dann natürlich ganz schwierig und viele Angehörige sind einfach überfordert auch. Die sind dann gar nicht in der Lage, großartig zu helfen"* (E1, Pos. 35).

Als Strategie erkennen die ergänzenden Teilnehmenden bei den Angehörigen in ihrer Rolle als Helfer/-in der Patienten/Patientinnen mit Demenz die folgenden Vorgehensweisen:

- *Patienten/Patientin mit Demenz unterstützen und Gewohntes beibehalten*: Angehörige unterstützen die Patientinnen/Patienten mit Demenz und sind bestrebt, deren gewohnte Tagesstruktur während des Krankenhausaufenthaltes beizubehalten:

  > E3: „*Das ist unsere Tagesstruktur und so muss das auch. […] Die ganz klar das vorgeben: Und so will ich das und, was weiß ich, ich bleib auch hier. Oder ich komme dann und dann, weil das sind vielleicht kritische Zeitphasen am Tag"* (E3, Pos. 25).

- *Pflegekräfte unterstützen und Tätigkeiten übernehmen:* Eine Unterstützung der Patienten und Patientinnen mit Demenz durch Angehörige kommt zusätzlich dem Klinikpersonals zugute:

  > E2: „*[…] die kommen zu den Mahlzeiten, weil es oft einfacher ist, wenn es Angehörige mit ihnen die Mahlzeiten einnehmen. […] also mit dem einen oder anderen Angehörigen wird auch wirklich gesprochen, wann er kommt. Wie er kommt. Also wirklich auch mal so Pläne gemacht […] dass man schon in gute Verabredung miteinander kommt"* (E2, Pos. 37).

Konsequenzen für die Patienten/Patientinnen mit Demenz zeigen sich darin, dass sich diese durch die Pflege und Unterstützung der Angehörigen in ihrer Rolle als Helfer/-in besser versorgt sind, z. B. ausreichend essen und trinken.

Werden Angehörige in der Rolle als Helfer/-in der Patientinnen/Patienten mit Demenz entsprechend wirksam, können sie zu einer Entlastung des Klinikpersonals beitragen: „*wenn es in einer guten Absprache gelaufen ist, werden sie als Entlastungen sehr wohl gesehen"* (E2, Pos. 39).

4.3.5.5 Zusammenfassung zur Gruppe der ergänzenden Teilnehmenden

Die Sicht der Gruppe der ergänzenden Teilnehmenden auf die Angehörigen bei der Begleitung von Patientinnen/Patienten mit Demenz im Krankenhaus liefert eine spezifische Außensicht – auch auf die Gruppen des Klinikpersonals – und ergänzt das Gesamtbild.

Den ergänzenden Teilnehmenden ist die Relevanz der demenziellen Erkrankung als Nebenerkrankung im Akutkrankenhaus bekannt. Entsprechend sind ihnen die Auswirkungen der Erkrankung geläufig: die Patienten und Patientinnen mit einer Demenz sind, je nach Fortschritt der Erkrankung, in ihrer Interaktions- und Handlungsfähigkeit eingeschränkt. Im Akutkrankenhaus, welches für die Patienten eine fremde Umgebung darstellt, sind diese daher auf die Unterstützung durch Angehörige angewiesen. Angehörige sind den Patienten/Patientinnen mit Demenz vertraut – und sie sind mit ihnen vertraut. Angehörige verfügen über relevantes Wissen zur Person und Persönlichkeit des Patienten/der Patientin und kennen deren Ausdrucksweise. Aus diesem Grund sind viele Angehörige offiziell (ggf. per Gericht) mit der Betreuung betraut. Vonseiten des Klinikpersonals muss lediglich geklärt werden, ob Angehörige sich während des Krankenhausaufenthaltes der Patientinnen/Patienten mit Demenz beteiligen wollen und/oder können.

Die ergänzenden Teilnehmenden betonen, dass viele Pflegekräfte sowie auch medizinisches Fachpersonal sich nicht mit dem Krankheitsbild der Demenz und den entsprechenden Auswirkungen auskennen. Aus diesem Grund können sie oftmals Reaktionen von Patienten und Patientinnen mit Demenz nicht nachvollziehen oder einordnen.

Insgesamt nehmen die ergänzenden Teilnehmenden Angehörige in allen vier Rollen wahr. Da die ergänzenden Teilnehmenden aufgrund ihrer Position und Funktion nicht (regelmäßig) in den Alltag der medizinischen und pflegerischen Versorgung eingebunden sind, gestaltet sich ihr Kontakt zu den Angehörigen eher dann, wenn die ergänzenden Teilnehmenden von dem medizinischen oder pflegerischen Fachpersonal darum geben werden. Darüber hinaus erhalten sie Einblicke in die Gestaltung des Kontakts durch das Klinikpersonal mit den Angehörigen oder deren Anwesenheit. So tätigen die ergänzenden Teilnehmenden die Aussage, dass insbesondere die Pflegekräfte Informationen erst nach dem Eintritt eines Problems – also reaktiv – abfragen. Sie regen an, dass das Klinikpersonal diese Informationen gezielter und proaktiv einholt – wohl wissend, dass dies aufgrund der Kürze des Aufenthaltes der Patienten und Patientinnen eine prozessbedingte Herausforderung darstellt. Zusätzlich kann das Klinikpersonal von der Anwesenheit der Angehörigen dahingehend profitieren, dass sie aus der Beobachtung des Umgangs von Angehörigen mit dem Patienten/der Patientin lernen. Allerdings gebe es auch personenbezogene ungünstige Konstellationen zwischen Pflegekräften und Angehörigen. Als hilfreich empfinden es die ergänzenden Teilnehmenden, wenn Angehörige und Pflegekräfte in einen Austausch treten und die Anwesenheit und Tätigkeiten der Angehörigen während der Anwesenheit absprechen. So bieten einige Angehörige aktiv ihre Mithilfe an und sind oftmals bei den Mahlzeiten präsent.

Aktiv wird die Beteiligung und Begleitung von Angehörigen dann angefragt, wenn Probleme mit der „Compliance" der Patienten/Patientinnen mit Demenz auftreten. In diesen Fällen ist ausnahmsweise das Rooming-in eine Option.

Wenn Angehörige belastet oder überfordert sind, geben die ergänzenden Teilnehmenden Ratschläge und Tipps. Darüber hinaus können sie den Angehörigen hilfreiche Kontakte vermitteln. Sind Angehörige gar nicht greifbar (Absenz), wird dies als schwierig bis hochkritisch angesehen.

Die Strategien, die in der Wahrnehmung der ergänzenden Teilnehmenden bei der Beteiligung von Angehörigen beim Krankenhausaufenthalt der Patientinnen und Patienten mit Demenz zum Tragen kommen, gleichen denen des pflegerischen und medizinischen Fachpersonals. Wenngleich sie diese aufgrund ihrer Stellung mehr aus einer Meta-Perspektive und mitunter indirekt beschreiben.

Als Konsequenz der Beteiligung von Angehörigen sehen die ergänzenden Teilnehmenden die Möglichkeit einer prophylaktischen Problemvermeidung durch gezieltes Einholen von Informationen. Dies führt zu einem angemesseneren Umgang mit den Patienten und Patientinnen mit Demenz und einer spezifischen Berücksichtigung der demenziellen Erkrankung und ihrer Auswirkungen. Dadurch kann unter anderem eine Fixierung und/oder Sedierung vermieden werden. Zudem fühlen sich Patienten/Patientinnen mit Demenz durch die Anwesenheit und Begleitung von Angehörigen sicher und sind ruhiger.

Für das Klinikpersonal ergibt sich die Konsequenz, dass Behandlungen leichter oder überhaupt durchführbar sind und insbesondere, dass das Pflegepersonal entlastet wird.

4.4 Gruppenübergreifende Ergebnisse

Dieses Unterapitel baut auf der gruppenspezifischen Betrachtung des Abschnitts 4.3 auf und legt die Ergebnisse der gruppenübergreifenden Analyse dar. Dazu gehören zunächst die rollenbezogenen gruppenübergreifenden Erkenntnisse (4.4.1). Diese werden anschließend in einer übergreifenden Darstellung der Rollen als Formen der Beteiligung zusammengefasst.

Darüber hinaus erfolgt eine Betrachtung besonderer Rahmenbedingungen, die auf die Beteiligung von Angehörigen einwirken (4.4.2). Dazu gehören die Grenzen der Beteiligung von Angehörigen, die Wirkung gesonderter organisatorischer Einheiten mit geriatrischer Ausrichtung im Akutkrankenhaus und die Auswirkungen der COVID-19-Pandemie auf die Beteiligung von Angehörigen im Akutkrankenhaus.

4.4.1 Gruppenübergreifende Betrachtung der Rollen

Die gruppenübergreifende Darstellung der Ergebnisse baut auf den Ergebnissen der gruppenspezifischen Darstellung auf (vgl. Abschn. 4.3). Sie nimmt nun die einzelnen abgeleiteten Rollen der Angehörigen als Experte/Expertin, Stellvertreter/-in, Begleiter/-in und Helfer/-in in den Blick (vgl. Abschn. 4.1.3) und betrachtet diese systematisch über alle Gruppen hinweg hinsichtlich ihrer Gemeinsamkeiten und Unterschiede (vgl. Abschn. 4.1.2, Tab. 4.1).

Die gruppenspezifische Betrachtung in Abschnitt 4.3 orientiert sich am Kodierparadigma nach Strauss (1998) und ist phänomenbezogen in die Bereiche Bedingungen, Interaktionen, Strategien und Konsequenzen gegliedert (vgl. Abschn. 3.2.5.2, Abb. 3.2). Diese Grundstruktur kommt auch hier zur Anwendung.

Im Bereich der Bedingungen wird deutlich, dass die Ausgangsbedingungen akuter medizinischer Bedarf der Patientinnen/Patienten mit Demenz sowie deren demenziell bedingte eingeschränkte Interaktionsfähigkeit und Entfremdung mit der Umwelt allen Rollen zugrunde liegen. Die relevanten Bedingungen bzw. Voraussetzungen für die Rollenübernahme und Rollenwahrnehmung in Bezug auf die Angehörigen und das Klinikpersonal prägen bzw. gestalten die jeweilige Rolle. Für die Angehörigen sind das das grundlegende Kennen der Patienten/Patientinnen mit Demenz als Person, das Wissen über sie und die Beziehung zu ihnen. In Bezug auf das Klinikpersonal geht es um die eigene Expertise, hier insbesondere um die Expertise im Bereich Demenz.

Die prozess- bzw. systembezogenen Rahmenbedingungen wirken teilweise als beschränkende Bedingungen auf die jeweilige Rolle. Sie umfassen beispielsweise die Regelungen zum Besuch durch Angehörige und die Ausstattung an Personal und Betten.

In Bezug auf die Interaktionen zeigen sich insbesondere die Arten der Beteiligung (vgl. Abb. 4.2, Abschn. 4.1.3.2) Anwesenheit und Kontakt (persönlich, virtuell) sowie das Pendant Absenz als relevante Faktoren. Besonders charakteristisch für die Rollen scheinen die Zeitpunkte der Interaktionen und die zugehörigen Aktionen zu sein.

Bei den Strategien zeichnet sich ab, dass diese stark von der Rolle und von der Betrachtungsperspektive der Gruppe abhängen.

Schließlich wird deutlich, dass die Wahrnehmung oder Nichtwahrnehmung von Rollen Konsequenzen hat. Diese wirken auf die Patienten/Patientinnen mit Demenz, das Klinikpersonal bzw. den Krankenhausprozess und/oder die Angehörigen selbst.

In der folgenden rollenbezogenen Darstellung werden anhand der beschriebenen Charakteristika für die einzelnen Rollen die gruppenübergreifenden Gemeinsamkeiten sowie die Unterschiede und besonderen Spezifika aus Sicht der jeweiligen Gruppen dargelegt. Dabei ist zu beachten, dass dies für die Hauptgruppen Angehörige (A), Pflegekräfte (G) und Mediziner/-innen (M) erfolgt. Die ergänzenden Teilnehmenden, die ebenfalls alle Rollen betrachten, werden vervollständigend hinzugezogen. Die Patientinnen/Patienten mit Demenz fokussieren sich ausschließlich auf die Rolle der Angehörigen als Begleiter/-in und werden daher nur bei dieser mit ihrer Sichtweise explizit berücksichtigt.

Den Abschluss der rollenbezogenen Betrachtung bildet die gruppenübergreifende Zusammenfassung der gewonnenen Erkenntnisse für die vier betrachteten Rollen als Formen der Beteiligung der Angehörigen.

4.4.1.1 Rolle der Angehörigen als Experten und Expertinnen

Die Rolle der Angehörigen als Expertinnen und Experten für die Patienten und Patientinnen mit Demenz umfasst die Funktionen *Information* des Klinikpersonals über die individuellen Besonderheiten der Patienten/Patientinnen mit Demenz sowie *Übersetzung und Vermittlung* zwischen den Patientinnen/ Patienten mit Demenz und dem Klinikpersonal.

Diese Rolle wird von allen Hauptgruppen und den ergänzenden Teilnehmenden wahrgenommen. Angehörige und Mediziner/-innen differenzieren dabei allerdings die Funktionen nicht scharf.

Aus Sicht der Ausgangsbedingungen wird die Rolle der Angehörigen als Experte und Expertin für alle Gruppen durch den akuten medizinischen Bedarf der Patienten/Patientinnen mit Demenz und ihre demenzbedingt eingeschränkte Interaktionsmöglichkeit (geringe oder fehlende Fähigkeit zum Mitteilen an und Verstehen von Dritten) bestimmt. Unterschiede bestehen im Problembewusstsein: für die Mediziner/-innen steht der akute Bedarf in der Regel im Vordergrund, während die ergänzenden Teilnehmenden grundsätzlich auf die Auswirkungen der demenziellen Erkrankung als Nebenerkrankung im Akutkrankenhaus fokussieren. Angehörige und Pflegekräfte haben beides im Blick.

Um diese Rolle ausüben zu können, müssen die Angehörigen ihre Patientinnen/Patienten mit Demenz sowohl persönlich (individuelle Präferenzen und Bedürfnisse) als auch faktisch (Biografie, Unterstützungsbedarf, Umgangsweisen etc.) gut kennen sowie um deren Eigenheiten hinsichtlich Sprache, Zeichen, Codes oder Rituale wissen. Dieses spezifische Wissen zu den Patienten/ Patientinnen mit Demenz fehlt dem Klinikpersonal. Aus Sicht der Angehörigen kommen ihre Vorerfahrungen mit den Patientinnen/Patienten mit Demenz von anderen Krankenhausaufenthalten hinzu.

Alle drei Gruppen des Klinikpersonals sehen außerdem einen deutlichen Einfluss der Expertise der Klinikkräfte im Bereich Demenz. Aus Sicht der ergänzenden Teilnehmenden ist diese Qualifikation bzw. das Fehlen dieser sogar von großer Bedeutung. Die Angehörigen haben sich nicht zur Kompetenz des Klinikpersonals geäußert – weder in Bezug auf das Fachliche noch auf das Thema Demenz.

Prozess- oder systembedingte Einschränkungen für die Rolle der Angehörigen als Experte oder Expertin für die Patientinnen/Patienten mit Demenz werden von keiner Gruppe benannt.

Die Interaktionen zwischen dem Klinikpersonal und den Angehörigen in ihrer Rolle als Experte/Expertin für die Patientinnen/Patienten mit Demenz finden typischerweise persönlich oder telefonisch statt. Entscheidend für den Austausch ist der Kontakt. Dieser kann auch im Rahmen der Anwesenheit der Angehörigen (in einer anderen Rolle, s. u.) stattfinden. Für alle Gruppen ist der Kontakt die entscheidende Voraussetzung für diese Rolle – und damit prinzipiell ausreichend. Dennoch sind sich alle Gruppen einig, dass persönlicher Kontakt die Interaktion für beide Seiten deutlich vereinfacht.

Absenz und damit die fehlende Beteiligung der Angehörigen hier in Form der Nicht-Erreichbarkeit sehen alle Gruppen des Klinikpersonals als schwierig an, da die Interaktionsmöglichkeit mit den Patienten/Patientinnen mit Demenz eingeschränkt ist und wesentliche Informationen fehlen. Das schadet den Patienten/Patientinnen mit Demenz und erschwert die Lage im Krankenhaus. Die befragten Angehörigen sehen das Thema Absenz aus ihrer Perspektive nicht, da sie alle anwesend oder zumindest erreichbar waren.

Die Zeitpunkte, zu denen Kontakt der Angehörigen in der Rolle als Experten und Expertinnen im Rahmen der Krankenhausprozesse mit dem Klinikpersonal stattfindet, sind gruppenübergreifend die Aufnahme, die Visite und die Entlassung. Dabei ordnen die Angehörigen ihre Beteiligung bei der Aufnahme eher ihrer Rolle als Begleiter/-in zu (s. 4.3.1.3). Angehörige und Pflegekräfte sehen ebenfalls einen Austausch im Rahmen des Stationsalltags. Die Mediziner/-innen fokussieren stattdessen mehr auf die medizinisch geprägten Zeitpunkte (Vor-) Untersuchung und Operation bzw. geplante Behandlung. In ihrem Fall werden die Kontaktmöglichkeiten deutlich durch ihre geringe Erreichbarkeit eingeschränkt, was eine hohe zeitliche Flexibilität der Angehörigen erfordert. Die ergänzenden

Teilnehmenden, die kein Teil des operativen Prozesses sind, sondern nur in besonderen Situationen involviert werden, führen bei Bedarf zusätzliche Gespräche mit den Angehörigen.

Die Handlungen bzw. Aktionen, die die beteiligten Gruppen ausführen, umfassen in der Rolle der Angehörigen als Experte/Expertin insbesondere das Mitteilen der relevanten Informationen über die Patientinnen/Patienten mit Demenz von den Angehörigen an das Klinikpersonal, z. B. Biografie, medizinische Geschichte, besondere Umstände, Stand und Entwicklung der Demenz, Präferenzen etc. Dazu gehört aus Sicht der ergänzenden Teilnehmenden auch das Zeigen oder Vormachen von Umgangsweisen mit den Patientinnen/Patienten mit Demenz durch die Angehörigen.

Generell sehen alle Gruppen keine gezielte Abfrage der relevanten Informationen im Rahmen der Aufnahme. Darüber hinaus findet der Kontakt eher zufällig auf dem Gang oder im Krankenzimmer und auch nur kurz oder im Rahmen der Visite statt. Alle Gruppen mit Ausnahme der Mediziner und Medizinerinnen beschreiben dabei das Verhalten der Pflegekräfte als reaktiv, oft erst nach dem Auftreten von Problemen. Dies wird angesichts der Bedeutung dieser Informationen – insbesondere von den ergänzenden Teilnehmenden – als kritisch eingestuft und eine höhere Aktivität und Initiative empfohlen. Die Medizinerinnen und Mediziner sehen ihr eigenes Verhalten – insbesondere im Rahmen ihres Informationsbedarfs – als eher aktiv an.

Im Bereich der Strategien fokussieren sich die Angehörigen aus Sicht aller Hauptgruppen zuerst auf die Mitteilung ihrer (Experten-)Informationen über die Patienten/Patientinnen mit Demenz an das Klinikpersonal, um deren bestmögliche Versorgung zu unterstützen (Strategie: „Angehörige teilen relevante Informationen mit"). Da diese spezifischen Informationen für das Klinikpersonal von großer Relevanz sind, bemühen sich die Klinikkräfte entsprechend ebenfalls, die Informationen von den Angehörigen zu erhalten.

Außerdem erkennen alle Hauptgruppen die Relevanz der spezifischen Informationen zu den Patienten/Patientinnen mit Demenz, um diese schützen und unterstützen zu können, so dass jede Hauptgruppe „durch Informationen Probleme vermeiden" will.

Die ergänzenden Teilnehmenden erachten als Mitglieder des Klinikpersonals (Teil des Systems Krankenhaus) die gleichen Strategien als relevant wie die medizinischen und die pflegerischen Fachpersonen – aufgrund ihrer Perspektive von außerhalb des Teams allerdings etwas abstrakter.

Alle Gruppen stufen die Wichtigkeit des Austausches der spezifischen Informationen zu den Patienten/Patientinnen mit Demenz angesichts ihrer Konsequenzen als hoch ein. Gruppenübergreifend sehen alle Auswirkungen auf die Patientinnen/Patienten mit Demenz in Form eines individuelleren und leichteren Umgangs mit ihnen, einer abgestimmten Behandlung und der Vermeidung von Problemen oder Eskalationen, die zu einem unangemessenen Umgang mit oder gar einer Fixierung und Sedierung der Patientinnen/Patienten mit Demenz führen können.

Klinikpersonal und Angehörige sehen außerdem Wirkungen auf die Belastung der klinischen Fachkräfte wie auch auf den Krankenhausprozess, indem ein leichterer Umgang und vermiedene Eskalationen zu einer Entlastung führen. Die ergänzenden Teilnehmenden unterstreichen, dass durch einen frühzeitigen Informationsaustausch viele Probleme im Vorfeld ausgehebelt werden können.

Alle Gruppen (mit Ausnahme der Patientinnen/Patienten mit Demenz) sehen diese Rolle als wichtig an. Für die Mediziner/-innen ist sie sogar sehr wichtig. Die Angehörigen agieren aktiv in ihr. Die Mediziner/-innen interagieren aktiv mit den Angehörigen in ihr und die ergänzenden Teilnehmenden im Bedarfsfall auch. Die Pflegefachpersonen handeln hingegen in der Regel (zu) reaktiv.

4.4.1.2 Rolle der Angehörigen als Stellvertreterinnen und Stellvertreter

Als Stellvertreterin bzw. Stellvertreter der Patienten und Patientinnen mit Demenz wirken Angehörige an Lösungen und Entscheidungen diese betreffend mit. Sie erfüllen dabei die Funktionen *Entscheidung* für die Patientinnen/Patienten mit Demenz treffen und *Betreuung* für die Patienten/Patientinnen mit Demenz übernehmen.

Diese Rolle wird von allen Hauptgruppen und den ergänzenden Teilnehmenden wahrgenommen. Da sie wegen des Themas Unterschrift formal wichtig und in Bezug auf die medizinischen Entscheidungen relevant ist, haben die Mediziner/-innen einen besonderen Fokus auf diese Rolle. Die Pflegekräfte sind hiervon hingegen nur am Rande betroffen und äußern sich entsprechend weniger – sie nehmen die Angehörigen in dieser Rolle nicht ausdrücklich wahr. In Bezug auf die Funktionen haben alle Gruppen stärker die (rechtliche) Betreuung im Blick.

Die Ausgangsbedingungen der Rolle der Angehörigen als Stellvertreter/-in sind – insbesondere für die Mediziner/-innen – einerseits der akute medizinische Bedarf der Patienten/Patientinnen mit Demenz, denn auf diesen richten sich die Entscheidungen aus. Und andererseits ist die demenzbedingte eingeschränkte Interaktionsmöglichkeit von Relevanz – insbesondere bezogen auf die Willensäußerung der Patientinnen und Patienten.

Um diese Rolle wahrnehmen zu können, müssen die Angehörigen die Patientinnen/Patienten mit Demenz gut kennen. Rollenspezifisch müssen sie außerdem von ihnen bevollmächtigt oder gerichtlich als deren Betreuer/-in bestellt worden sein. Alle drei Hauptgruppen wissen um die Notwendigkeit von Unterschriften im Krankenhaus.

Einschränkende prozess- oder systembezogene Bedingungen werden auch für die Rolle der Angehörigen als Stellvertreter oder Stellvertreterin für die Patientinnen/Patienten mit Demenz von keiner Gruppe benannt.

Für die Interaktionen zwischen dem Klinikpersonal und den Angehörigen in ihrer Rolle als Stellvertreter/-in für die Patienten/Patientinnen mit Demenz ist der Kontakt (persönlich oder virtuell) entscheidend. Für alle Gruppen ist er die grundlegende Voraussetzung – und damit prinzipiell ausreichend. Der Kontakt sollte nach Ansicht aller jedoch am besten persönlich erfolgen und kann somit auch im Rahmen der Anwesenheit der Angehörigen (in einer anderen Rolle, s. u.) stattfinden. Eine Herausforderung in Bezug auf Interaktionen stellt für alle Beteiligten die geringe Erreichbarkeit des medizinischen Personals dar.

Die Zeitpunkte, zu denen Kontakt der Angehörigen in der Rolle als Stellvertreter/-in aus Sicht der Mediziner/-innen und Angehörigen stattfindet, sind Aufnahme, Untersuchungen, Operation, Behandlung/Therapie, Visite und Entlassung. Angehörige sehen dies außerdem im Alltag auf der Station. Für die Pflegekräfte ist in dieser Rolle neben dem Stationsalltag die Entlassung der wesentliche Zeitpunkt. Die in besonderen Situationen eingebundenen ergänzenden Teilnehmenden sind oft bei der Entlassung und gelegentlich bei der Aufnahme involviert oder führen bei Bedarf zusätzliche Gespräche mit den Angehörigen.

Die Handlungen bzw. Aktionen, die die beteiligten Gruppen ausführen, umfassen in der Rolle der Angehörigen als Stellvertreter/-in insbesondere zum einen die Mitwirkung an Entscheidungen, welche die Patientinnen/Patienten mit Demenz und ihre Behandlung betreffen: Austausch relevanter Informationen, medizinische Aufklärung etc. Dabei legt das Klinikpersonal großen Wert darauf, den Willen der Patientinnen und Patienten mit Demenz bestmöglich zu berücksichtigen und eine mögliche vorzeitige Entmündigung durch Angehörige zu verhindern, und die Angehörigen gleichzeitig bestmöglich einzubinden. Zum anderen sind die formalen Anforderungen, wie z. B. die Leistung erforderlicher Unterschriften, durch die Angehörigen zu erfüllen. Schließlich wird die Entlassung gemeinsam von Klinikpersonal und Angehörigen geplant und organisiert.

Bei den Strategien sind gruppenübergreifend vier Vorgehensweisen im Rahmen dieser Rolle relevant: Alle Hauptgruppen sehen es als zentral an, dass die Angehörigen den/die „Patienten/Patientin mit Demenz schützen müssen". Dazu konzentrieren sich die Angehörigen aus Sicht aller Gruppen zuerst auf die Mitteilung und Nutzung relevanter Informationen über die Patienten/Patientinnen mit Demenz, um bestmögliche Entscheidungen für diese zu treffen und eine „Bestmögliche Versorgung sicherzustellen". Dafür wollen die Angehörigen zur Verfügung stehen und ermöglichen dies – auch wenn ihnen dadurch zusätzliche Wege entstehen.

Für die Mediziner/-innen ist es besonders wichtig, die „bestmögliche Versorgung sicherzustellen". Um dem gerecht zu werden, möchten sie (wie auch die ergänzenden Teilnehmenden) die „Angehörigen in Entscheidungen einbeziehen", was auch die Angehörigen explizit wünschen. Die Pflegekräfte sind hierbei nicht direkt involviert.

Alle Gruppen des Klinikpersonals sehen es außerdem als wesentlich an, die „Angehörigen in die Entlassungsplanung einzubeziehen". Die Angehörigen selbst ordnen dieses Thema allerdings ihrer Rolle als Begleiter/-in zu (vgl. Abschn. 4.4.1.3), so dass sie es nicht in dieser Rolle verorten. Zudem machen sie regelmäßig die Erfahrung, dass sie zwar theoretisch einbezogen werden (könnten), die Umsetzung aber nicht immer funktioniert.

Angesichts ihrer Konsequenzen stufen alle Gruppen die Wichtigkeit der Einbindung der Angehörigen in die Entscheidungen die Patienten/Patientinnen mit Demenz betreffend als hoch ein. Gruppenübergreifend sehen alle Wirkungen auf die Patientinnen/Patienten mit Demenz in Form einer individuellen und abgestimmten Planung und Entscheidung. Die Pflegekräfte haben hierbei auch die Grenzen der Beteiligung in Form der Gefahr einer vorzeitigen Entmündigung der Patientinnen/Patienten mit Demenz durch die Angehörigen und die entsprechenden negativen Konsequenzen im Blick.

Gemeinsam getroffene Entscheidungen lassen sich aus Sicht der Mediziner/-innen gut umsetzen. Schwierig wird es hingegen, wenn Angehörige in medizinischen Fragen einen (zu) großen Einfluss auf die Patientinnen/Patienten mit Demenz haben und deren Vorstellungen deutlich von denen der Mediziner/-innen abweichen. Die Pflegekräfte sehen für sich eine Belastung, wenn sie durch die Erreichbarkeit der Mediziner/-innen an deren Stelle von den Angehörigen angesprochen werden. Die Unterstützung durch die ergänzenden Teilnehmenden wirkt sich für das gesamte Klinikpersonal entlastend aus.

Je nachdem, wie gut die Einbindung der Angehörigen funktioniert, ergeben sich für sie eine hohe oder eine niedrige Zufriedenheit mit Beratung, Planung und Entscheidung.

Alle Gruppen (mit Ausnahme der Patientinnen/Patienten mit Demenz) sehen diese Rolle – nicht zuletzt aufgrund ihrer formalen Anforderung einer Unterschrift – als wichtig an. Für die Mediziner/-innen stellt sie die zentrale Rolle dar.

4.4.1.3 Rolle der Angehörigen als Begleiter und Begleiterinnen

Begleiter oder Begleiterin der Patienten und Patientinnen mit einer Demenz sind die Angehörigen dann, wenn sie ihnen bekannt und vertraut sind und dadurch zu ihrer *Bezugsperson* werden. Außerdem können sie den Patientinnen/Patienten mit Demenz auf Basis von deren Vertrauen *Sicherheit* geben und ihnen dadurch auch unbekannte Situationen vertraut(er) machen.

Diese Rolle wird von allen Gruppen gesehen – einschließlich der Patientinnen und Patienten mit Demenz. Den Mediziner/-innen ist die Rolle bekannt, sie sind von ihr aber nur am Rande betroffen und in der Regel nicht direkt involviert.

Aus Sicht der Ausgangsbedingungen wird die Rolle der Angehörigen als Begleiter/-in durch die Nebenerkrankung Demenz bestimmt. Dabei ist für alle Gruppen insbesondere die Entfremdung der Patienten/Patientinnen mit Demenz von ihrer Umwelt relevant, die bei ihnen Orientierungslosigkeit, Unsicherheit und Angst verursacht. Deutlich wird dies auch an der Freude und Erleichterung, mit der Patientinnen/Patienten mit Demenz ihre Angehörigen begrüßen. Aus Sicht der Mediziner/-innen und der Angehörigen spielt ebenfalls die Überwindung des Interaktionsdefizits zwischen den Patienten/Patientinnen mit Demenz und dem Klinikpersonal durch die Angehörigen eine Rolle.

Um diese Rolle ausfüllen zu können, müssen die Angehörigen die Patientinnen/Patienten mit Demenz sowohl persönlich als auch faktisch gut kennen. Rollenspezifisch ist außerdem eine enge und vertraute Beziehung zwischen den Patienten/Patientinnen mit Demenz und ihren Angehörigen wichtig.

Alle Gruppen des Klinikpersonals sehen auf Seiten der Angehörigen zudem deren Motivation (das Wollen) und deren Ressourcen (das Können) als wesentliche Bedingungen für die Rollenwahrnehmung als Begleiter/-in (s. Abschn. 4.5.1).

Insbesondere für diese Rolle der Angehörigen sehen alle drei Gruppen des Klinikpersonals außerdem einen deutlichen Einfluss der vorhandenen oder mangelnden Expertise der Klinikkräfte im Bereich Demenz.

Beschränkende Bedingungen für die Rolle der Angehörigen als Begleiter/-in bestehen für die Hauptgruppen des Klinikpersonals einerseits in dem Thema Besucherregelungen – dies betrifft die Möglichkeit der Anwesenheit von Angehörigen. Im Falle von Beschränkungen werden diese in Bezug auf die Patientinnen und Patienten mit Demenz flexibler und ausgedehnter als gewöhnlich gehandhabt.

Andererseits sind aus Sicht des pflegerischen und medizinischen Personals Kapazitätsthemen auf Seiten des Krankenhauses wie die Personalausstattung sowie die Bettenausstattung und -belegung von Bedeutung für die Ausübung dieser Rolle.

Die Interaktionen zwischen dem Klinikpersonal und den Angehörigen in ihrer Rolle als Begleiter/-in für die Patientinnen/Patienten mit Demenz finden persönlich statt. Entscheidend für die Ausübung dieser Rolle ist die Anwesenheit in entsprechender Häufigkeit und Dauer – sie ist für alle Gruppen die entscheidende Voraussetzung. Die Angehörigen verfolgen deren Ermöglichung daher auch als strategische Vorgehensweise (s. u.).

Die Zeitpunkte, zu denen die Anwesenheit der Angehörigen in der Rolle der Begleiter/-innen von Relevanz ist, decken aus Sicht der Patientinnen/Patienten mit Demenz und der Angehörigen den gesamten Behandlungs- und Versorgungsprozess im Krankenhaus ab – von der (Not-)Aufnahme bis zum Abholen bei der Entlassung. Die Mediziner/-innen interagieren diesbezüglich im Wesentlichen in den medizinischen Prozessen, die Pflegekräfte mehr im Stationsalltag – beide Gruppen sehen die Angehörigen aber ebenfalls während des gesamten Krankenhausaufenthaltes der Patienten/Patientinnen mit Demenz in dieser Rolle. Die ergänzenden Teilnehmenden spielen in ihren Funktionen in besonderen Fällen eine Rolle. Sie interagieren mit den Angehörigen in dieser Rolle bei der Aufnahme und im Stationsalltag.

Absenz und damit die fehlende Beteiligung der Angehörigen sehen alle drei Gruppen des Klinikpersonals als schwierig an. Aus Sicht der ergänzenden Teilnehmenden kann das sogar kritisch sein. Die Nicht-Beteiligung der Angehörigen schadet erkennbar den Patienten/Patientinnen mit Demenz und erschwert die Lage im Krankenhaus für alle Beteiligten. Die befragten Angehörigen sehen das Thema Absenz aus ihrer Perspektive nicht, da sie sich alle in der ein oder anderen Art beteiligen.

Die Handlungen bzw. Aktionen, die die Angehörigen aus Sicht der Patientinnen/Patienten mit Demenz und aus ihrer eigenen Sicht ausführen, umfassen das Da-Sein und das Dabei-Sein zu wesentlichen Zeitpunkten wie Aufnahme und Entlassung sowie (auch von den Pflegekräften wahrgenommen) das Beobachten und Befriedigen der Bedürfnisse der Patienten und Patientinnen, das Erklären der Umgebung und der Situation sowie das Beruhigen, das Mitbringen vertrauter Gegenstände der Patientinnen/Patienten mit Demenz und vor allem das Gesellschaft leisten, Zeit verbringen und Beschäftigen mit den Patienten/Patientinnen mit Demenz. Die Mediziner/-innen haben nur einen eingeschränkten, eher allgemeinen Einblick.

Als vorbildlich erachten es sowohl die Pflegekräfte als auch die ergänzenden Teilnehmenden, wenn die Angehörigen ihre Anwesenheit ankündigen oder idealerweise sogar Pläne bzw. Verabredungen mit dem Klinikpersonal gemacht werden. Ist die Anwesenheit der Angehörigen für die Versorgung der Patientinnen/Patienten mit Demenz aus Sicht des Klinikpersonals besonders wichtig, werden die Angehörigen ausdrücklich um ihre Anwesenheit gebeten. In Ausnahmefällen wird dann auch deren Übernachtung ermöglicht (Rooming-in).

Im Umgang mit der belastenden, teilweise überfordernden Situation der Angehörigen versuchen alle Gruppen des Klinikpersonals, ihnen Tipps, Ratschläge und Hinweise zu geben. Sie kümmern sich um die Einbindung anderer Angehöriger. Und sie bringen den Angehörigen (begrenztes) Verständnis dafür entgegen, dass diese eine Erholungspause benötigen und halten ihnen dafür – nach Abstimmung – auch den Rücken frei. Den Angehörigen wird darüber hinaus bei der Organisation und bei Hilfsmitteln geholfen. Die ergänzenden Teilnehmenden können zudem weiterführende Kontakte vermitteln.

Im Bereich der Strategien fokussieren sich die Angehörigen aus Sicht aller Gruppen zuerst auf die Bedeutung ihrer Anwesenheit für bzw. deren Wirkung auf die Patienten/Patientinnen mit Demenz: „Sicherheit geben in unbekannter Umgebung". Die Anwesenheit der Angehörigen spielt für die Patienten und Patientinnen mit Demenz eine sehr große Rolle, so dass Angehörige diese gezielt zur Verbesserung von deren Situation nutzen. Daher tun sie alles in ihrer Macht Stehende, um ihre Anwesenheit zu gewährleisten: „Anwesenheit (Da-Sein) ermöglichen".

Diese Strategie ist auch aus Sicht der Klinikkräfte relevant, da sie die Bedeutung und Wirkung der Anwesenheit der Angehörigen kennen. Aus diesem Grund halten Pflegekräfte eine möglichst umfassende Anwesenheit für erstrebenswert. Die medizinischen Fachkräfte wollen diese für den bestmöglichen Behandlungserfolg bei den Patienten/Patientinnen mit Demenz nutzen.

Als ganz wesentlich im Rahmen ihrer Rolle als Begleiter/-in der Patientinnen/ Patienten mit Demenz im Krankenhaus betrachten die Angehörigen ihre Strategie: „Übergänge begleiten: Aufnahme und Entlassung". Dadurch verorten sie ihre zugehörigen Tätigkeiten in *dieser* Rolle und nicht in der als Experte/Expertin oder als Stellvertreter/-in (s. o.).

Angesichts der hohen Belastung der Angehörigen verfolgen alle Gruppen (mit Ausnahme der Patienten/Patientinnen mit Demenz) die Strategie „Als Angehörige/-r Unterstützung erhalten" bzw. „Angehörigen Unterstützung geben". Die Angehörigen suchen beim Klinikpersonal Rat und Hilfe oder versprechen sich vom Krankenhausaufenthalt ihrer Patientinnen/Patienten mit Demenz eine gewisse Entlastung und Erholung. Das Klinikpersonal will aus Sicht aller drei Gruppen die Angehörigen, die Erholung von bzw. Hilfe bei der Pflege und Versorgung der Patienten/Patientinnen mit Demenz brauchen, stärken und versteht sich diesbezüglich als Informations- und Ratgeber.

Alle Gruppen stufen die Wichtigkeit der Anwesenheit der Angehörigen als Begleiter/-innen der Patienten/Patientinnen mit Demenz im Krankenhaus (oder ihres Unterbleibens) angesichts ihrer Konsequenzen als sehr hoch ein. Gruppenübergreifend sehen alle Beteiligten Wirkungen auf die Patientinnen/Patienten mit Demenz darin, dass diese ruhiger und ausgeglichener sind, sich sicher(er) fühlen, motivierter sind und eher mitmachen. Die Patientinnen und Patienten selbst fühlen sich gut aufgehoben und schlafen besser. Eine Absenz der Angehörigen wird als entsprechend kritisch eingeordnet.

Das Klinikpersonal sieht übergreifend außerdem Wirkungen auf sich wie auch auf den Krankenhausprozess, da die Beruhigung und Beschäftigung der Patientinnen/Patienten mit Demenz die Pflegekräfte stark entlastet, die Patienten therapiefähig werden und sich Krisen vermeiden lassen. Wenn Angehörige viel fordern oder das Pflegepersonal anderweitig stören, werden sie von den Pflegekräften als Belastung erlebt.

Für die Angehörigen stellen die Tipps und Hinweise eine Hilfe dar. Außerdem sehen Angehörige und Pflegekräfte bei einer entsprechenden Abstimmung eine geeignete Möglichkeit für die Angehörigen, etwas Ruhe vom (sonstigen) Pflegealltag zu finden und sich zu erholen.

Alle Gruppen sehen diese Rolle als sehr wichtig an – mit Ausnahme der Mediziner/-innen: für die ist sie wichtig. Für die Patientinnen/Patienten mit Demenz ist sie essenziell. Und die Pflegekräfte sehen sie neben der Rolle der Angehörigen als Helfer/-in aufgrund ihrer entlastenden Wirkung als zentral an.

4.4.1.4 Rolle der Angehörigen als Helferinnen und Helfer

Als Helfer und Helferinnen beim Krankenhausaufenthalt der Patientinnen und Patienten mit einer Demenz wirken Angehörige in den Prozessen im Krankenhaus für die Patienten/Patientinnen mit Demenz und für das Klinikpersonal. Dabei kümmern sie sich einerseits um die *Pflege* und Versorgung der Patientinnen und Patienten mit Demenz. Andererseits helfen sie als *Unterstützung* durch die Übernahme solcher und organisatorischer Aufgaben explizit dem Klinikpersonal im Krankenhaus. Mit beidem wollen sie die Versorgung der Patientinnen/Patienten mit Demenz gewährleisten oder verbessern.

Diese Rolle wird von allen Gruppen wahrgenommen. Die Mediziner/-innen kennen diese Rolle, sind von ihr aber nur in Ausnahmesituationen betroffen und regelmäßig nicht direkt involviert. Da die ergänzenden Teilnehmenden mit ihren Funktionen nicht in die operativen Krankenhausprozesse und den Stationsalltag eingebunden sind und in dieser Rolle keinen Kontakt zu den Angehörigen haben, nehmen sie die Rolle wahr, fokussieren aber insbesondere auf ihre Wirkung.

Aus Sicht der Ausgangsbedingungen wird die Rolle der Angehörigen als Helfer/ -in durch die Nebenerkrankung Demenz bestimmt. Dabei sind für alle Gruppen das Interaktionsdefizit der Patienten/Patientinnen mit Demenz und deren daraus resultierende Hilfs- und Pflegebedürftigkeit von zentraler Bedeutung.

Um diese Rolle ausfüllen zu können, müssen die Angehörigen die Patientinnen und Patienten mit Demenz aus Sicht aller Gruppen sehr gut kennen. Rollenspezifisch ist außerdem eine enge und vertraute Beziehung zwischen den Patienten/ Patientinnen mit Demenz und ihren Angehörigen wichtig.

Einschränkende Bedingungen für die Rolle der Angehörigen als Helfer/-in sehen die klinischen Hauptgruppen einerseits in dem Thema Besucherregelungen, das für die Möglichkeit von Anwesenheit der Angehörigen wichtig ist (s. Rolle als Begleiter/-in, vgl. Abschn. 4.4.1.3). Andererseits ist aus Sicht der Pflegekräfte auch für diese Rolle die Personalausstattung von Bedeutung.

Die Interaktionen zwischen dem Klinikpersonal und den Angehörigen in ihrer Rolle als Helfer/-in für die Patientinnen/Patienten mit Demenz finden ausschließlich persönlich statt. Entscheidend für die Ausübung dieser Rolle ist die Anwesenheit in entsprechender Häufigkeit und Dauer. Da Pflege und Unterstützung anders nicht möglich sind, ist sie für alle Hauptgruppen die entscheidende Voraussetzung.

Die Zeitpunkte, zu denen die Anwesenheit der Angehörigen in der Rolle als Helfer/-innen von Relevanz ist, decken aus Sicht der Hauptgruppen den gesamten Prozess auf der Station ab – vom Bezug des Zimmers über den Stationsalltag bis zum Auszug bei der Entlassung.

Die Handlungen bzw. Aktionen, die die Angehörigen aus Sicht der Pflegekräfte und aus ihrer eigenen einsetzen, umfassen typische Maßnahmen der Pflege und Versorgung, wie sie sie oftmals auch zu Hause ausführen oder ausgeführt haben: Unterstützen bei den Mahlzeiten – was besonders zeitintensiv für die Pflegekräfte wäre –, beim Waschen und Eincremen sowie beim Ankleiden, beim Gang zur Toilette oder beim Mobilisieren. Außerdem bringen Angehörige erforderliche Hilfsmittel mit.

Die Mediziner/-innen haben in den Stationsalltag keinen Einblick und können diese Tätigkeiten daher nicht einschätzen. Sie erkennen, dass Angehörige Hilfs- und Orientierungsmittel bringen. Und sie sehen die Angehörigen als essenzielle

Unterstützung zur Vermeidung oder Verminderung eines Delirs. Bei entsprechendem Bedarf bitten die Mediziner/-innen die Angehörigen aktiv um Anwesenheit bei den Patientinnen/Patienten mit Demenz.

Im Bereich der Strategien sind aus Sicht aller Gruppen zwei Vorgehensweisen relevant: „Patienten/Patientin mit Demenz unterstützen und Gewohntes beibehalten" und „Pflegekräfte unterstützen und Tätigkeiten übernehmen".

Die Unterstützung der Patienten/Patientinnen mit Demenz ist aus Sicht der Angehörigen und Pflegekräfte eine Strategie der Angehörigen. Diese wollen die Bedeutung ihrer Anwesenheit für bzw. deren Wirkung auf die Patienten und Patientinnen mit Demenz gezielt zur Verbesserung der Situation nutzen. Die Mediziner/-innen betrachten diese Strategie als die ihre, da sie den Behandlungserfolg im Blick haben und die Anwesenheit der Angehörigen als Unterstützung gezielt in Fällen des gesonderten Bedarfs (z. B. Delir) einsetzen.

Die Unterstützung der Pflegekräfte bzw. des Klinikpersonals sehen alle Gruppen sowohl als Strategie der Angehörigen als auch als eigene: da die Angehörigen Enormes zur Entlastung des Klinikpersonals und der Krankenhausprozesse leisten, will dieses die Angehörigen auch gern entsprechend einbinden und am Stationsleben teilnehmen lassen.

Sowohl die Pflegekräfte und die ergänzenden Teilnehmenden als auch die Angehörigen selbst stufen die Wichtigkeit der Anwesenheit der Angehörigen als Helfer/-innen der Patienten/Patientinnen mit Demenz und des Klinikpersonals im Krankenhaus angesichts ihrer Konsequenzen als sehr hoch ein. Gruppenübergreifend sehen alle Wirkungen auf die Patientinnen/Patienten mit Demenz darin, dass ihre Grundbedürfnisse befriedigt und sie umfassend versorgt werden (Essen, Hygiene, Mobilisierung). Aus medizinischer Sicht kommt die Möglichkeit zur Vermeidung oder Verminderung eines Delirs hinzu.

Außerdem sehen alle Gruppen übergreifend (auch die Angehörigen), dass die Unterstützung durch die Angehörigen Wirkungen auf das Klinikpersonal wie auch auf den Krankenhausprozess hat, da die Betreuung der Patientinnen/Patienten mit Demenz die Pflegekräfte stark entlastet – insbesondere durch Anwesenheit bei den Mahlzeiten.

Die Rolle der Angehörigen als Helfer/-in ist für die Pflegekräfte sehr wichtig, möglicherweise sogar essenziell. Die Mediziner/-innen sehen – wie die ergänzenden Teilnehmenden – die Bedeutung, für sie sind die Rollen der Angehörigen als Experte/Expertin und als Stellvertreter/-in wegen des engeren Bezugs zum medizinischen Prozess jedoch wichtiger. Die Angehörigen selbst sehen es als wichtig an, ihre Anwesenheit primär in der Rolle als Begleiter/-in zu gestalten, um den Patienten/die Patientin mit Demenz zu unterstützen. Dass sie dabei ebenso dem Klinikpersonal und insbesondere den Pflegekräften eine Hilfe sind, ist ihnen durchaus bewusst.

4.4.1.5 Zusammenfassung: Rollen als Formen der Beteiligung

Folgend werden die zentralen Elemente je Rolle zusammenfassend dargelegt. In diesem Schritt liegt der Blickwinkel der Betrachtung nicht mehr bei den gemeinsamen oder unterschiedlichen Sichtweisen der Gruppen, sondern bei den Charakteristika, die die jeweilige Rolle definieren. Den Abschluss bildet eine Gesamtdarstellung von deren Relevanz für die einzelnen Gruppen.

Funktionen und Aufgaben

Tabelle 4.4 stellt die gruppenübergreifenden übergeordneten Funktionen und Aufgaben der Angehörigen in den einzelnen Rollen dar.

Um die Beteiligung der Angehörigen beim Krankenhausaufenthalt der Patientinnen/Patienten mit Demenz zu ermöglichen, ist im Rahmen von Interaktionen entweder die Anwesenheit der Angehörigen im Krankenhaus oder der Kontakt zwischen Angehörigen und Klinikpersonal bzw. Patienten/Patientinnen mit Demenz (persönlich oder virtuell) als Arten der Beteiligung erforderlich (vgl. Abschn. 4.1.3.2, Abb. 4.2).

Für die Rollen der Angehörigen als Experte/Expertin und als Stellvertreter/-in ist Kontakt die Mindestbedingung. Zwar sagen alle Gruppen, dass persönlicher Kontakt zu bevorzugen sei, prinzipiell würde aber virtueller Kontakt ausreichen (vgl. Tab. 4.4).

Bei den Rollen der Angehörigen als Begleiter/-in und als Helfer/-n ist hingegen Anwesenheit die Mindestbedingung, um diese wahrnehmen zu können. Eine Abwesenheit bedeutet zwar noch keine Absenz – dann fände gar kein Kontakt statt –, die Beteiligung der Angehörigen in diesen beiden Rollen ist dann aber nicht möglich.

Auch wenn der Übergang zwischen Anwesenheit und persönlichem Kontakt zunächst fließend erscheinen mag, hat sich in der Befragung gezeigt, dass es einen wesentlichen Unterschied gibt, der diese Trennung erforderlich macht: Während sowohl Anwesenheit als auch Kontakt anhand der Eigenschaft Häufigkeit – sehr häufig, öfter, selten etc. – dimensionalisiert werden können, ist die Eigenschaft Dauer – halbe Tage, einige Stunden, kurz etc. – nur für die Anwesenheit der Angehörigen relevant. Dieses spiegelt sich auch in den Inhalten – den Maßnahmen und Aktivitäten – der betroffenen Rollen Begleiter/-in und Helfer/-in wider. Sie wären bei einer lediglich punktuellen Präsenz der Angehörigen, was dem persönlichen Kontakt entspräche, nicht ausführbar.

Tabelle 4.4 Rollen der Angehörigen als Formen der Beteiligung im Akutkrankenhaus – Funktionen und Aufgaben

Angehörige als:				
Merkmal \ Rolle	**Experte/Expertin** für die Person mit Demenz[6]	**Stellvertreter/Stellvertreterin** für die Person mit Demenz	**Begleiter/Begleiterin** für die Person mit Demenz	**Helfer/Helferin** beim Krankenhausaufenthalt
Funktionen der Angehörigen in dieser Rolle	a) **Informationen** zur Person mit Demenz an das Klinikpersonal geben	a) **Entscheidungen** mit dem Menschen mit Demenz oder an dessen statt treffen	a) als **Bezugsperson** Vertrauen und Vertrautheit vermitteln	a) die **Pflege** des Menschen mit Demenz im Krankenhaus übernehmen
	b) **Übersetzen und Vermitteln** zwischen der Person mit Demenz und dem Klinikpersonal	b) als (rechtliche) **Betreuung** agieren	b) **Sicherheit geben** und mit unbekannter Umgebung vertraut machen	b) **Unterstützung** des Klinikpersonals durch Übernahme von Tätigkeiten
Aufgaben den Angehörigen	• Person mit Demenz kennen und verstehen • Kommunikation und Interaktion zwischen Person mit Demenz und Klinikpersonal herstellen • Spezialwissen über Person mit Demenz mitteilen und Pflegekräfte/ Mediziner/-innen damit unterstützen • Umgang mit Person mit Demenz erleichtern	• An Lösungen und Entscheidungen mitwirken • Notwendige Entscheidungen treffen • Unterschriften leisten	• Person mit Demenz – Sicherheit geben und beruhigen – beschäftigen und umsorgen – begleiten und therapiefähig machen • Vertraute Sachen ins Krankenhaus bringen	• Pflegerische Leistungen erbringen • Pflegekräfte entlasten • Pflege- und/oder Krankenhaus-Prozess für Person mit Demenz verbessern • Delir vermeiden • Notwendige Sachen ins Krankenhaus bringen
Art der Beteiligung (Minimum)	Kontakt	Kontakt	Anwesenheit	Anwesenheit

Zeitpunkte der Interaktionen

Die stattfindenden Interaktionen zwischen den beteiligten Akteuren lassen sich einzelnen Zeitpunkten in den Prozessen des Akutkrankenhauses zuordnen (vgl. Abb. 4.3, Abschn. 4.3). Dabei zeigt sich in der Gesamtbetrachtung, dass sich einzelne Rollen stärker auf den Gesamtprozess im Krankenhaus beziehen und einige den Alltag auf der Station fokussieren (vgl. Tab. 4.5).

Tabelle 4.5 Zeitpunkte der Interaktionen

Angehörige als:			
Rolle **Merkmal**	**Experte/Expertin** für die Person mit Demenz	**Stellvertreter/Stellvertreterin** für die Person mit Demenz	**Begleiter/Begleiterin** für die Person mit Demenz	**Helfer/Helferin** beim Krankenhausaufenthalt
Zeitpunkte der Interaktionen	• Aufnahme • (Vor-)Untersuchung • vor/nach Operation • – • Stationsalltag • Visite • Entlassung • situative Bedarfe	• Aufnahme • (Vor-)Untersuchung • vor/nach Operation • Behandlung/Therapie • Stationsalltag • Visite • Entlassung • –	• Aufnahme • (Vor-)Untersuchung • vor/nach Operation • Behandlung/Therapie • Stationsalltag • Visite • Entlassung • Sonderfälle	• – • – • – • – • Stationsalltag • – • – • –

Die Angehörigen als Experte/Expertin bzw. als Stellvertreter/-in interagieren mit dem Klinikpersonal (und den Patientinnen/Patienten mit Demenz) aus Sicht aller Gruppen in den vorwiegend medizinisch geprägten Prozessphasen. Die Angehörigen selbst und die Pflegekräfte sehen Interaktionen – insbesondere in der Rolle als Experte oder Expertin – über den gesamten Krankenhausaufenthalt der Patienten/Patientinnen mit Demenz, also auch im Alltag auf den Stationen.

Bei den anderen beiden Rollen, denen als Begleiter/-in und als Helfer/-in, liegt der Schwerpunkt der Interaktionen bei der Anwesenheit der Angehörigen im Krankenhaus und vor allem im Alltag auf den Stationen. Bei der Rolle des Helfers/der Helferin gilt dies gruppenübergreifend ausschließlich. Die Rolle der Angehörigen als Begleiter/-in der Patienten/Patientinnen mit Demenz im Krankenhaus ist die komplexeste und umfassendste. Aus Sicht der Angehörigen umfasst sie analog zu der der Experten und Expertinnen den Gesamtaufenthalt im Krankenhaus. Aber je nach Intensität der Einbindung der Angehörigen in die Krankenhausprozesse sprechen auch die anderen Gruppen von wesentlichen Beiträgen zum medizinisch geprägten Gesamtprozess (z. B. Begleitung der Patientinnen/Patienten mit Demenz durch Angehörige bei Untersuchungen).

Aktivitäten und Handlungen
Die im Rahmen der Interaktionen in den Rollen durchgeführten Maßnahmen, Handlungen oder Aktionen sind stark rollenspezifisch (vgl. Tab. 4.6).

Tabelle 4.6 Aktivitäten und Handlungen in den Rollen der Angehörigen

Angehörige als:			
Rolle **Merkmal**	**Experte/Expertin** für die Person mit Demenz	**Stellvertreter/Stellvertreterin** für die Person mit Demenz	**Begleiter/Begleiterin** für die Person mit Demenz	**Helfer/Helferin** beim Krankenhausaufenthalt
Handlungen der Angehörigen	• Informationen über die Person mit Demenz mitteilen • Umgang mit der Person mit Demenz erleichtern, ggf. zeigen oder vormachen • Übersetzen zwischen der Person mit Demenz und dem Klinikpersonal	• Informationen über die Person mit Demenz mitteilen und Fragen stellen • Gemeinsam planen, besprechen und entscheiden (insb. OP, Therapie, Entlassung) • Unterschriften leisten • Einschreiten, wenn Versorgung nicht gut funktioniert	• Bei Aufnahme und Entlassung dabei sein • (Grund-)Bedürfnisse der Person mit Demenz beobachten und befriedigen • Person mit Demenz beruhigen durch Erklären und gewohntem Umgang • Zeit mit Person mit Demenz verbringen, ggf. übernachten (Rooming-in) • Person mit Demenz zur Therapie oder Untersuchung begleiten • Persönliche und vertraute Sachen der Person mit Demenz mitbringen • Pflegekräfte über Anwesenheit informieren	• Maßnahmen übernehmen: – Pflege – Versorgung – Mobilisation • Sich um die Person mit Demenz kümmern und aktivierend tätig sein (Delirprophylaxe) • Notwendige Sachen und Orientierungs-/Hilfsmittel der Person mit Demenz ins Krankenhaus bringen
Handlungen des Klinikpersonals	• Informationen über die Person mit Demenz abfragen	• Gemeinsam planen, besprechen und entscheiden (insb. OP, Therapie, Entlassung)	• Bei Bedarf um Anwesenheit bitten, ggf. Rooming-in • Ratschläge geben, helfen und ggf. Erholung des/der Angehörigen ermöglichen	–
Adressierte der Angehörigen	Klinikpersonal	Klinikpersonal	Person mit Demenz	Person mit Demenz

Als Experte/Expertin teilen die Angehörigen ihre Informationen zu den Patientinnen/Patienten mit Demenz mit dem Klinikpersonal. In diesem Zusammenhang versuchen sie auch, den Klinikkräften den Umgang mit den Patienten/Patientinnen mit Demenz zu erleichtern, indem sie den spezifischen Umgang

erklären oder vormachen, z. B. Ansprache, Berührung. Außerdem übersetzen
sie die spezifische Sprache, Mimik und Gestik sowie Rituale der Patientin-
nen/Patienten mit Demenz für das Klinikpersonal und machen den Patienten/
Patientinnen mit Demenz die Äußerungen und Darlegungen der Klinikkräfte
verständlich. Das Klinikpersonal selbst fragt spezifische Informationen zu den
Patienten/Patientinnen mit Demenz aktiv oder reaktiv bei den Angehörigen ab.
Die Adressierten der Handlungen der Angehörigen sind im Wesentlichen das
Klinikpersonal, das dann Maßnahmen für die Patienten/Patientinnen mit Demenz
umsetzt.

In der Rolle als Stellvertreter/-in teilen die Angehörigen dem Klinikpersonal
entscheidungsrelevante Informationen zu den Patientinnen/Patienten mit Demenz
mit und stellen Fragen. Gemeinsam besprechen Angehörige und Klinikkräfte die
Befunde, das Vorgehen bei Therapie und/oder Operation, die Nachsorge und die
Entlassung, planen die nächsten Schritte und entscheiden gemeinsam. In ihrer
formalen Rolle als Betreuer/-in leisten die Angehörigen die erforderlichen Unterschriften im Namen der Patienten/Patientinnen mit Demenz. Außerdem schreiten
die Angehörigen ein, wenn der Prozess der Versorgung der Patientinnen/Patienten
mit Demenz aus ihrer Sicht nicht läuft. Mit ihren Handlungen adressieren die
Angehörigen im Wesentlichen das Klinikpersonal, das dann Maßnahmen für die
Patienten/Patientinnen mit Demenz umsetzt.

Angehörige als Begleiter/-in im Krankenhaus sind möglichst bei der Aufnahme und der Entlassung dabei. Sie haben die (Grund-)Bedürfnisse der Patien-
tinnen/Patienten mit Demenz wie Essen, Trinken, Toilette, Wärme, Schmerzmittel
etc. im Blick und achten auf deren Befriedigung. Weiterhin versuchen sie, die
Patienten/Patientinnen mit Demenz in der für sie fremden Umgebung zu beruhigen sowie ihnen das „Einleben" und das Bleiben zu erleichtern, indem sie
ihnen viel erklären, zeigen und einen gewohnten Umgang pflegen. Außerdem
verbringen sie mit den Patientinnen und Patienten mit Demenz möglichst viel
Zeit, um sie nicht allein zu lassen, mit ihnen zu sprechen, sie beim Essen zu
begleiten oder sie zu beschäftigen. In Ausnahmefällen übernachten sie sogar
bei den Patientinnen/Patienten mit Demenz im Krankenhaus (Rooming-in). In
einigen Fällen begleiten die Angehörigen die Patientinnen/Patienten auch bei
Untersuchungen oder der Therapie, um die Compliance herzustellen und/oder
eine höhere Motivation hervorzurufen. Und schließlich bringen die Angehörigen vertraute Gegenstände mit ins Krankenhaus. Adressaten der Handlungen der
Angehörigen sind im Wesentlichen die Patienten/Patientinnen mit Demenz, wobei
sich Auswirkungen auf das Klinikpersonal ergeben. Idealerweise informieren die
Angehörigen die Pflegekräfte über ihre Anwesenheit oder stimmen sich sogar mit

ihnen ab. Das Klinikpersonal fragt die Anwesenheit der Angehörigen in besonderen Fällen an. Darüber hinaus nutzen die Klinikkräfte die Anwesenheit der Angehörigen, um ihnen Hinweise, Tipps und Ratschläge für den Umgang mit den Patientinnen und Patienten mit Demenz zu geben, ihnen anderweitige Hilfe anzubieten (Organisation, Kontakte, Hilfsmittel etc.) oder ihnen Phasen der Erholung zu ermöglichen.

In der Rolle als Helfer/-in unterstützen die Angehörigen die Patientinnen/Patienten mit Demenz und das Klinikpersonal im Rahmen des Krankenhausaufenthaltes durch die Übernahme pflegerischer Maßnahmen, z. B. Körperpflege, Ankleiden oder Begleiten bei Toilettengängen. Sie übernehmen ebenfalls Maßnahmen der Versorgung (Essen kleinschneiden, anreichen etc.) und der Mobilisation. Sie kümmern sich um die Patienten/Patientinnen mit Demenz und aktivieren diese (Delirprophylaxe). Außerdem bringen Angehörige notwendige Sachen sowie Hilfs- und Orientierungsmittel der Patientinnen und Patienten mit ins Krankenhaus. Damit adressieren ihre Handlungen im Wesentlichen die Patienten und Patientinnen. Dadurch ergeben sich zudem Auswirkungen für die Klinikkräfte.

Strategien

In der Gesamtbetrachtung zeigt sich, welche Vorgehensweisen (Strategien) die einzelnen Gruppen in den verschiedenen Rollen verfolgen (vgl. Tab. 4.7).

Für die Rolle der Angehörigen als Experte/Expertin für die Patienten/Patientinnen mit Demenz ist es für die Angehörigen relevant, ihre Expertise einzubringen: „Angehörige teilen relevante Informationen mit" und „Durch Informationen Probleme vermeiden". Das Klinikpersonal verfolgt die gleichen Strategien, allerdings aus der entgegengesetzten Perspektive, die Expertise der Angehörigen entsprechend zu nutzen.

Für die Rolle der Angehörigen als Stellvertreter/-in der Patientinnen/Patienten mit Demenz verfolgen die Angehörigen folgende Strategien: „Bestmögliche Versorgung sicherstellen", „Angehörige in Entscheidungen einbeziehen" und „Patienten/Patientin mit Demenz schützen müssen". Die Klinikkräfte wollen die „Bestmögliche Versorgung sicherstellen" und möchten dafür „Angehörige in Entscheidungen einbeziehen" und „Angehörige in Entlassungsplanung einbeziehen".

Tabelle 4.7 Rollenbezogene Strategien der Angehörigen und des Klinikpersonals

Angehörige als:				
Merkmal / Rolle	Experte/Expertin für die Person mit Demenz	Stellvertreter/ Stellvertreterin für die Person mit Demenz	Begleiter/Begleiterin für die Person mit Demenz	Helfer/Helferin beim Krankenhausaufenthalt
Strategien der Angehörigen	• „Angehörige teilen relevante Informationen mit" • „Durch Informationen Probleme vermeiden"	• „Bestmögliche Versorgung sicherstellen" • „Angehörige in Entscheidungen einbeziehen" • „Patienten/Patientin mit Demenz schützen müssen"	• „Übergänge begleiten: Aufnahme und Entlassung" • „Sicherheit geben in unbekannter Umgebung" • „Anwesenheit (Da-Sein) ermöglichen" • „Als Angehörige/-r Unterstützung erhalten"	• „Patienten/Patientin mit Demenz unterstützen und Gewohntes beibehalten" • „Pflegekräfte unterstützen und Tätigkeiten übernehmen"
Strategien des Klinikpersonals	• „Angehörige teilen relevante Informationen mit" • „Durch Informationen Probleme vermeiden"	• „Bestmögliche Versorgung sicherstellen" • „Angehörige in Entscheidungen einbeziehen" • „Angehörige in Entlassungsplanung einbeziehen"	• „Anwesenheit (Da-Sein) von Angehörigen ermöglichen" • „Angehörigen Unterstützung geben"	• „Patienten/Patientin mit Demenz unterstützen und Gewohntes beibehalten" • „Pflegekräfte unterstützen und Tätigkeiten übernehmen"

Im Rahmen der Rolle der Angehörigen als Begleiter/-in sind für die Angehörigen folgende Vorgehensweisen relevant: „Übergänge begleiten: Aufnahme und Entlassung", „Sicherheit geben in unbekannter Umgebung", „Anwesenheit (Da-Sein) ermöglichen" sowie „Als Angehörige/-r Unterstützung erhalten". Das Klinikpersonal verfolgt die Ziele: „Anwesenheit (Da-Sein) von Angehörigen ermöglichen" und „Angehörigen Unterstützung geben".

In der Rolle der Angehörigen als Helfer/-in für die Patientinnen/Patienten mit Demenz und das Klinikpersonal verfolgen sowohl die Angehörigen als auch das Klinikpersonal folgende Zielstellungen: „Patienten/Patientin mit Demenz unterstützen und Gewohntes beibehalten" sowie „Pflegekräfte unterstützen und Tätigkeiten übernehmen".

Konsequenzen

Auf Basis der Interaktionen zwischen Angehörigen, Klinikpersonal und Patientinnen/Patienten mit Demenz und den durchgeführten Handlungen ergeben sich in den verschiedenen Rollen Konsequenzen für die Patientinnen/Patienten mit

Demenz, das Klinikpersonal und den Krankenhausprozess sowie die Angehörigen selbst (vgl. Tab. 4.8).

Im Rahmen der Rolle der Angehörigen als Experte/Expertin kommt es für die Patienten/Patientinnen mit Demenz zur Berücksichtigung und Erfüllung ihrer individuellen Bedürfnisse sowie zu einem adäquaten Umgang durch die Klinikkräfte und zu einer spezifischen Versorgung. Eskalationen können aufgrund von mitgeteilten Informationen weitgehend vermieden werden. Der leichtere Umgang mit den Patientinnen/Patienten mit Demenz und die Vermeidung von Eskalationen entlastet auch das Klinikpersonal und vereinfacht dadurch die Prozesse im Krankenhaus.

In der Rolle der Angehörigen als Stellvertreter/-in ergeben sich für die Patienten/Patientinnen mit Demenz ein spezifischerer Umgang, fundiertere Entscheidungen und ein individuell abgestimmter Behandlungsplan. Sie werden passend angesprochen und sind ruhiger. Schließlich profitieren sie von bedarfsweisen Eingriffen der Angehörigen in die Versorgung. Aus Sicht des Klinikpersonals und des Krankenhausprozesses können (gemeinsam) getroffene Entscheidungen leichter umgesetzt werden. Schwierigkeiten entstehen, wenn sich Angehörige in medizinische Fachfragen einbringen wollen. Für die Angehörigen resultiert eine adäquate Ansprache und Beratung durch die Klinikkräfte, die inkl. Bedenkzeit zu guten Entscheidungen führen. Dies drückt sich in einem entsprechenden Zufriedenheitsgrad der Angehörigen aus. Außerdem profitieren Angehörige von einer abgestimmten Planung.

Als Begleiter/-in bewirken die Angehörigen, dass sich die Patientinnen/Patienten mit Demenz über ihre Anwesenheit freuen, sich gut aufgehoben und sicher fühlen und dadurch ruhiger werden, die Lage akzeptieren, überhaupt oder besser mitmachen und therapiefähig sind. Erfolgt dies nicht, sind die Patientinnen/Patienten mit Demenz unruhig oder/und laufen umher. Außerdem wirken sich die Tipps des Klinikpersonals an die Angehörigen auf sie aus. Das Beruhigen und Beschäftigen der Patienten/Patientinnen mit Demenz durch die Angehörigen sowie die daraus resultierende Vermeidung von Eskalationen und Krisen entlastet das Klinikpersonal und den Krankenhausprozess. Die Therapiefähigkeit der Patientinnen/Patienten mit Demenz macht manche Prozessschritte überhaupt erst möglich. Belastend können Angehörige wirken, wenn sie das Klinikpersonal stark oder zu stark fordern. Den Angehörigen helfen die Ratschläge, Hinweise, Tipps – auch über den Krankenhausaufenthalt der Patientinnen/Patienten mit Demenz hinaus. Außerdem gibt ihnen die Betreuung der Patienten/Patientinnen mit Demenz durch das Klinikpersonal die Möglichkeit zur Erholung von der sonstigen Pflege und Verantwortung.

Tabelle 4.8   Konsequenzen der Aktivitäten und Handlungen in den Rollen der Angehörigen

Angehörige als:			
Rolle \ Merkmal	Experte/Expertin für die Person mit Demenz	Stellvertreter/Stellvertreterin für die Person mit Demenz	Begleiter/Begleiterin für die Person mit Demenz	Helfer/Helferin beim Krankenhausaufenthalt
Wirkung auf Person mit Demenz	• Berücksichtigung und Erfüllung individueller Bedürfnisse • Angemessener Umgang • Durch Informationen Vermeiden von Problemen oder Eskalationen • Fehlen von Informationen: Unangemessener Umgang, ggf. Fixierung und/oder Sedierung	• Individuelle Entscheidungen und auf die Person mit Demenz abgestimmter Behandlungsplan • Hilfe und Schutz • Gefühl von Sicherheit • Angemessener Umgang	• Freude über Anwesenheit der Angehörigen • Person mit Demenz ist ruhiger, fühlt sich sicherer und gut aufgehoben • Akzeptanz, Motivation, Therapiefähigkeit • Ohne Angehörige: Unruhe und Umherlaufen	• Grundbedürfnisse sind erfüllt • Person mit Demenz ist umfassend versorgt • Delir wird verhindert/ vermindert • Orientierungs-/Hilfsmittel sind vorhanden • Zuweilen wird durch Angehörige zu viel abgenommen
Wirkung auf Klinikpersonal	• Entlastung durch – leichteren Umgang mit der Person mit Demenz und – Vermeidung von Problemen	• (Gemeinsam) getroffene Entscheidungen • Entlassung ist organisiert • Schwierig ist es, wenn Angehörige fachlich andere Ansichten vertreten	• Entlastung: Person mit Demenz ist besser führbar, händelbar und/oder therapiefähig • Belastung: hohe Anforderungen der Angehörigen • Ohne Angehörige: Personen mit Demenz sind unruhig und laufen umher	• Entlastung • Zeitersparnis und Stressminderung • Hilfs-/Orientierungsmittel sind vorhanden
Wirkung auf Angehörige	–	• Absprache, Beratung, Bedenkzeit • (Gemeinsam) getroffene Entscheidungen • Zufriedenheit bei Anerkennung und Einbindung in Prozesse • Planung von Entscheidungen, insb. Entlassung	• Erhalten Hilfe, Hinweise, Ratschläge und Tipps • Können sich bei Bedarf ein stückweit erholen	–

Als Helfer/-in bewirken die Angehörigen bei den Patientinnen/Patienten mit Demenz eine Erfüllung ihrer Grundbedürfnisse, eine umfassendere und persönlichere Pflege und Versorgung und sie leisten unter Umständen Beiträge zur Therapie. Darüber hinaus tragen sie zur Prophylaxe oder Behandlung eines Delirs bei und bringen ihnen notwendige Hilfs- bzw. Orientierungsmittel ins Krankenhaus. Falls sie den Patienten/Patientinnen mit Demenz unnötig viel abnehmen, kann dies zu einer vorzeitigen Entmündigung führen. Für Klinikpersonal und Krankenhausprozess bewirken die Angehörigen mit ihrer Unterstützung eine Entlastung in Form von Zeitersparnis (z. B. Helfen beim Essen) und Stressminderung (z. B. Vermeidung von Herausforderungen oder Komplikationen). Auch für das Klinikpersonal ist es von Vorteil, wenn die Patienten/Patientinnen ihre Hilfs- und Orientierungsmittel im Krankenhaus zur Verwendung haben.

Gesamtüberblick
Tabelle 4.9 kombiniert diese rollenbezogene gruppenübergreifende Betrachtung mit der gruppenspezifischen Ergebnisdarstellung aus Abschnitt 4.3. Dies dient der Darstellung der Relevanz der einzelnen Rollen als Formen der Beteiligung der Angehörigen beim Krankenhausaufenthalt von Patienten/Patientinnen mit Demenz aus Sicht der aufgezeigten Gruppen.

Tabelle 4.9 Relevanz der Rollen als Formen der Beteiligung der Angehörigen aus Sicht der einzelnen Gruppen

Rollen der Angehörigen / Gruppen	Gruppe A: Angehörige	Gruppe G: Pflegekräfte	Gruppe M: Mediziner/ Medizinerinnen	Gruppe P: Patientinnen/ Patienten mit Demenz	Gruppe E: Ergänzende Teilnehmende
Experte/Expertin	wichtig	wichtig	wichtig	–	wichtig
Stellvertreter/-in	wichtig	wichtig *kaum involviert*	**sehr wichtig** **(zentral)**	–	wichtig
Begleiter/-in	**sehr wichtig**	**sehr wichtig** **(zentral)**	wichtig *kaum involviert*	**sehr wichtig** **(essenziell)**	**sehr wichtig**
Helfer/-in	wichtig	**sehr wichtig** **(ggf. essenziell)**	wichtig *kaum involviert*	–	wichtig

Diese Darstellung zeigt, dass aus Sicht fast aller Gruppen die Rolle der Angehörigen als Begleiter/-in zentral ist. Für die Patientinnen/Patienten mit Demenz ist sie die einzig relevante und gleichzeitig essenzielle. Auch alle anderen weisen ihr (mit Ausnahme der Mediziner-/innen) die höchste Bedeutung zu. Die Pflegekräfte legen einen gleich starken, wenn nicht noch höheren Fokus auf die Rolle der Angehörigen als Helfer/-in für die Patienten/Patientinnen mit Demenz und das Klinikpersonal.

Aus Sicht der Mediziner/-innen hat die Rolle als Stellvertreter/-in wegen der formalen Gestalt der Unterschriftsleistung der Angehörigen zentrale Bedeutung. Außerdem benötigen sie für die medizinische Arbeit insbesondere das spezifische Wissen der Angehörigen über die Patientinnen/Patienten mit Demenz als Experte/Expertin. Dies erhalten sie in der Regel bei den Kontakten im Rahmen der Anwesenheit der Angehörigen (als Begleiter/-in). Da sie in die stationsbezogenen Prozesse, in denen die Rollen als Begleiter/-in und Helfer/-in besonders wirken, weniger involviert sind, haben sie hier nicht die gleiche Betroffenheit und Wahrnehmung.

4.4.2   Betrachtung besonderer Rahmenbedingungen

Die in Abschnitt 3.2.5.2 vorgestellte Bedingungsmatrix nach Strauss and Corbin (1996) umfasst acht Ebenen: Im Zentrum der Betrachtung steht (1) die Handlung, die zu einem Phänomen gehört. Auf den weiteren Ebenen geht es um (2) Interaktion, (3) Kollektiv, Gruppe und Individuum, (4) Untereinheiten in Organisationen oder Institutionen mit ihren Spezifika, z. B. eine Krankenhausstation, (5) Organisation und Institution, (6) Gemeinde, (7) nationale Ebene und (8) internationale Ebene. Der Einbezug der Ebenen liefert Hinweise darauf, warum Handlungen oder Interaktionen in welcher Form erfolgen und welche spezifischen Bedingungen (ggf. in Kombination) wirken.

Aus diesem Grund soll hier Hinweisen aus den erhobenen Daten nachgegangen werden, die Einflussfaktoren beschreiben, die Relevanz für den Untersuchungsgegenstand haben, aber den „äußeren" Ebenen der Bedingungsmatrix zuzuordnen sind. Da sie dennoch relevant für das Beschreiben und Verstehen der thematischen Hauptbereiche sind, werden sie an dieser Stelle gesondert in den Blick genommen.

Zum einen betrifft das Einflussfaktoren, die sich begrenzend auf die Beteiligung der Angehörigen auswirken und in der Person des/der Angehörigen selbst oder deren Umfeld liegen (Ebenen 3, 6, (7)). Dabei geht es um die Erreichbarkeit und die Belastung von Angehörigen.

Weiterhin gab es in den vorliegenden Daten Hinweise, dass es einen Unterschied macht, wenn ein Akutkrankenhaus über Organisationseinheiten verfügt, die explizit auf die Versorgung alter Menschen und ihrer Angehörigen ausgerichtet sind (Ebenen 4 und 5).

Und schließlich ermöglichen die Daten die Betrachtung des Untersuchungsgegenstandes unter dem Blickwinkel der COVID-19-Pandemie (Coronavirus SARS-CoV-2), indem sie mit Daten von vor der Pandemie verglichen werden (Ebenen 5–7).

4.4.2.1 Grenzen der Beteiligung von Angehörigen im Akutkrankenhaus

Die Möglichkeit der Angehörigen, sich während des Krankenhausaufenthaltes der Patientinnen und Patienten mit Demenz zu beteiligen, hängt von ihrem Wollen und ihrem Können ab (vgl. Abschn. 4.3.1): Das Wollen der Angehörigen wird durch ihre Motivation, die Patientinnen/Patienten mit Demenz zu begleiten, bestimmt. Ihr Können hängt von ihren zeitlichen, finanziellen und persönlichen Ressourcen ab. Als mit am stärksten begrenzende Faktoren auf Seiten der Angehörigen bezüglich einer möglichen Beteiligung zeigen sich zum einen ihr Wissen – allgemein und in Bezug auf das Thema Demenz – und zum anderen ihre hohe Belastung durch die dauerhafte Pflege des Menschen mit Demenz. Wird dies durch Einflüsse aus ihrem Umfeld verstärkt, ergibt sich eine Wirkungskombination, die die Möglichkeit der Angehörigen zur Begleitung der Patienten/Patientinnen mit Demenz im Krankenhaus deutlich einschränkt.

In den erhobenen Daten gibt es zunächst Hinweise, dass die Region, in der die Angehörigen leben, Einfluss auf ihre Beteiligung beim Krankenhausaufenthalt der Patientinnen/Patienten mit Demenz haben kann.

Im ersten Fall geht es darum, dass gemäß der Erfahrung einer Ärztin Angehörige in einigen Regionen schlechter erreichbar sind als in anderen. Dies liegt ihrer Meinung nach daran, dass in jener Region, die im Interview angesprochen wird, mehr Menschen wohnen, die eine Sprachbarriere (deutsch als Fremdsprache) und/oder ein niedriges Bildungsniveau haben. Aufgrund dessen sind diese Angehörigen für das Klinikpersonal offenbar schwerer oder gar nicht zu erreichen:

M5: „[…] ist das hier nicht so sehr, also da gibt es immer Angehörige, die Sie irgendwie erreichen, das kann aber auch ein bisschen an der Region liegen, sage ich jetzt mal ganz einfach." – „I: Was meinen Sie mit der Region?" – M5: „In [Ort], ja? Also, dass einfach, das sind einfach, ist ein anderer Menschenschlag hier. Das ist so. Ja. Also wenn Sie da ins [Gebiet] gehen, haben Sie sicherlich eine höhere Frequenz an Angehörigen, die Sie nicht erreichen" (M5, Pos. 23 f.).

Im zweiten Fall geht es um den Umgang mit Demenz als Krankheit in einer ländlichen Region. Die dortige Handhabung als Tabuthema führt dazu, dass Betroffene nicht darüber sprechen und sich demzufolge auch keine Hilfe oder Unterstützung holen können. Da die Erkrankung und ihre Auswirkungen trotz der Tabuisierung bestehen, müssen sie die Situation und die Entwicklung allein bewältigen. Das führt zu einer enormen Herausforderung und Belastung. Da ein Krankenhausaufenthalt der Patientinnen/Patienten mit Demenz eine Möglichkeit der Entlastung darstellt, nehmen hochbelastete Angehörige diese – für sie (regional) mitunter einzige – Option für Erholung wahr:

> G6: „Und dann ist es ja hier auch noch so, es ist ländlich. Und Demenz ist eigentlich ein Tabuthema. Und das sind so Sachen, die für mich wichtig sind. Wo ich dann auch dem Angehörigen sage. Oder wenn der Angehörige sagt: ‚Ich habe jetzt meinen Vater, meine Mutter so lange gepflegt, ich kann einfach nicht mehr.‘ Dann gehe ich auch dazu über und sage: ‚Gut, wenn Ihre Mutter jetzt bei uns ist oder Ihr Vater, dann möchte ich, dass Sie sich mal einen Tag oder vier Tage erholen. Sie können gerne anrufen. Aber ich möchte, dass Sie jetzt mal was für sich machen. Weil, wenn Ihre Mutter, Vater wieder zurückkommt, müssen Sie stark sein, müssen Sie das Rückgrat sein.‘ Und ich habe auch schon oft mit Angehörigen gesprochen, denen ich wirklich gesagt habe: ‚Ich möchte Sie hier nicht sehen. Machen Sie Sachen für sich, die Sie lange nicht gemacht haben.‘ Und das ist meistens auch/ Das verstehen sie auch. Man sieht das auch. Und selbst, wenn die Angehörigen vor einem stehen. Die stehen so. Die können nicht mehr. Das ist ein ganz großes Problem und vor allen Dingen hier. Weil es gibt hier eine Dunkelziffer von Demenzerkrankten, die wir gar nicht kennen" (G6, Pos. 21).

Ein anderer Umgang mit der hohen Belastung der Angehörigen zeigt sich darin, dass Hausärzte Angehörige und Patientinnen/Patienten mit Demenz als Einheit (Dyade) verstehen und die Einsatzfähigkeit der Angehörigen für diese Einheit als wichtig erachten:

> M4: „dann sprechen wir mit den Angehörigen natürlich, fragen, ob der Angehörige dazu bereit ist, [...] zu begleiten und vielleicht auch unterstützend mitzuhelfen. [...] Das Problem ist dann wirklich, dass viele das nicht wollen, weil sie tatsächlich Ruhe brauchen. Es gibt ja mittlerweile durchaus auch Einweisungen von Hausärzten, die das dann damit begründen, weil die Angehörigen mal in den Urlaub fahren möchten und die Kurzzeitpflege dann selber bezahlt werden müsste, ne. Weil hier den Krankenhausaufenthalt bezahlt ja die Krankenkasse" (M4, Pos. 29).

Daraus lässt sich ableiten, dass sich Angehörige und Hausarzt angesichts der Situation und Belastung der Angehörigen zum Teil nicht anders zu helfen wissen, als einen Krankenhausaufenthalt der Patientinnen/Patienten mit Demenz zur Entlastung und damit zur langfristigen Erhaltung oder gar zur Wiederherstellung der Einsatzfähigkeit der Angehörigen zu organisieren. Dass dies Einfluss auf die (reduzierte) Beteiligung der Angehörigen im Krankenhaus haben kann, liegt nahe.

Der Zeitvergleich der erhobenen Daten bietet weiterhin die Möglichkeit, Aussagen von Angehörigen in Bezug auf die Behandlung des Themas Demenzerkrankung durch die Pflegekassen zu vergleichen. So umfassten die Pflegestufen 1–3 keinerlei Leistungen für Menschen mit Demenz oder deren Angehörige. Dies hat sich mit den Pflegegraden 1–5 verbessert.[6] Aber selbst, wenn die aktuellen Regelungen eine Verbesserung für Menschen mit Demenz darstellen, zeigt das folgende Beispiel, dass die finanziellen Möglichkeiten von pflegenden Angehörigen ihren Handlungsspielraum und ihre persönlichen Freiheitsgrade wie eigene Arzttermine wahrzunehmen, ein wenig Abwechslung im Alltag zu haben etc. sehr stark beeinflussen. Bei geringen Mitteln führt dies zu deutlichen Einschränkungen und zu einer (sehr) hohen Belastung der Angehörigen:

> A3: „Aber die Krankenkasse, die lehnt die Pflegestufe ab." – I: „Ah das haben Sie versucht, mit der Pflege ..." – A3: „Das habe ich jetzt zum zum zweiten Mal, und und das dritte Mal schon geschrieben, dass ich das Widerruf einlege nicht, oder wie das heißt, und da hat es gleich einen Haufen Briefe gegeben, dass auf <u>unbestimmte</u> Zeit jemand bei mir vorbeikäme und täte sich das nochmal anschauen. Und da habe ich gesagt auf unbestimmte Zeit bin ich nicht daheim." – I: „Kann das Krankenhaus hier das nicht nochmal versuchen? Die können ja auch versuchen, die Pflegestufe zu beantragen." – A3: „Na, die haben mir das im Arztbericht, den habe ich mir vom Doktor kopieren lassen, vom Hausarzt und habe den denen geschickt, aber das zählt <u>auch</u> wahrscheinlich nicht. [...] Ich bin mal gespannt, ob es jetzt klappt. Ne. Dann habe ich, da könnte man wenigstens mal sagen, bevor wir heute Mittag daheim hocken, gehen wir mal irgendwo ein Tässchen Kaffee trinken, ne dass man mal was anderes sieht und nicht bloß die eigenen vier Wände" (A3, Pos. 34).*

Dabei ist zu berücksichtigen, dass diese Angehörige eine hochengagierte Angehörige ist, die ihren Mann im Krankenhaus täglich mindestens drei Stunden lang besucht und unterstützt, und dies noch als reinste Erholung beschreibt: *I: „Ist das für Sie jetzt, ja, eine gewisse Entspannung, dass er jetzt hier ist und dass Sie mal frei haben?" – A3: „Ja, das habe ich allen schon gesagt. Ach, hab ich gesagt, ich habe reinste Erholung"* (A3, Pos. 70). Wie sehr sie diese „geteilte" Sorge – zusammen mit dem Klinikpersonal – als Entlastung erlebt, macht folgende Aussage deutlich: *„dass er dauernd was anders hat und ins Krankenhaus muss, habe ich gesagt, nehme ich das gerne in Kauf, komme morgens rein, gehe mittags heim. Dann ist das trotzdem für mich eine Entspannung"* (A3, Pos. 72).

---

[6] Im Zweiten Pflegestärkungsgesetz (PSG II) wurden die ehemaligen drei Pflegestufen zum 01.01.2017 durch fünf neue Pflegegrade abgelöst.

Diese Beispiele zeigen, dass die Kombination unterschiedlicher Einflussfaktoren auf verschiedenen Bedingungsebenen dazu führen kann, dass Angehörige – abweichend von ihrer Grundmotivation für die nahestehenden Menschen mit einer Demenz da sein zu wollen – in ihrer Möglichkeit einer Beteiligung eingeschränkt sind.

4.4.2.2 Organisatorische Einheiten mit geriatrischer Ausrichtung im Akutkrankenhaus

Im Rahmen der Interviewvereinbarung (vgl. Abschn. 3.2.3) ergab sich die Möglichkeit, Mitarbeiter/-innen von Krankenhäusern zu befragen, die konzeptionell explizit auf die Begleitung alter Menschen im akutstationären Setting ausgerichtet sind. Dabei handelt es sich um eine gerontologische Pflegefachkraft (G6) und einen Chefarzt einer geriatrischen Abteilung (M4). Hinzu kommt eine Oberärztin (M5), die für ein geriatrisches Team zuständig ist, das bei Bedarf zu einzelnen Patienten und Patientinnen auf die Normalstationen geht und dort unterstützt bzw. diese Patienten/Patientinnen zu Untersuchungen und bei Operationen begleitet. Durch ihren spezifischen Ansatz haben diese interviewten Personen einen gesonderten Blick auf die Patientinnen/Patienten mit Demenz und ihre Angehörigen im Akutkrankenhaus. Dadurch erweitern und bereichern sie die bisherigen Ergebnisse.

Besonders unterscheidet diese Teilnehmenden von den anderen, dass sie im Umgang mit Patientinnen und Patienten mit kognitiven Beeinträchtigungen versiert sind und ein entsprechendes Verständnis für Person, Situation und akutstationäres Setting haben:

○ M4: „Er zeigt es vielleicht nur dadurch, weil er (unv.) morgens starrer am Tisch sitzt und keinen Appetit hat, sein Frühstück zu essen. Das kann ein Zeichen für Schmerzen sein" (M4b, Pos. 83).

○ G6: „[...] man sieht halt auch auf den Stationen selber, dass das ganz, ganz viele demente Menschen in den Stationen sind. Ob das Innere sind, ob das Unfallchirurgie ist. Und diese Leute eigentlich sich selbst überlassen sind. Das heißt, die irren auf dem Flur rum, die laufen hin und her. [...] aber das hat eben mit den Strukturen des Krankenhauses zu tun" (G6, Pos. 7).

○ M4: „[...] wir haben eine Hinlaufwarnung, ja. Die Patienten, die das brauchen, bekommen so eine Art Armbanduhr um. Und an jedem möglichen Ausgang, auch am Aufzug, ist ein entsprechender Empfänger. Und wenn der Patient den passiert, dann gibt es ein entsprechendes Signal. [...] Und da geht jemand hinterher und versucht, den Patienten davon zu überzeugen, dass er wieder zurückkommen möchte" (M4, Pos. 77).

Um einen Unterschied zum Status Quo zu machen, verfolgen die besonderen Einheiten – unabhängig von ihrer Organisationsform als zusätzliches Team oder als gesonderte Abteilung – einen gänzlich anderen Ansatz als die Normalstationen: *„Die sehen nur das zentrale Problem und sind sehr symptomorientiert"* (M4, Pos. 57). Sie stellen den alten Menschen mit seinen individuellen Gegebenheiten und Bedürfnissen in den Mittelpunkt ihrer Betrachtungen und ihres Handelns und nicht den akuten medizinischen Bedarf. Die geriatrischen Fachpersonen verfolgen damit eher einen personenzentrierten Ansatz und haben eine andere Grundeinstellung: *„Der Geriater ist eher menschenorientiert"* (M4, Pos. 57). Des Weiteren sind sie im Umgang mit Menschen mit Demenz geschult und erfahren. Auf Basis dieses Wissens und ihrer Erfahrungen gehen die geriatrischen Fachpersonen spezifisch auf die Patientinnen/Patienten mit Demenz ein:

○ G6b: *„Das geht ja nur darum, mit dem dementen Menschen anders umzugehen. Das heißt, ein Gespür dafür zu haben, wie ich ihn anspreche, wie ich mit dem umgehe"* (G6b, Pos. 34).
○ M4: *„Ja, dass man den dementen Menschen die Freiheit [...] gibt, dass man den Mensch sein lässt so in seiner Realität, in der er sich gerade befindet"* (M4, Pos. 19).

Und schließlich sind die geriatrischen Organisationseinheiten deutlich besser ausgestattet als die Normalstationen, so dass sie leichter neue Wege beschreiten können:

M4: *„Der Personalschlüssel in der Pflege ist 1:1,5 und den halten wir auch tatsächlich ein, ja. Dazu haben wir dann noch zwei Physiotherapeuten, bei Bedarf auch drei, wir haben zwei Ergotherapeuten und entsprechend eben Sozialdienst. Seelsorger haben wir auch. Neuropsychologin kommt, wenn wir sie denn brauchen, ja, aus [Stadt]. Ja. Deswegen sind wir da sehr gut aufgestellt"* (M4, Pos. 71).

Der gesonderte Ansatz und die Personalausstattung bedingen den Faktor „Zeit für Patientinnen und Patienten": *„Der Unterschied ist einfach, dass man mehr Zeit für den Patienten hat"* (G6, Pos. 59). Der Geriater weist diesbezüglich darauf hin, dass die vorhandene Zeit auch anders genutzt werden kann. Dies erfordert allerdings eine Änderung von Haltung und Procedere:

M4b: *„Beste Beispiel ist immer: Kennst du denn die Biografie des Patienten? ,Ja, ich kann mich doch jetzt nicht noch eine halbe Stunde ans Bett setzen und Biografiearbeit machen.' Ja, und dann sagt man dann: ,Ja, du pflegst doch den Patienten. Unterhältst*

du dich nicht mit dem?' Ja? Man kann ja seine Arbeitsabläufe ganz anders strukturie-
ren, ja? Natürlich spielt der Faktor Zeit auch eine Rolle […] Trotzdem sind die Visiten
hier so, dass man sich die Zeit nimmt. Und damit gewinne ich ja an anderer Stelle
wieder Zeit. Wenn ich mir die Zeit nehme und setze mich zu dem Patienten. Dann zeige
ich ihm erstmal: Ich nehme mir Zeit für dich. Dann sitze ich mit ihm auch auf Augen-
höhe. […] aber das sind ja schon mal ganz wichtige Signale: Ich beschäftige mich mit
dir, du bist wichtig. Und ich bitte, dass du mir dein Vertrauen gibst, ja? Dann fühlen
sich die Leute schon gut aufgehoben. Die Leute kommunizieren das den Angehörigen.
Die Angehörigen sind beruhigt. Das heißt, diese ganzen Rückfragen, aus Angst, die
erspare ich mir ja da schon mit immer. Das ist eine ganz andere Investition in meine
Zeit, die ich habe. Indem ich nur einfach anders arbeite" (M4b, Pos. 25).

Bei den geriatrischen Organisationseinheiten erfolgt bei der Aufnahme eine sys-
tematische und breite Ermittlung der relevanten Informationen von Hausarzt,
Krankenhäusern und Angehörigen. Diese wird um eigene Beobachtungen auf der
Station ergänzt:

G6: „Dann habe ich auch das Gespräch mit den Angehörigen, die mir dann/ Die, wenn
die zum Beispiel ihren Patienten anmelden, dann habe ich gewisse Fragen, damit ich
auch ein bisschen weiß: Wie ist der Patient? Was ist da/ Woran liegt das? Was ist
anders als sonst? Und dann, wenn die Patienten ja auf der Station sind, sehe ich die,
kann mir ein Bild machen und weiß auch, wie weit dement sie sind" (G6, Pos. 5).

Die Angehörigen werden eng eingebunden und idealerweise zusammen mit den
Patienten/Patientinnen mit Demenz befragt. Da das Verhalten alter Menschen in
erheblichem Maße von ihrem Erlebten abhängt, ist Biografiearbeit wichtig:

M4: „[…] wird im Beisein des Angehörigen auch die Anamnese erhoben, ja. Dann
haben die natürlich auch manchmal noch was anderes zu erzählen, die Töchter oder die
Söhne. […] Wir achten auch dadrauf, die Biografie des Patienten dann mitzuerfassen"
(M4, Pos. 63).

Außerdem ist es ihnen

M4: „wichtig, dass sie die Angehörigen mitnehmen. Ein informierter Angehöriger
[…] ist extrem hilfreich. Das kann er aber nur sein, wenn man mit ihm spricht, ja.
Und deswegen ist die Kommunikation mit Angehörigen und auch mit dem Hausarzt
unglaublich wichtig, ja. Man muss die Leute ernst nehmen und dann kann man auch
viel erreichen" (M4, Pos. 53).

Auch nach der Operation wird versucht, sofort (telefonischen) Kontakt zwischen Patientinnen/Patienten mit Demenz und Angehörigen herzustellen – manchmal dürfen Angehörige auch mit in den Aufwachraum. In einigen Fällen wird die Übernachtung von Angehörigen (Rooming-in) ermöglicht oder sogar von vornherein eingeplant:

> *M5: „Machen wir hier, also wenn das, also das ist durchaus ein Konzept hier. Kommt jetzt nicht häufig vor, muss ich sagen, aber […] In Einzelfällen natürlich bei, also kann man das im Vorfeld schon planen, das ist natürlich der Idealfall, wenn jetzt einfach Angehörige auf uns zukommen und sagen: Meine demente, schwer demente Mutter, Vater, wie auch immer, ja, würde davon, oder profitieren, wenn ich halt dabei wäre, dann kann man das sehr gut planen. Und das wird dann auch so gemacht" (M5, Pos. 95).*

Darüber hinaus bemühen sie sich, den Patienten/Patientinnen mit Demenz eine Tagesstruktur zu geben, die er dann zu Hause fortführen und ein Umzug in ein Alten- oder Pflegeheim verhindert werden kann:

> *G6: „Wir schaffen es auch, dass ein dementer Mensch nicht ins Heim muss, dass er vielleicht auch nochmal nach Hause kann. Das ist da mit gewissen Medikamenten, dadurch, dass er ja hier eine Tagesstruktur kriegt, die er dann zuhause fortführen kann, läuft das dann auch besser" (G6, Pos. 37).*

Insgesamt wird eine enge Einbindung von Angehörigen angestrebt – selbst wenn die Rahmenbedingungen begrenzt sind. In Bezug auf die Beteiligung Angehöriger beschreibt die interviewte Oberärztin einen exemplarischen Idealfall:

> *M5: „[…] wäre der Idealfall, dass der Angehörige den Patienten ins Krankenhaus bringt, ne? Und vielleicht auch ihn so ein bisschen durch den Dschungel begleitet, zur Voruntersuchung und so weiter und so fort, immer dabei ist, einfach als Ansprechpartner für den Patienten dient. Oder nicht Ansprechpartner, also Begleitung, ne? Als eins zu eins-Betreuung, sagen wir mal so. Was ja normal auch im Hinblick Delirprophylaxe eben einen großen Vorteil bringt. Ja. Engmaschige Besuche nach der Operation. Optimalfall ist, das muss man aber ein bisschen einschränkend sagen, können wir nicht immer leisten, dass immer alle Angehörigen mit in den Aufwachraum können, das wäre aber meine Wunschvorstellung, dass das eben geht, dass sofort der Angehörige da ist" (M5, Pos. 79).*

Die geriatrischen Fachpersonen blicken bei ihrem personenzentrierten bzw. menschenorientierten Ansatz über den bisher betrachteten Krankenhausprozess von
der Aufnahme bis zur Entlassung hinaus und raten beispielsweise eine Vorbe-
sprechung einer Operation (im nicht akuten Fall) an oder planen eine Betreuung
der Patientinnen/Patienten mit Demenz und ihrer Angehörigen auch nach der
Entlassung aus dem Krankenhaus ein (s. Abb. 4.4):

○ M5: „[…] Patient kommt mit Angehörigem gemeinsam in die Sprechstunde, und
   man bespricht, was man vorher schon tun kann, wenn das jetzt mehr eine hoch-
   elektive Operation ist, und man eben ein bisschen Zeit hat, noch zur Operation,
   was man vielleicht sowohl an den kognitiven als auch an den körperlichen Funktionen, sagen wir mal, verbessern kann, da gibt es ja Einiges, was man zuhause
   schon machen kann" (M5, Pos. 81).
○ M4: „Und es ist bei uns so, dass wir niemanden alleine lassen, jeder, jeder, hat
   die Chance, auch nach der Entlassung hier anzurufen oder hierherzukommen,
   der kriegt einen Rat, unter Umständen auch Hilfe, wenn er es braucht, und wir
   versuchen, den auch zu begleiten zu Hause, ja. […] Und das ist, glaube ich, das
   ganz Wichtige, dass man die Leute nicht alleine lässt. Ich habe immer gesagt,
   die Verantwortlichkeit der Geriatrie hört nicht an der Türschwelle der Abteilung
   auf" (M4, Pos. 91).

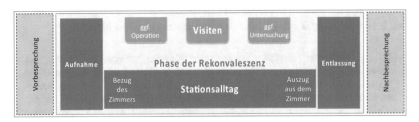

Abbildung 4.4 Vor- und Nachbesprechung als zusätzliche Zeitpunkte bzw. Prozessschritte
geriatrischer Organisationseinheiten im Akutkrankenhaus

Das Vorgehen zeigt, dass die geriatrischen Fachkräfte neben der starken Fokussierung auf die Patienten/Patientinnen mit Demenz auch die Angehörigen im Blick haben, damit diese mit der häuslichen Pflege und Versorgung besser zurechtkommen:

> M4: „Wir zeigen ihnen, wie wir mit den Menschen umgehen, und führen die halt tatsächlich auch so dahin, was sie eventuell besser machen könnten oder was sie einfach mal versuchen, ob sie dann damit zurechtkommen. Und damit ist ja am meisten geholfen, auch für nachher" (M4, Pos. 85).

Auch wenn die Befragten von den Vorteilen ihres Ansatzes überzeugt sind, wissen sie, dass es viele Herausforderungen bei der Umsetzung solcher Konzepte gibt und gegebenenfalls auch Widerstände in Bezug auf Unterstützung, Akzeptanz, Änderung etablierter Prozesse und langjährig eingearbeitetes Personal:

> G6b: „Ja, es ist schwierig. Also viele wollen es auch gar nicht, können es auch nicht. Ich habe mal eine Kollegin gehabt […] Die hat dann im Zimmer gestanden und die ganzen Patienten da angeredet und hat gesagt: Ich hasse alte Menschen. Also Pflegekraft. […] Wir möchten das alle einfach haben, wir möchten da reingehen und dass der Patient sich am liebsten selber versorgt und wenn er es nicht kann, ja, Pech" (G6b, Pos. 94).

Dabei ist Veränderung laut der geriatrischen Pflegefachkraft vor allem eine Führungsaufgabe:

> G6b: „Weil es fängt bei den Ärzten an, es geht über das Personal. Die müssen alle/ Ich würde mir wünschen, die würden alle anders denken und würden sich mal darauf einlassen, auch mal/ auf ein anderes Niveau oder auf eine andere Ebene zu gehen. Nämlich die eines dementen Patienten. Die sind etwas anders. Und nicht nur eben halt ‚durch' und das war es. Das ist das auch, was mich stört. Und das wäre eigentlich mein Wunsch, dass ein Umdenken stattfindet" (G6b, Pos. 137).

Insgesamt zeichnet sich aus den vorliegenden Daten das Bild ab, dass die geriatrischen Organisationseinheiten mit ihrer spezifischen Kompetenz und ihrer menschenorientierten Herangehensweise eine wichtige Ergänzung im Akutkrankenhaus darstellen. Der konzeptionelle Ansatz und die entsprechende Ausstattung – u. a. mit mehr Personal – ermöglicht ein Eingehen auf die spezifischen Bedürfnisse von Patienten und Patientinnen mit Demenz und eine gezielte Einbindung von Angehörigen.

4.4.2.3 Auswirkungen der COVID-19-Pandemie auf die Beteiligung von Angehörigen im Akutkrankenhaus

Die COVID-19-Pandemie wurde durch das Coronavirus SARS-CoV-2 ausgelöst. Sie wird umgangssprachlich – so auch in den Interviews – abgekürzt als Corona bezeichnet.

Da der Erhebungszeitraum auch die Phase der COVID-19-Pandemie beinhaltete, ergab sich die Gelegenheit, Daten von vor der Pandemie und Daten aus der Pandemiezeit vergleichen zu können. Bei den Befragten, die Auskünfte zu den Auswirkungen der pandemiebedingten Regeln tätigen konnten, handelt es sich um eine Angehörige (A4), zwei Pflegefachpersonen (G5, G6), zwei Mediziner/ -innen (M4, M5) und eine ergänzende Teilnehmende (E3).

Angesichts der Folgen einer Infektion mit SARS-CoV-2, insbesondere für kranke und ältere Menschen, wurden für Krankenhäuser neben den allgemeinen Regelungen verschiedene, zeitlich wie auch regional unterschiedliche Besuchsbeschränkungen erlassen, die starke Auswirkungen auf die Möglichkeit der Angehörigen zur Anwesenheit im Krankenhaus hatten. Die strengste Regel war ein komplettes Besuchsverbot. Darüber hinaus gab es verschiedene Einschränkungen zu Besuchszeit und -dauer, Anzahl der Besucher, Zugängen und Bewegung im Krankenhaus sowie diverse Auflagen wie Meldepflicht, Desinfektions- und Maskenpflicht:

○ G6: *„Unter Corona ist jetzt anders, dass hier unsere Patienten jetzt keinen Besuch mehr bekommen. Was für einen alten Menschen nicht ganz immer so von Vorteil ist, weil sonst durfte ja wenigstens mal einer kommen. Im Moment ist es schwierig"* (G6, Pos. 47).

○ M4: *„Auf Anordnung des Landrates haben wir jetzt ein komplettes Besuchsverbot […]. Und wir haben es hier in der Geriatrie tatsächlich so eingeschränkt, dass wir nur einen Besucher sonst pro Tag zugelassen haben für eine Stunde"* (M4, Pos. 13).

○ M5: *„Corona, ist ja, kann man jetzt ganz einfach sagen, momentan ist es ja noch so, dass wir eine Stunde die Besucher eben zulassen […]"* – I: *„Und das ist eine Stunde pro Tag, für eine Besuchsperson?"* – M5: *„Eine Person, genau."* – I: *„Also keine zwei, also es dürfte nicht dann noch jemand zweites eine Stunde rein?"* – M5: *„Nein, ist bei uns die Regelung, also eins, eine Person, eine Stunde am Tag"* (M5, Pos. 83 f.).

○ G5: *„Normale Besuche auf Normalstation eine halbe Stunde, eine Person eine halbe Stunde. […] Von 14:00 Uhr bis 17:00 Uhr"* (G5, Pos. 67 f.).

Eine Angehörige, die zu dieser Zeit ihre demenziell erkrankte Tante betreute, schildert ihre Erfahrungen so:

> A4: „dann bin ich den nächsten Tag rein zur Besuchszeit, und da ist es natürlich gewesen mit Wartenummer und Warten bis wieder ein paar draußen waren und so. Und man durfte auch nur eine halbe Stunde. Und als ich dann hochkam, durfte ich nicht ins Zimmer, weil da jemand schon/jemand anderes meine Tante besucht hatte" (A4, Pos. 9).

Als besonders einschneidend beschreibt die Angehörige die Situation in der Notaufnahme und dass sie ihre Tante dort nicht begleiten durfte: „irgendwie auch so ein Gefühl von Ohnmacht" (A4, Pos. 39). Entsprechend kommt sie während des Interviews wiederholt auf diese Situation zurück:

> A4: „Dass ich nicht mit in die Notaufnahme durfte. Also, dass ich da nicht bei ihr sein konnte. Die vielen Stunden, die sie da in diesem kleinen Zimmer verbracht hat, ohne Fenster, keine Tür [...] Das war ja, also ja, also wenn ich jetzt das so sage, dann sage ich, ja, das ist ja wie so ein Sterberaum gewesen" (A4, Pos. 145).

Um dennoch in der Notaufnahme bei der Patientin mit Demenz sein zu können, hat sich die Angehörige immer wieder – trotz Untersagung seitens des Klinikpersonals – Zugang verschafft:

> A4: „Und ich bin alle halbe Stunde rein. Also das war mir dann auch sowas von egal. Ich bin von vorne rein, von hinten rum, mit anderen Sanitätern rein. Einfach immer irgendwie [...] Ich wollte sie beruhigen. Und ich wollte bei dem Arztgespräch dabei sein" (A4, Pos. 7 f.).

Auch für das Klinikpersonal und die Krankenhausprozesse hatte die COVID-19-Pandemie drastische Auswirkungen, z. B. Wellen starker Auslastung und wenig Personal: „ich weiß, dass die richtig Probleme hatten. Die hatten wahnsinnig viel zu tun mit den anderen Fällen. Das wird jetzt auch mehr gerade wieder und nicht genug Personal" (G5, Pos. 55). Außerdem erschwerten die pandemiebedingten Regularien die Kommunikation und Interaktion zwischen dem Klinikpersonal und den Patienten/Patientinnen mit Demenz noch zusätzlich:

> G5: „dieses ständige Mundschutz tragen und sowas auch, dass man nicht richtig kommunizieren kann über die Mimik und so, das macht es auch nicht einfacher. Also gerade bei Dementen und so, dann mache ich das schon, dass ich einen Abstand nehme und dann die Maske mal abziehe: ich bin es, Petra" (G5, Pos. 176).

Die Auswirkungen auf die Patientinnen und Patienten mit Demenz waren teilweise besonders drastisch – zumal diese die Lage und Notwendigkeit oft nicht verstanden:

○ *G6: „[…] es ist halt schwierig. Und jemand, der eine Demenz hat, wird es auch nicht immer so verstehen […] einem dementen Menschen sowas zu erklären ist ganz, ganz schwierig" (G6, Pos. 47 f.).*

○ *„I: „Wie ging es denn Ihrer Tante damit, dass Sie so selten als Besuch vorbeikommen durften im Krankenhaus?" – A4: „Ja, sie sagte ‚Ach, musst du schon gehen?' So in dieser Richtung. Und dann habe ich immer gesagt ‚Ich komme ja morgen wieder und morgen darf ich vielleicht ein bisschen länger' und so. Ich habe sie dann immer so ein bisschen getröstet" (A4, Pos. 49).*

○ *G5: „Auf jeden Fall dürfen sie [die Angehörigen] sich nicht lang genug, wie es gut wäre für ihn [den Patienten mit Demenz], dann aufhalten" (G5, Pos. 65).*

Viele Patienten und Patientinnen hatten eine SARS-CoV-2-Infektion als Nebenerkrankung und mussten dadurch im Krankenhaus isoliert werden. Für demenziell erkrankte Patientinnen und Patienten mit einer Lauftendenz bedeutete das unter Umständen eine Fixierung, damit sie nichts kontaminieren oder andere infizieren konnten: *„der ist dann immer weggelaufen/ also der ist immer aus dem Zimmer raus. Und dann waren die restlos überfordert. Sie mussten ihn dann irgendwann fixieren, wegen Fremdgefährdung" (G5, Pos. 55).*

Die deutlich begrenzten Besuchszeiten und die Reduktion der Besucher/-innen auf eine Person pro Tag pro Patient/-in bzw. das vollständige Besuchsverbot führte zu einer Vereinsamung der Patienten und Patientinnen mit Demenz: *„Also es tut den Leuten nicht gut. […] Diese Isolations-Geschichten, dass die nicht besucht werden dürfen, dass die nicht raus können, das verschlimmert das alles" (G5, Pos. 158 f.).* Im Akutkrankenhaus konnte es sogar vorkommen, dass Patienten und Patientinnen ohne die Möglichkeit der Anwesenheit von Angehörigen verstorben sind: *„Die Corona-Station war sicher teilweise Offboard. Da durfte keiner hin. Die sind ja teilweise auch alleine gestorben" (G5, Pos. 71).*

Die geriatrischen Organisationseinheiten (vgl. Abschn. 4.4.2.2) hatten die gleichen Herausforderungen, aber andere Möglichkeiten:

G6: „Manche Patienten sind halt ein bisschen trauriger, dass sie eben halt keinen Besuch kriegen. Sie sprechen dann aber auch mit den Pflegekräften. Weil die Pflege wird ja auch dazu genutzt, dass man eben halt sich mit den Patienten unterhält, sprechen auch darüber. Die Pflegekräfte gehen darauf ein. Also man versucht, es irgendwo so ein bisschen abzufangen, aufzufangen. Das ist aber nicht immer ganz so einfach" (G6, Pos. 51).

Alle Befragten teilen die Einschätzung, dass die fehlende Anwesenheit der Angehörigen für die Patienten/Patientinnen mit Demenz nachteilig, wenn nicht gar schädlich war. Daher wurden einerseits kreative Lösungen gefunden, damit umzugehen, wie z. B. Besuch von Angehörigen vor der Fensterscheibe oder die Idee, dass Angehörige den Patientinnen/Patienten mit Demenz ihr Lieblingsessen vorbeibringen:

> G6: „Wenn man Besuchsverbot hat, irgendwie guckt, dass man irgendwie so, ja, durch eine Scheibe sich mal sehen kann. Das reicht ja schon, wenn der Patient sieht: Es ist alles in Ordnung" (G6, Pos. 47).

Andererseits wurden im Krankenhaus – insbesondere für onkologische oder Intensivpatientinnen und -patienten – Ausnahmen vom Besuchsverbot oder von den Besuchseinschränkungen gemacht:

○ E3: „Ich hoffe, dass natürlich bei solchen Patienten, die demenziell erkrankt sind, auch die Angehörigen natürlich vorgelassen werden. Gehe ich stark von aus. [...] Da, wo es indiziert ist, dass es sein muss, ja. [...] Das entscheidet aber auch die Pflegekraft dann mit dem Arzt und den Angehörigen ganz klar" (E3, Pos. 67 f.).

○ M4: „[...] im Einzelfall jetzt unter Corona lassen wir auch Angehörige hierherkommen, ne, wenn es denn nötig ist und wenn es gewollt ist" (M4, Pos. 71).

Der Geriater betont, dass in der geriatrischen Abteilung im Gegensatz zum Akutkrankenhaus niemand allein sterben muss: „Und selbstverständlich muss keiner alleine sterben oder sonst was. Oder wenn jemand wirklich so depressiv ist, selbstverständlich kann dann der Angehörige kommen, ja. Aber wir müssen halt aufpassen" (M4, Pos. 65).

Für die Angehörigen bedeutete das, dass sie einerseits seltener und kürzer bei ihren Patientinnen/Patienten mit Demenz sein konnten, andererseits war das Procedere mit Anmeldung und möglichem Warten für sie schwieriger und weniger kalkulierbar. In der kurzen Besuchszeit, die ihnen im Krankenhaus blieb, konnten sie keine bzw. kaum eine Verbindung zu den Patienten/Patientinnen mit Demenz herstellen: „Ich kann ja gar nicht richtig aufbauen, durch dieses Corona [...] ich habe jetzt nur eine halbe Stunde, manchmal nur 25 Minuten und ich kann nichts aufbauen" (A4, Pos. 115). Dass Angehörige in Anbetracht der kurzen Zeit noch helfende oder unterstützende Tätigkeiten wahrnehmen könnten, ist nahezu ausgeschlossen: „Kuchen habe ich ihr dann hochgebracht. Das durfte ich. Da habe *ich gefragt. Und ich habe ihr dann den richtigen Sender einstellen können"* (A4, Pos. 139).

Für Angehörige, die einen Ruhe- bzw. Erholungsbedarf hatten, war die als Entlastung gedachte Abwesenheit durch das Klinikpersonal in dieser Zeit allerdings formal wie emotional leichter zu begründen und gestalten: *„auf der anderen Seite brauche ich da nicht sagen: Kommen Sie mal nicht, weil Ihnen geht es nicht gut. So, dann bleiben sie direkt zuhause und können [...] mal was für sich tun. Das ist wichtig"* (G6, Pos. 53).

Für die Wahrnehmung der Rollen der Angehörigen beim Krankenhausaufenthalt der Patientinnen/Patienten mit Demenz bedeuteten die pandemiebedingten Restriktionen Folgendes:

Bei den beiden Rollen Experte/Expertin und Stellvertreter/-in, die die Beteiligungsart Kontakt als Minimalanforderung haben, erfolgt dieser nun vornehmlich virtuell statt persönlich: *„im Augenblick ist es natürlich leider sehr schwierig. Wir telefonieren sehr oft mit Angehörigen"* (M4, Pos. 55). Auch die Aufnahme findet ohne persönlichen Kontakt statt: *„dann werden die halt ohne Angehörige hier aufgenommen, ja. Und dann haben wir das eben mit den Angehörigen telefonisch besprochen"* (M4, Pos. 65).

Bei der Rolle der Angehörigen als Begleiter/-in, die eigentlich die Beteiligungsart Anwesenheit erfordert, ist das ungleich schwieriger. Wenn die kurzen Besuchszeiten nicht ausreichen oder gerade ein Besuchsverbot gilt, wird auch hier von allen Beteiligten versucht, so viel wie möglich telefonisch umzusetzen und aufzufangen:

○ A4: *„Und dann habe ich abends noch mal angerufen [A4 durfte corona-bedingt nicht mit auf die Station], ob sie denn jetzt einen Platz hätte und dies und das und alles und so"* (A4, Pos. 9).

○ G6: *„Die rufen dann [...] halt am Tag eins-, zweimal an. Lassen sich die Pflegekraft geben, die für den Vater oder für die Mutter zuständig ist. Sprechen auch mit dem Angehörigen [Patient/Patientin] selber"* (G6, Pos. 53).

○ G6: *„Wenn sie [die Patienten/Patientinnen] gesagt haben: ‚Ich möchte meine Tochter sprechen', dann hat man die Nummer gewählt, dann haben sie das Telefon bekommen. Und dann konnten sie auch sprechen und dann war das eigentlich auch schon gut"* (G6, Pos. 23).

○ M5: *„Weil wir die Angehörigen dann mit einbeziehen können. Wenn die ansprechbar sind, also auch jetzt gerade zu Coronazeiten, dass wir die anrufen können, dass sie [...] wenn wir Hilfsmittel brauchen, Orientierungsmittel, wie auch* *immer. Ja, dass einfach die Bereitschaft da ist, für den Menschen, der da gerade im Krankenhaus ist, also für den angehörigen Patienten was zu tun" (M5, Pos. 71).*

Die rollenbezogen erforderliche Anwesenheit für die Wahrnehmung der Rollen als Begleiter/-in und Helfer/-in ist (in ihren Dimensionen Häufigkeit und Dauer, vgl. Abschn. 4.4.1.5) unter solchen Beschränkungen demnach nicht realisierbar. Es gelingt zwar, durch telefonischen Kontakt und minimale Besuchsfenster das Schlimmste für die Patienten/Patientinnen mit Demenz zu verhindern. Die Rollen als Begleiter/-in und als Helfer/-in können die Angehörigen jedoch nicht ausüben, da sie keine anderen Aufgaben übernehmen und nicht in die Krankenhausprozesse involviert werden können: *„Natürlich ist das angenehmer für uns, wenn die ein bisschen Zeit mitbringen, was aber ja jetzt nicht der Fall ist in Corona" (G5, Pos. 51).*

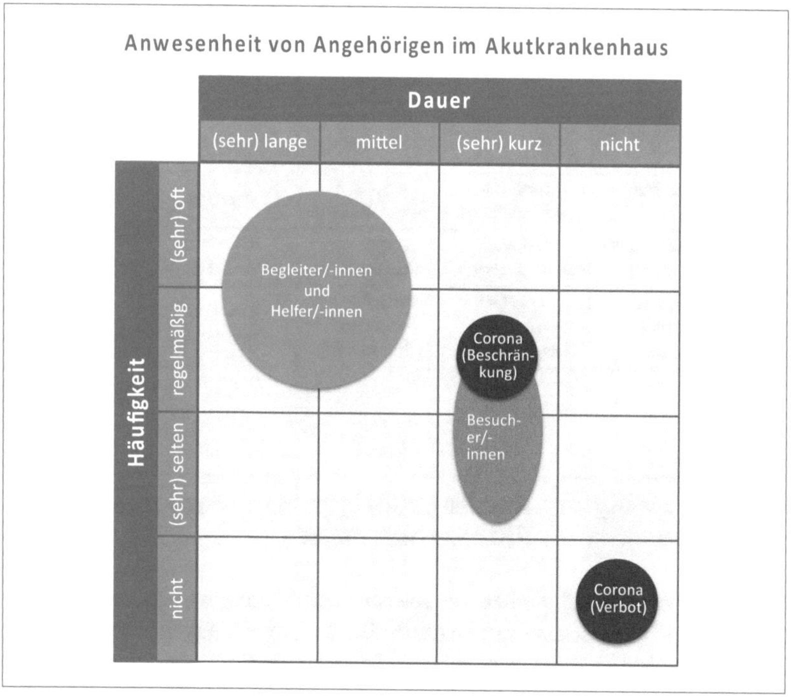

Abbildung 4.5 Anwesenheit von Angehörigen im Akutkrankenhaus im Rahmen von Beteiligung – üblicherweise und während der COVID-19-Pandemie

Regelungen wie bei der COVID-19-Pandemie zwingen die Angehörigen somit in die Rolle eines Besuchers bzw. einer Besucherin (s. Abb. 4.5), der/die nur kurz bei den Patientinnen und Patienten mit Demenz verweilen bzw. vorbeischauen kann (vgl. Abschn. 4.1.3.1). Eine Begleitung kann somit nicht stattfinden. Auch die Rolle als Helfer/-in ist ohne Anwesenheit nicht durchführbar. Da das Klinikpersonal auf die Unterstützung von Angehörigen dennoch angewiesen ist, verrichten diese stattdessen als Bote oder Botin Kurierdienste, indem sie z. B. Essen, Kleidung oder Hilfs- und Orientierungsmittel für die Patientinnen/ Patienten zum Krankenhaus bringen (vgl. Tab. 4.10).

Wenn Angehörige diese Rollen nicht (mehr) wahrnehmen können, hat dies Auswirkungen auf alle Beteiligten mit den zuvor beschriebenen Folgen (vgl. Abschn. 4.3).

Tabelle 4.10   Auswirkungen der COVID-19-Pandemie auf die Rollen der Angehörigen

Rolle der Angehörigen / Kriterium	Experte/ Expertin	Stellvertreter/ Stellvertreterin	Begleiter/ Begleiterin	Helfer/ Helferin
Art der Beteiligung (Minimum)	Kontakt	Kontakt	Anwesenheit	Anwesenheit
– Umsetzung üblicherweise	persönlich selten telefonisch	persönlich selten telefonisch	anwesend	anwesend
– Umsetzung während der COVID-19-Pandemie	telefonisch selten persönlich	telefonisch selten persönlich	telefonisch selten persönlich	telefonisch selten persönlich
Form der Beteiligung (Rolle) während der COVID-19-Pandemie	Experte/ Expertin (eingeschränkt)	Stellvertreter/ Stellvertreterin (eingeschränkt)	**Besucher/ Besucherin**	**Bote/ Botin**

4.5   Beteiligung der Angehörigen von Menschen mit Demenz im Akutkrankenhaus

In diesem Unterkapitel werden die gewonnenen Erkenntnisse zusammengefasst. Dazu erfolgt zunächst eine systematische Darstellung der Ergebnisse zu den einzelnen thematischen Bereichen und dem thematischen Kern – der Beteiligung der Angehörigen bei einem Aufenthalt von Patientinnen und Patienten mit Demenz im Akutkrankenhaus (Abschn. 4.5.1).

Den Abschluss bildet die Beantwortung der Forschungsfragen auf Basis der gewonnenen Ergebnisse (Abschn. 4.5.2).

4.5.1 Zusammenfassende Darstellung der gewonnenen Erkenntnisse

Da sich die Darstellung der Ergebnisse in den Abschnitten 4.3 und 4.4 am Kodierparadigma nach Strauss (1998) orientiert, wird diese Struktur mit Bedingungen, Interaktionen, Strategien und Konsequenzen auch bei der folgenden Zusammenfassung beibehalten.

Im Bereich der Bedingungen zeigt sich, dass Ausgangsbedingungen, gestaltende bzw. prägende sowie beschränkende Bedingungen zu unterscheiden sind.

Die Ausgangsbedingungen dieser Studie sind ein akuter medizinischer Bedarf der Patientinnen/Patienten sowie eine Demenz als Nebenerkrankung mit daraus resultierender Entfremdung von der Umwelt und eingeschränkter Interaktionsfähigkeit. Diese Ausgangsbedingungen bestimmen, in welcher Form Angehörige im Rahmen des Krankenhausaufenthaltes der Patienten/Patientinnen mit Demenz am besten zu beteiligen sind. Sie begründen die Rolle bzw. Rollen als die Form, in der die Beteiligung der Angehörigen erfolgt.

Die relevanten Bedingungen bzw. Voraussetzungen für die Übernahme einer Rolle durch die Angehörigen und die Anerkennung der Rollenausübung durch das Klinikpersonal prägen bzw. gestalten die jeweilige Rolle. Für die Angehörigen sind das das Kennen der Patienten/Patientinnen mit Demenz als Person, das Wissen über sie und die Beziehung zu ihnen. In Bezug auf das Klinikpersonal geht es um die eigene Expertise, hier insbesondere um die Expertise im Bereich Demenz. Prinzipiell sollte dies aufgrund des definierten Forschungsgegenstandes als gegeben angenommen werden können. Die Ergebnisse zeigen jedoch, dass bei den Angehörigen zwar eine hohe Expertise zu den Patientinnen/Patienten mit Demenz existiert. Diese wird allerdings – insbesondere von den Pflegekräften – oft nicht als solche erkannt, anerkannt und genutzt. Außerdem zeigt sich, dass die Expertise des Klinikpersonals im Bereich Demenz und Umgang mit Menschen mit Demenz durchaus Lücken aufweist.

Die beschränkenden Bedingungen wirken auf die Rahmenbedingungen und Möglichkeiten der jeweiligen Rolle und damit darauf, ob und wie sie durch die Angehörigen ausgefüllt werden kann. Auf der Seite der Angehörigen sind das ihr „*Wollen*" (Motivation) und „*Können*" (Ressourcen, vgl. Abschn. 4.3.1). Nur, wenn Angehörige beteiligt werden können und wollen, ist ihre Beteiligung im Krankenhaus überhaupt möglich. Darüber hinaus gibt es einschränkende oder förderliche Bedingungen auf Seiten des Systems Akutkrankenhaus mit seinen Prozessen und Mitarbeitenden sowie in Form übergeordneter Rahmenbedingungen (vgl. Abschn. 3.2.5.2 und 4.4.2). Die Mitarbeitenden (Mediziner/-innen,

Pflegekräfte, sonstiges Klinikpersonal) haben darauf Einfluss, ob Angehörige tatsächlich beteiligt werden „*Sollen*" – z. B. über die Art und den Umfang der Einbindung von Angehörigen oder die Häufigkeit und Dauer. Die Systeme – sowohl das Krankenhaus als auch die übergeordneten, äußeren Systeme wie der Landkreis oder das Gesundheitssystem – bestimmen, ob und wie Angehörige beteiligt werden „*Dürfen*". Einschränkend wirken beispielsweise allgemeine formale Besuchszeiten und sonstige Zugangsbeschränkungen oder die Ausstattung an Personal und Betten.

Eine Beteiligung von Angehörigen im Rahmen des Aufenthaltes der Patientinnen und Patienten mit Demenz im Akutkrankenhaus ist demgemäß nur dann möglich, wenn alle drei Bedingungsfelder von „Wollen <u>und</u> Können", „Sollen" und „Dürfen" gleichzeitig erfüllt sind. Dieser Möglichkeitsbereich von Beteiligung wird durch die gemeinsame Schnittmenge dargestellt. Dies bringt Abbildung 4.6 symbolhaft zum Ausdruck.

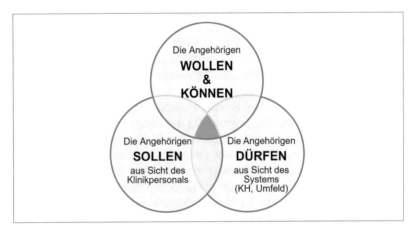

Abbildung 4.6 Schematische Darstellung des Möglichkeitsbereichs (Schnittmenge) als Voraussetzung für die Beteiligung von Angehörigen im Akutkrankenhaus

Die Beteiligung von Angehörigen bei der Begleitung von Patientinnen und Patienten mit einer Demenz im Akutkrankenhaus bildet den thematischen Kern dieser Untersuchung. Sie beschreibt die Einbindung in die Prozesse des Akutkrankenhauses und die Tätigkeiten der Angehörigen in diesen sowie deren Interaktionen mit den beteiligten Personen und Gruppen. Die Beteiligung findet durch die Beteiligungsarten Anwesenheit oder Kontakt statt (vgl. Abb. 4.2,

Abschn. 4.1.3.2). Das Pendant zur Beteiligung von Angehörigen ist deren Nicht-Beteiligung (Absenz). Sie bringt zum Ausdruck, dass Angehörige – situationsbedingt oder generell – nicht mit den Mitarbeitenden des Krankenhauses interagieren wollen oder können.

Der wesentliche Unterschied zwischen Anwesenheit und persönlichem Kontakt besteht darin, dass zwar beide Beteiligungsarten das Merkmal der Häufigkeit besitzen, die Anwesenheit aber zusätzlich das Merkmal der Dauer (s. Abb. 4.7 sowie Abb. 4.5 und Abschn. 4.4.2.3).

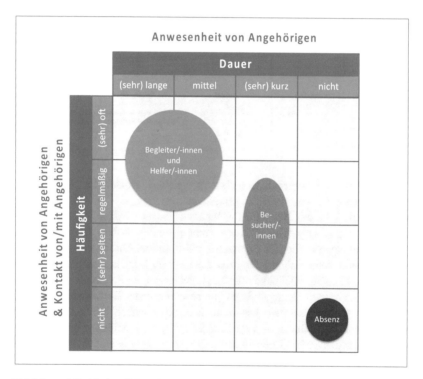

Abbildung 4.7 Merkmal(e) und Ausprägungen von Anwesenheit und Kontakt

Um eine Beteiligung der Angehörigen beim Aufenthalt der Patientinnen/ Patienten mit Demenz im Akutkrankenhaus zu ermöglichen, ist demnach entweder die Anwesenheit der Angehörigen im Krankenhaus oder der (persönliche

bzw. virtuelle) Kontakt zwischen Angehörigen und Klinikpersonal bzw. Patienten/
Patientinnen mit Demenz erforderlich.

Für die Rollen der Angehörigen als Experte/Expertin und als Stellvertreter/-in
ist Kontakt die Mindestbedingung – bei den Rollen der Angehörigen als Begleiter/
-in und als Helfer/-in ist hingegen die Anwesenheit die notwendige Bedingung
(s. Tab. 4.11, vgl. Tab. 4.4, Abschn. 4.4.1.5).

Tabelle 4.11 Mindestbedingungen und Voraussetzungen der Rollen der Angehörigen als
Formen der Beteiligung

Angehörige als:				
Rolle Merkmal	**Experte/Expertin** für den Menschen mit Demenz	**Stellvertreter/Stell-vertreterin** für die Pa-tienten/Patientinnen	**Begleiter/Begleiterin** für die Person mit Demenz	**Helfer/Helferin** beim Krankenhausaufent-halt
Art der Be-teiligung (Minimum)	Kontakt	Kontakt	Anwesenheit	Anwesenheit
Vorausset-zung	Wollen	Wollen	Wollen und Können Sollen Dürfen	Wollen und Können Sollen Dürfen

Das hat starke Auswirkungen auf den Möglichkeitsbereich der jeweiligen Art
der Beteiligung (s. Abb. 4.8): Die Möglichkeit für Kontakt – vor allem für virtuellen Kontakt – ist mit Blick auf die Voraussetzungen (Wollen, Können, Sollen,
Dürfen) kaum zu begrenzen. Daher kommt es in den Rollen der Angehörigen
als Experte/Expertin oder als Stellvertreter/-in nur zur Absenz der Angehörigen
in Form von Nichterreichbarkeit, wenn diese keinen Kontakt ermöglichen *wollen*
(vgl. Tab. 4.11). Die Möglichkeit für die Angehörigen, im Krankenhaus anwesend
sein zu können, wird hingegen durch alle beschränkenden Bedingungen (Wollen,
Können, Sollen und Dürfen) bestimmt. Eine Abwesenheit bedeutet zwar noch
keine Absenz (dann findet gar kein Kontakt statt), die Beteiligung der Angehörigen in den Rollen als Begleiter/-in und Helfer/-in ist dann aber nicht möglich (vgl.
dazu und zu den Auswirkungen unter der COVID-19-Pandemie Abschn. 4.4.2.3).

Die Gestaltung der Beteiligung von Angehörigen beim Krankenhausaufenthalt
der Patientinnen/Patienten mit Demenz findet in Interaktionen zwischen den
Angehörigen, dem Klinikpersonal und den Patienten/Patientinnen mit Demenz
statt. Bestimmt durch die Art und die Form der Beteiligung erfolgen diese zu
bestimmten Zeitpunkten bzw. Prozessschritten im Krankenhaus (vgl. Abb. 4.3,
Abschn. 4.3.). Die gesonderte Analyse des Einflusses organisatorischer Einheiten
mit geriatrischer Ausrichtung hat darüber hinaus gezeigt, dass die Beteiligung der

Angehörigen auch vor und nach dem Krankenhausaufenthalt von Bedeutung sein kann (vgl. Abb. 4.4, Abschn. 4.4.2.2).

Entscheidend aus der Gesamtsicht ist, dass sowohl die Angehörigen selbst als auch die Pflegekräfte eine prinzipielle Bereitschaft der Angehörigen angeben, sich über den gesamten Krankenhausaufenthalt der Patienten/Patientinnen mit Demenz hinweg und im gesamten Krankenhausprozess grundsätzlich zu beteiligen[7] (vgl. Tab. 4.5, Abschn. 4.4.1.5).

Die Aktivitäten und Handlungen der Beteiligten im Rahmen der Interaktionen wurden in der Ergebnisdarstellung umfassend beleuchtet und in Tabelle 4.6 (Abschn. 4.4.1.5) zusammenfassend dargestellt. Daraus wird erkennbar, dass die Angehörigen in den Rollen als Experte/Expertin und als Stellvertreter/-in sowie in der Funktion als Unterstützer in der Rolle als Helfer/-in mit ihren Aktivitäten das Klinikpersonal adressieren (s. Abb. 4.8). In ihrer Rolle als Begleiter/-in und in der Rolle als Helfer/-in in der Funktion der Pflege des Patienten/der Patientin richten sich ihre Aktivitäten direkt an die Patienten/Patientinnen mit Demenz.

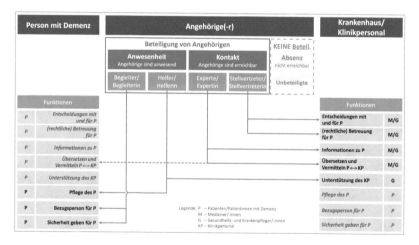

Abbildung 4.8 Aktivitäten und Handlungen der Angehörigen in ihren Rollen in Bezug auf die Adressierten

Die abgeleiteten Strategien der verschiedenen Gruppen im Rahmen der Beteiligung der Angehörigen beim Krankenhausaufenthalt der Patientinnen/Patienten

---

[7] Zu den Grenzen der Beteiligung s. Abschn. 4.4.2.1.

mit Demenz wurden ebenfalls erläutert und in Tabelle 4.7 (Abschn. 4.4.1.5) dargestellt. Die Betrachtung auf der Ebene der Strategien zeigt, dass sich alle Gruppen der Bedeutung der Beteiligung von Angehörigen beim Krankenhausaufenthalt der Patientinnen/Patienten mit Demenz bewusst sind. Dabei kommen gruppenübergreifend folgende Strategien zur Anwendung: Die Beteiligten

- kennen den Wert und das Potenzial des Wissens der Angehörigen zu den Patienten/Patientinnen mit Demenz („Angehörige teilen relevante Informationen mit" und „Durch Informationen Probleme vermeiden"),
- wissen, dass die Zustimmung und Unterschrift des Betreuers/der Betreuerin benötigt werden („Bestmögliche Versorgung sicherstellen" und „Angehörige in Entscheidungen einbeziehen"),
- kennen die Bedeutung und Wirkung der Anwesenheit von Angehörigen, wenn diese die Patientinnen/Patienten mit Demenz begleiten („Anwesenheit (Dasein) ermöglichen"), und
- schätzen die Entlastung, welche die Angehörigen dem Klinikpersonal durch die Übernahme von pflegerischen und organisatorischen Tätigkeiten verschaffen („Patienten/Patientin mit Demenz unterstützen und Gewohntes beibehalten" sowie „Pflegekräfte unterstützen und Tätigkeiten übernehmen").

Die grundsätzliche Deckung in den Einschätzungen der Gruppen kommt auch darin zum Ausdruck, dass die Strategien bis auf einzelne, gruppenspezifische Vorgehensweisen trotz der unterschiedlichen Blickwinkel von Angehörigen und Klinikpersonal weitgehend gleich lautend und gleichbedeutend sind.

In Bezug auf die Wirkung der Beteiligung der Angehörigen in Form ihrer Rollen hat sich gezeigt, dass sich in Abhängigkeit von ihrer Wahrnehmung oder Nicht-Wahrnehmung entsprechende Konsequenzen ergeben. Diese betreffen die Patienten/Patientinnen mit Demenz, das Klinikpersonal, den Krankenhausprozess und die Angehörigen selbst (vgl. Tab. 4.8, Abschn. 4.4.1.5).

Für die Patientinnen/Patienten mit Demenz bedeutet die Beteiligung ihrer Angehörigen bei ihrem Aufenthalt im Krankenhaus eine enorme emotionale Entlastung. Dadurch haben sie die Chance, sich in der für sie fremden, überfordernden Umgebung zurechtzufinden. Die Begleitung durch die Angehörigen gibt ihnen Sicherheit und beruhigt sie, motiviert sie und lässt sie an Untersuchungen mitwirken. Das Wissen und das Eintreten der Angehörigen sichern ihnen einen adäquaten Umgang und eine angemessene Versorgung sowie eine auf sie und ihre Bedürfnisse abgestimmte Behandlung. Außerdem verhindert oder mindert die Beteiligung der Angehörigen für die Patienten/Patientinnen mit Demenz Probleme und Eskalationen.

Das Klinikpersonal profitiert von der Beteiligung der Angehörigen durch einen leichteren Umgang mit den Patientinnen/Patienten mit Demenz, der formalen Erledigung der Prozesse (Unterschriften), der Vermeidung von Problemen und Eskalationen sowie einer Entlastung aufgrund der Begleitung der Patienten/Patientinnen mit Demenz durch die Angehörigen und der Übernahme pflegerischer und organisatorischer Tätigkeiten.

Auf den Krankenhausprozess wirken sich die Vereinfachung des Umgangs mit den Patientinnen/Patienten mit Demenz, die Vermeidung von Problemen und Eskalationen sowie die Entlastung des Klinikpersonals aus.

Die Angehörigen profitieren von ihrer Beteiligung durch eine entsprechende Einbindung in Planungen und Entscheidungen, Sicherheit hinsichtlich einer angemessenen Versorgung der Patientinnen/Patienten mit Demenz, den Erhalt von Hilfe und Ratschlägen durch das Klinikpersonal sowie ggf. die Möglichkeit, selbst Entlastung vom Pflegealltag (zu Hause) zu erfahren.

Abbildung 4.9 fasst die hier dargelegten Erkenntnisse zusammen.

4.5.2 Beantwortung der Forschungsfragen

Die Überprüfung der Forschungsfragen (vgl. Abschn. 2.3.2) geht zunächst von den Nebenfragestellungen aus und führt die Erkenntnisse anschließend zur Beantwortung der Hauptfragestellung zusammen.

Welche Rollen und Funktionen haben Angehörige bei der Begleitung inne?
Die vorliegende Untersuchung hat vier relevante Rollen als Formen der Beteiligung der Angehörigen beim Krankenhausaufenthalt der Patientinnen und Patienten mit Demenz mit jeweils zwei Funktionen ermittelt:

- Angehörige als Experte oder Expertin für den Menschen mit Demenz
  mit den Funktionen *Informationen* geben und *Übersetzen und Vermitteln*,
- Angehörige als Stellvertreterin oder Stellvertreter für den Patienten/die Patientin mit Demenz
  mit den Funktionen *Entscheidungen* treffen und als *Betreuung* agieren,

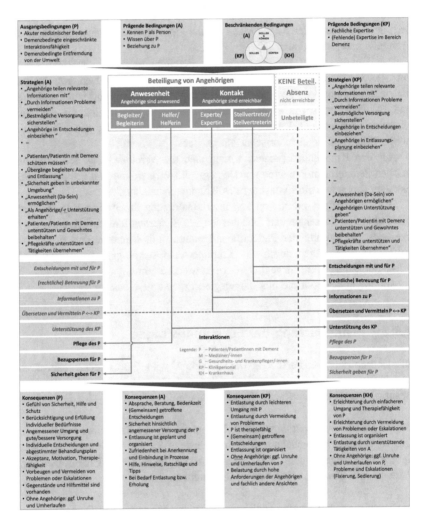

Abbildung 4.9 Schematische Darstellung der Ergebnisse zur Beteiligung der Angehörigen von Menschen mit Demenz im Akutkrankenhaus

- Angehörige als Begleiter oder Begleiterin für die behandelte Person mit Demenz
  mit den Funktionen *Bezugsperson* sein und *Sicherheit geben* sowie
- Angehörige als Helferin oder Helfer beim Krankenhausaufenthalt
  mit den Funktionen *Pflege* des Menschen mit Demenz und *Unterstützung* des Klinikpersonals.

Welche Aufgaben übernehmen Angehörige im akutstationären Setting?
Die von den Angehörigen im Rahmen ihrer Beteiligung im Krankenhaus übernommenen Aufgaben hängen von der durch sie wahrgenommenen Rolle ab:

Als Experte oder Expertin teilen Angehörige ihre spezifischen Informationen über die Person mit Demenz dem Klinikpersonal mit, erleichtern diesem den Umgang mit den Patientinnen/Patienten mit Demenz, ggf. auch durch Zeigen oder Vormachen, und sie übersetzen zwischen den Patienten/Patientinnen mit Demenz und dem Klinikpersonal.

Als Stellvertreterin oder Stellvertreter teilen sie die relevanten Informationen über die Person mit Demenz an das Klinikpersonal mit und stellen Fragen. Gemeinsam mit dem Klinikpersonal besprechen, planen und entscheiden sie für die und im Sinne der Patientinnen/Patienten mit Demenz und leisten die erforderlichen Unterschriften. Außerdem schreiten sie ein, wenn die Versorgung der Person mit Demenz aus ihrer Sicht nicht gut funktioniert.

Als Begleiter oder Begleiterin sind die Angehörigen bei Aufnahme und Entlassung der Patienten und Patientinnen mit Demenz dabei. Sie beobachten und befriedigen deren (Grund-)Bedürfnisse. Sie beruhigen die Personen mit Demenz durch Erklären und gewohnten Umgang. Sie verbringen Zeit mit ihnen und übernachten bei Bedarf bei ihnen im Krankenhaus (Rooming-in). Bedarfsweise begleiten sie die Patientinnen/Patienten mit Demenz zur Therapie oder zur Untersuchung. Falls notwendig bringen sie persönliche und vertraute Sachen der Personen mit Demenz mit. Außerdem informieren sie die Pflegekräfte über ihre Anwesenheit.

Als Helferin oder Helfer übernehmen die Angehörigen Maßnahmen der Pflege, der Versorgung und der Mobilisation. Sie kümmern sich um die Patientinnen/Patienten mit Demenz und aktivieren sie (z. B. Delirprophylaxe). Im Bedarfsfall bringen sie notwendige Sachen und Hilfs- bzw. Orientierungsmittel der Personen mit Demenz ins Krankenhaus.

Wie gestalten sich Kontakt und Austausch zwischen den Angehörigen und den weiteren Beteiligten im Krankenhaus?
Kontakt und Austausch finden im Rahmen von Beteiligung als Arten von Beteiligung statt. Als Beteiligungsarten der Angehörigen beim Krankenhausaufenthalt der Patienten/Patientinnen mit Demenz haben sich die Anwesenheit der Angehörigen im Krankenhaus und der Kontakt zwischen Angehörigen, Klinikpersonal und Patientinnen/Patienten mit Demenz herausgestellt. Als Pendant zur Beteiligung spielt auch die Absenz eine Rolle, wenn die Angehörigen nicht anwesend und nicht erreichbar sind.

Die Anwesenheit ist durch Häufigkeit und Dauer geprägt. Sie unterscheidet sich von einem üblichen Besuch im Krankenhaus durch die Dauer und die Regelmäßigkeit. Sie ist notwendig, damit die Angehörigen die Rollen als Begleiter/-in und Helfer/-in mit den entsprechenden Aufgaben (s. o.) überhaupt wahrnehmen können. Dies hat sich im Rahmen der COVID-19-Pandemie bestätigt, als die Angehörigen gezwungenermaßen zu Besucher/-innen und Boten/Botinnen wurden. Die Möglichkeit zur Anwesenheit der Angehörigen im Krankenhaus wird ihrerseits durch ihr Wollen und Können, von Seiten des Klinikpersonals durch ihr Sollen sowie seitens des Systems Akutkrankenhaus durch ein Dürfen mitbestimmt.

Der Kontakt findet persönlich oder virtuell statt. Er ist für die Rollen als Experte/Expertin und als Stellvertreter/-in die Mindestbedingung und prinzipiell ohne Beschränkungen möglich. Auch wenn grundsätzlich virtueller Kontakt ausreicht (auch das hat die COVID-19-Pandemie gezeigt), präferieren alle Gruppen den persönlichen Kontakt.

Angesichts der Bedeutung des individuellen Wissens der Angehörigen zu den Patientinnen/Patienten mit Demenz, der Notwendigkeit formaler Unterschriften und der Wirkung der Anwesenheit der Angehörigen haben alle Gruppen ein hohes Interesse an der Beteiligung der Angehörigen, ihrer Anwesenheit im Krankenhaus und der Interaktion mit ihnen. Dabei tauschen sich Mediziner/-innen, ergänzende Teilnehmende und Angehörige eher aktiv aus. Die Pflegekräfte sprechen die Angehörigen häufig erst reaktiv nach dem Auftreten von Problemen an.

Gibt es Situationen, in denen die Anwesenheit von oder die Begleitung durch Angehörige besonders relevant ist?
Die Situationen, in denen Anwesenheit oder Kontakt stattfinden, wurden in dieser Untersuchung als Zeitpunkte oder Prozessschritte im Krankenhausprozess definiert. In Bezug auf die besondere Relevanz ist festzustellen, dass insbesondere die Übergänge zwischen dem Gewohnten und dem Fremden für Menschen mit

Demenz eine große Herausforderung darstellen. Daher ist über alle Rollen hinweg die Aufnahme als Beginn des Krankenhausaufenthaltes von zentraler Bedeutung: hier können die Angehörigen die Patienten/Patientinnen mit Demenz als gewohnte und vertraute Person begleiten und zum frühestmöglichen Zeitpunkt wertvolle Informationen zu den Patientinnen/Patienten mit Demenz an das Klinikpersonal mitteilen, um von Beginn an für eine adäquate Versorgung zu sorgen und Problemen möglichst vorzubeugen.

Da die Patientinnen und Patienten mit Demenz im Krankenhaus Vertrautheit, Nähe und Beschäftigung benötigen, ist die Anwesenheit der Angehörigen im Stationsalltag in ausreichender Häufigkeit und Dauer ebenfalls von großer Bedeutung. Sie hat beruhigende und motivierende Wirkung auf die Patienten/Patientinnen mit Demenz. Außerdem unterstützen die Angehörigen in diesem Rahmen ebenso das Klinikpersonal.

Und schließlich ist auch die Entlassung, die den zweiten Übergang darstellt, von großer Bedeutung für die Patientinnen/Patienten mit Demenz. Die Beteiligung der Angehörigen, insbesondere deren Begleitung zu diesem Zeitpunkt, erleichtert ihnen den Übergang und die Rückkehr in die gewohnte Umgebung. Das trägt zum Erhalt der Stabilität bei.

In welcher Hinsicht ist der Einbezug von (begleitenden) Angehörigen hilfreich? Wie wirkt sich die Anwesenheit von Angehörigen auf den Menschen mit Demenz aus?

Die Beteiligung von Angehörigen im Rahmen des Krankenhausaufenthaltes der Patienten/Patientinnen mit Demenz ist für alle beteiligten Gruppen hilfreich. So ergeben sich durch das Wirksamwerden der Angehörigen in ihren Rollen als Formen der Beteiligung Konsequenzen für die Patientinnen/Patienten mit Demenz, das Klinikpersonal, die Krankenhausprozesse und die Angehörigen selbst.

Für die Patientinnen/Patienten mit Demenz resultieren durch die Aktivitäten der Angehörigen in ihrer Rolle als Begleiter/-in und in der Funktion der Pflege in der Rolle als Helfer/-in direkte Wirkungen. Dies erfolgt sowohl durch die Anwesenheit (Da-Sein) der Angehörigen als auch durch die von ihnen vorgenommenen Handlungen: Die Begleitung durch die Angehörigen gibt ihnen Sicherheit und die Chance, in der für sie fremden, überfordernden Umgebung zurechtzukommen. Sie erfahren Zuwendung und Aufmerksamkeit. Die Anwesenheit der Angehörigen beruhigt die Patientinnen und Patienten mit Demenz, motiviert sie und lässt sie an Untersuchungen mitwirken. Außerdem verhindert oder mindert die Beteiligung – insbesondere in Form von Anwesenheit – der Angehörigen für die

Patienten/Patientinnen mit Demenz das Auftreten von Problemen und Eskalationen. Und schließlich verbessert das Eintreten der Angehörigen für eine adäquate Versorgung ihre Lage im Krankenhaus.

Über die direkt auf und für die Patienten/Patientinnen mit Demenz wirkenden Handlungen der Angehörigen hinaus haben auch ihre Interaktionen mit dem Klinikpersonal in ihren Rollen als Experte/Expertin und als Stellvertreter/-in sowie in der Funktion als Unterstützung der Pflegekräfte in der Rolle als Helfer/-in (indirekte) Wirkungen auf die Patientinnen/Patienten mit Demenz: Das Wissen der Angehörigen sichert ihnen einen adäquaten Umgang und eine angemessene Versorgung durch das Klinikpersonal sowie eine auf sie und ihre Bedürfnisse abgestimmte Behandlung. Darüber hinaus können auch die medizinischen und pflegerischen Fachkräfte mit dem durch die Angehörigen mitgeteilten Wissen Probleme und Eskalationen verhindern oder mindern. Außerdem profitieren die Patienten/Patientinnen mit Demenz von den Hilfen und Ratschlägen des Klinikpersonals an die Angehörigen.

Das Klinikpersonal profitiert von der Beteiligung der Angehörigen in Form eines deutlich einfacheren Umgangs mit den Patientinnen/Patienten mit Demenz, der formal richtigen Ausführung der Prozesse (z. B. Unterschriften leisten), der Vermeidung von Problemen und Eskalationen sowie einer Entlastung aufgrund der Begleitung der Patienten/Patientinnen mit Demenz und der Übernahme von pflegerischen und organisatorischen Tätigkeiten durch die Angehörigen.

Auf den Krankenhausprozess wirken sich die Vereinfachung des Umgangs mit den Patientinnen/Patienten mit Demenz, die Vermeidung von Problemen und Eskalationen sowie die Entlastung des Klinikpersonals aus.

Für die Angehörigen bedeutet ihre Beteiligung eine Einbindung in Planungen und Entscheidungen, Sicherheit hinsichtlich einer angemessenen Versorgung der Patientinnen/Patienten mit Demenz, Hilfe und Ratschläge durch das Klinikpersonal sowie ggf. die Möglichkeit, Entlastung vom Pflegealltag (zu Hause) zu erfahren.

Hauptfragestellung: Welche Bedeutung haben Angehörige für die Begleitung von Patientinnen und Patienten mit Demenz im akutstationären Setting aus der Sicht der beteiligten Akteure?
Die Bedeutung der Beteiligung der Angehörigen im Rahmen des Krankenhausaufenthaltes von Patientinnen/Patienten mit Demenz lässt sich an den Wirkungen ihres Handelns festmachen. Im Rahmen dieser Untersuchung wurden vor allem positive, aber auch negative Wirkungen der Beteiligung von Angehörigen beim Krankenhausaufenthalt der Patienten/Patientinnen mit Demenz ermittelt. Darüber hinaus haben Befragte aller Gruppen von der Vermeidung oder Minderung

negativer Entwicklungen, Probleme oder Krisen durch die Beteiligung von Angehörigen berichtet. Alle Gruppen des Klinikpersonals haben darüber hinaus auch die negativen Wirkungen einer Nicht-Beteiligung von Angehörigen thematisiert – sei es durch Absenz der Angehörigen oder durch Rahmenbedingungen wie die Regelungen während der COVID-19-Pandemie.

Schließlich konnte aufgezeigt werden, dass sich diese positiven wie negativen Aspekte der Beteiligung der Angehörigen auf alle Gruppen auswirken. Diese lassen sich dabei den verschiedenen Formen der Beteiligung zuordnen:

- Für die Patientinnen und Patienten mit Demenz
  ist die Beteiligung der Angehörigen an ihrem Krankenhausaufenthalt essenziell. Für sie sind die Angehörigen eine zentrale emotionale Stütze. Sie sehen ihre Angehörigen als vertraute, Sicherheit gebende Bezugsperson in einer fremden Umgebung. Daher ist für sie die Rolle der Angehörigen als Begleiter/-in mit der zugehörigen Anwesenheit in ausreichender Häufigkeit und Dauer elementar.
- Für die Pflegekräfte,
  die auf den Stationen am meisten und engsten mit den Patienten/Patientinnen mit Demenz zu tun haben, ist die Anwesenheit der Angehörigen in ihren Rollen als Begleiter/-in und als Helfer/-in besonders relevant. Für sie stellen die Angehörigen durch deren Beschäftigung mit den Patientinnen/Patienten mit Demenz und deren Übernahme von pflegerischen und organisatorischen Maßnahmen eine enorme Entlastung dar. Außerdem erleichtern ihnen die spezifischen Informationen der Angehörigen den Umgang mit den Patienten und Patientinnen mit Demenz.
- Für die Mediziner/-innen,
  die sich im Wesentlichen auf den akuten medizinischen Bedarf und die medizinisch geprägten Prozessschritte im Akutkrankenhaus konzentrieren, ist insbesondere die Rolle der Angehörigen als Stellvertreter/-in von Bedeutung. In dieser binden sie die Angehörigen in Planungen und Entscheidungen ein und erhalten die formal notwendigen Unterschriften. Darüber hinaus stellen auch für sie die spezifischen Informationen zu den Patientinnen/Patienten mit Demenz eine Erleichterung im Umgang dar. Im Falle besonderer Notwendigkeit (z. B. bei einem Delir) setzen sie gezielt auf die Anwesenheit der Angehörigen und fragen diese aktiv an.
- Für die ergänzenden Teilnehmenden,

die eine Außensicht einnehmen und um die Bedeutung der Nebenerkrankung Demenz für die Behandlung der Patienten und Patientinnen und die Krankenhausprozesse wissen, ist die Beteiligung der Angehörigen ebenfalls von Bedeutung. Sie schätzen insbesondere die Anwesenheit der Angehörigen als Begleiter/-in als wesentlich ein. Außerdem sehen sie im spezifischen Wissen der Angehörigen ein noch wesentlich besser nutzbares Potenzial, so dass die Angehörigen erheblich früher und deutlich aktiver eingebunden werden sollten.

- Für die Angehörigen selbst
  ist der Krankenhausaufenthalt der Patienten und Patientinnen mit Demenz eine Herausforderung: Sie machen sich Sorgen um die Person mit Demenz, müssen zusätzliche Wege auf sich nehmen und kümmern sich zudem um die Patientinnen/Patienten mit Demenz während des Krankenhausaufenthaltes. Ihre Beteiligung beim Krankenhausaufenthalt der Patienten und Patientinnen ist für sie von erheblicher Relevanz, denn nur diese bietet ihnen die Möglichkeit, eine angemessene Versorgung der Patienten/Patientinnen mit Demenz über Informationsweitergabe, eigene Handlungen oder Eingriffe in Versorgungsprozesse sicherzustellen. Da Angehörige darüber hinaus die Patientinnen und Patienten mit Demenz aus ihrer Sicht schützen müssen, versuchen sie in der Regel, so oft und so lange wie möglich anwesend zu sein. Zentral ist für sie die Rolle als Begleiter/-in, der sie ferner viele Aufgaben zuschreiben, die andere Gruppen eher der Rolle als Experte/Expertin oder als Stellvertreter/-in zuordnen.

Damit ist festzuhalten, dass die Beteiligung der Angehörigen von Patientinnen und Patienten mit Demenz im akutstationären Setting aus der Sicht aller beteiligten Akteure von hoher Relevanz ist.

Diskussion

5

Die Diskussion der ermittelten und in Kapitel 4 dargestellten Ergebnisse beginnt mit der Vorstellung und Veranschaulichung des abgeleiteten theoretischen Modells (Abschn. 5.1). Daran schließt sich die Diskussion der theoretischen Relevanz an (Abschn. 5.2). Sie umfasst eine Erörterung der gewonnenen Ergebnisse vor dem Hintergrund bestehender Literatur sowie in Bezug auf verschiedene Theorien, Modelle und Konzepte: So werden der thematische Kern – die Beteiligung der Angehörigen – mit dem Angehörige einbindenden, familienzentrierten Pflegeansatz in der Pädiatrie (FCC) verglichen, die Übertragbarkeit demenzsensibler Konzepte aus der Langzeitversorgung in das akutmedizinische Setting diskutiert und eine Verortung in Bezug auf Pflegetheorien und -modelle hinsichtlich der Beteiligung von Angehörigen vorgenommen. Die Diskussion der praktischen Relevanz in Unterkapitel 5.3 bereitet Implikationen, Schlussfolgerungen und Handlungsempfehlungen für die Praxis in Form der betroffenen Gruppen und Ebenen auf. Der abschließende Ausblick weist auf weiterführende Forschungsthemen und -fragen hin (Abschn. 5.4).

5.1 Modell der Beteiligung von Angehörigen bei einem Krankenhausaufenthalt einer Person mit Demenz

Den Ausgangspunkt der vorliegenden Untersuchung bildeten die theoretischen Betrachtungen zu Menschen mit Demenz im Akutkrankenhaus (vgl. Abschn. 2.1.3, Abb. 2.2) und die daraus abgeleiteten Ziele und Zwecke der Studie (vgl. Abschn. 2.3.1). Abbildung 2.4 stellt die Frage, ob Angehörige von Patientinnen/Patienten mit Demenz im Akutkrankenhaus eine Möglichkeit

© Der/die Autor(en), exklusiv lizenziert an Springer Fachmedien Wiesbaden GmbH, ein Teil von Springer Nature 2023
J. M. Prüß, *Die Beteiligung der Angehörigen von Menschen mit Demenz im Akutkrankenhaus*, https://doi.org/10.1007/978-3-658-43962-0_5

zur Verringerung des Interaktions- und Adaptionsdefizits zwischen Patientin-nen/Patienten mit Demenz auf der einen Seite sowie dem Klinikpersonal und dem Krankenhaus auf der anderen Seite darstellen können, schematisch dar. Die gewonnenen Ergebnisse beantworten die Forschungsfrage(n) dahingehend, dass Angehörige durchaus ein Bindeglied zwischen Patienten/Patientinnen mit Demenz und dem Klinikpersonal bilden können. Die Darstellung in Abbildung 2.4 wird daher in der Modellbeschreibung aufgegriffen und um die zentralen Ergebnisse der Studie zu einem theoretischen Modell ergänzt (s. Abb. 5.1).

Einerseits setzen die Angehörigen den Ausgangsbedingungen auf Seiten der Patientinnen/Patienten mit Demenz, nämlich der

- Demenz als Nebenerkrankung mit daraus resultierender
- eingeschränkter Interaktionsfähigkeit und
- einer Entfremdung von der Umwelt,

ihr Kennen der Person mit Demenz, ihr Wissen über sie und ihre vertraute Beziehung zu ihnen entgegen[1]. Dadurch haben sie Zugang zu den Menschen mit Demenz, sie können mit ihnen interagieren, ihnen die Umwelt vertrauter machen und zwischen ihnen und der Außenwelt übersetzen und vermitteln.

Auf der anderen Seite sind beim Klinikpersonal sowie beim Krankenhaus als System zwar eine grundsätzliche Interaktions- und Adaptionsfähigkeit im Rahmen der definierten Krankenhausprozesse gegeben – bei Abweichungen innerhalb dieser Prozesse sind diese jedoch durchaus beschränkt. Darüber hinaus ist eine explizite Expertise des Klinikpersonals im Bereich Demenz für eine gelingende Verbesserung der Interaktions- und Adaptionsfähigkeit im Umgang von und mit Patientinnen/Patienten mit Demenz entscheidend. In der Praxis ist diese Expertise aber oft nicht in ausreichendem Maße vorhanden. Die Angehörigen von Patienten/Patientinnen mit Demenz verfügen indes über die gängigen Interaktions-und Adaptionsfähigkeiten, so dass die Interaktion zwischen ihnen und dem Klinikpersonal möglich ist. Dass die Angehörigen von Menschen mit Demenz in der Regel auch Erfahrungen mit Krankenhausaufenthalten dieser haben, kann die Interaktion und die gezielte Kommunikation erleichtern.

Auf der Seite der Angehörigen hat sich gezeigt, dass diese grundsätzlich eine hohe Motivation haben, die Patienten/Patientinnen mit Demenz wie auch das Klinikpersonal zu unterstützen, aber auch, dass es dafür situationsabhängig Grenzen gibt. Aus ihren Ressourcen ergeben sich ein (sich beteiligen) Wollen und

---

[1] Der akute medizinische Bedarf stellt keinen Unterschied zu anderen Patienten/Patientinnen dar.

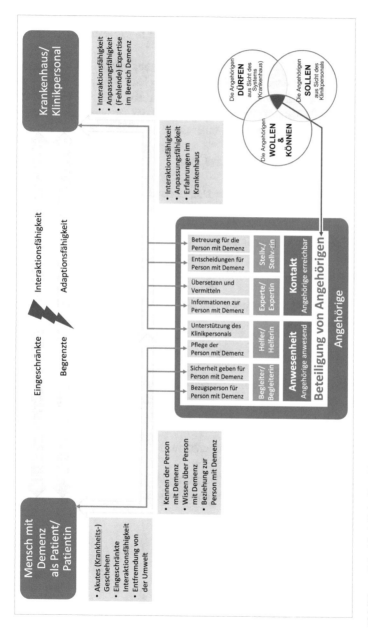

Abbildung 5.1 Modell der Beteiligung von Angehörigen bei einem Krankenhausaufenthalt einer Person mit Demenz

Können. Seitens des Klinikpersonals wird eine Beteiligung auf Basis des prozessualen Sollens und vonseiten des Krankenhauses des systembedingten Dürfens mitbestimmt.

Im Rahmen ihrer daraus resultierenden Beteiligung wirken die Angehörigen über zwei Arten: ihre Anwesenheit im Akutkrankenhaus und ihren Kontakt zum Klinikpersonal. Diese Beteiligungsarten korrespondieren mit den Formen ihrer Beteiligung – den Rollen, die Angehörige während des Krankenhausaufenthaltes der Person mit Demenz einnehmen können: In der

- Rolle als Begleiter/-in mit den Funktionen

  o Bezugsperson für die Person mit Demenz und
  o Sicherheit geben für die Person mit Demenz sowie in der

- Rolle als Helfer/-in mit der Funktion

  o Pflege der Person mit Demenz

sind Angehörige üblicherweise anwesend und interagieren *direkt mit dem Patienten/der Patientin*. In der

- Rolle als Experte/Expertin mit den Funktionen

  o Informationen zur Person mit Demenz geben und
  o Übersetzen und Vermitteln zwischen Klinikpersonal und Person mit Demenz, in der

- Rolle als Stellvertreter/-in mit den Funktionen

  o Entscheiden für die Person mit Demenz und
  o Betreuung für die Person mit Demenz sowie in der

- Rolle als Helfer/-in mit der Funktion

  o Unterstützung des Klinikpersonals

interagieren die Angehörigen *direkt mit dem Klinikpersonal*, um so für die Patientinnen/Patienten mit Demenz zu wirken. Dafür müssen sie nicht in jedem Fall anwesend sein – ausreichend ist für diese Rollen meist der Kontakt.

Durch ihre spezifische Expertise, ihre Motivation und ihren Einsatz können die Angehörigen somit die zwischen den Patientinnen/Patienten mit Demenz und dem Klinikpersonal (und dem Krankenhausprozess) bestehenden Interaktions- und Adaptionsdefizite überbrücken und zu einer grundlegenden Verbesserung der Situation und/oder Versorgung beitragen.

Die gewonnenen inhaltlichen und funktionalen Erkenntnisse ermöglichen es nicht nur, Lösungen für auftretende Probleme zu finden, sondern solche bereits im Vorfeld zu begrenzen oder gar zu vermeiden.

5.2 Theoretische Relevanz

Im Rahmen der Darstellungen zur theoretischen Relevanz werden die Ergebnisse dieser Studie vor dem Hintergrund bestehender Literatur sowie in Bezug auf verschiedene Theorien, Modelle und Konzepte diskutiert. Im ersten Schritt geht es dabei um die (pflegerische) Beziehung zwischen Menschen mit Demenz und ihren Angehörigen (Abschn. 5.2.1). Im zweiten Schritt erfolgt die Diskussion der theoretischen Relevanz des herausgearbeiteten thematischen Kerns, der Beteiligung der Angehörigen beim Krankenhausaufenthalt der Patientinnen/Patienten mit Demenz, in analoger Weise (Abschn. 5.2.2). Hier erfolgt eine Kontrastierung mit dem familienzentrierten Pflegeansatz in der Pädiatrie (family-centered care – FCC), der auf der Beteiligung und Einbeziehung von Angehörigen basiert[2]. Im dritten Abschnitt (5.2.3) wird die Übertragbarkeit bekannter, demenzsensibler Konzepte aus der Langzeitversorgung in das akutmedizinische Setting diskutiert. Den Abschluss bildet die Verortung der Ergebnisse in Bezug auf Pflegetheorien und -modelle hinsichtlich der Beteiligung von Angehörigen im Akutkrankenhaus (Abschn. 5.2.4).

---

[2] Um die Ergebnisse zu prüfen, wird ein Setting herangezogen, in dem die Beteiligung von Angehörigen gängige Praxis ist. In die nähere Betrachtung kamen die Versorgung von Kindern im Akutkrankenhaus und die stationäre Palliativversorgung. Da letztere sich mit unheilbaren und/oder terminalen Erkrankungen befasst, die Person mit Demenz sich aber aufgrund einer akuten (reversiblen) Erkrankung im Akutkrankenhaus befindet – mit dem Ziel der Genesung als Behandlungserfolg – wird die stationäre Behandlung akuter Erkrankungen von Kindern und die Beteiligung der Eltern als Angehörige hierbei als Vergleich herangezogen.

5.2.1 Die Begleitung von Menschen mit Demenz im Akutkrankenhaus durch Angehörige folgt aus ihrer Beziehung

Eingangs wurde in Abschnitt 2.2.2 beschrieben, dass kaum etwas über den Beitrag, den die Angehörigen bei der Begleitung von Menschen mit Demenz leisten, bekannt ist – obwohl die Familie den Großteil der Pflege und Betreuung von Menschen mit Demenz übernimmt (vgl. BMFSFJ, 2016).

Die Ergebnisse dieser Studie zeigen, dass Angehörigen bei der Gestaltung und Bewältigung eines Aufenthaltes im Akutkrankenhaus eine große Bedeutung zukommt. Allen ermittelten Rollen – Angehörige als Experte/Expertin, Stellvertreter/-in, Begleiter/ -in und Helfer/-in – geht bedingend voraus, dass die Angehörigen eine enge Verbindung mit bzw. eine Beziehung zu dem Patienten/ der Patientin mit Demenz haben und aufgrund dieser agieren (können). Insbesondere das Vorhandensein einer Verbindung/Beziehung und die Gestaltung dieser befähigen Angehörige, sich während des Krankenhausaufenthaltes der Person mit Demenz zu beteiligen. Aus dieser Beziehung heraus sind sie in der Lage, Informationen zu den Patienten und Patientinnen mit Demenz mitzuteilen, zu bevorzugten Umgangsweisen anzuregen und in Konflikt- und Problemlagen zu einer Lösung beizutragen.

Aus den Daten lässt sich zugleich ableiten, dass es Unterschiede gibt, in welcher Form, Art und Ausprägung sich Angehörige beteiligen: Es gibt Angehörige, die so oft und lange wie möglich im Krankenhaus anwesend sind, die Person mit Demenz über den gesamten Zeitraum umfassend begleiten und auch praktische pflegerische Maßnahmen übernehmen, um sowohl den Patienten/die Patientin zu unterstützen als auch das Pflegepersonal zu entlasten. Demgegenüber nehmen einige Angehörige eine eher koordinierende Position ein – sie geben relevante Auskünfte, wenn diese angefragt werden, leisten als Stellvertreter/-in Unterschriften und organisieren die Entlassung sowie die Betreuung danach. Diese Unterschiede in der Vorgehensweise führen Brodaty und Donkin (2009) auf das eigene Verständnis der angehörigen Person über ihre Rolle als (pflegende/-r) Angehörige/-r zurück: Ist sie Pflegeerbringer/-in (care provider) oder Pflegemanager/-in (care manager). Angehörige als Pflegeerbringende sind in der Regel Personen mit einer sehr engen Verbindung zur pflegeempfangenden Person – oftmals sind dies die Lebenspartner/-innen (Brodaty & Donkin, 2009). Pflegeerbringende Angehörige übernehmen häufig Teile der praktischen Pflege, wie z. B. Unterstützung bei oder Übernahme der Körperpflege, sie unterstützen bei den täglichen Aktivitäten und sind für die Finanzen verantwortlich. Angehörige als Pflegemanager/-in hingegen haben zwar eine Verbindung zu der pflegeempfangenden Person – diese ist allerdings nicht von einer außerordentlichen Nähe geprägt. Hierbei handelt es sich typischerweise um erwachsene Kinder oder andere Verwandte/Bekannte. Diese sind vorwiegend koordinierend tätig und beauftragen externe Personen mit der Betreuung, der Pflege und den Finanzen (Brodaty & Donkin, 2009).

Diese Unterscheidung, die sich aus den Ergebnissen der Untersuchung aufzeigen lässt, weist darauf hin, dass bei der Beteiligung Angehöriger im akutstationären Kontext nicht pauschal von einer dyadischen Beziehung im Verständnis einer Einheit aus zwei Personen – pflegeerbringende angehörige Person und pflegeempfangende Person – auszugehen ist, wie andere Untersuchungen nahelegen[3] (vgl. Bloomer et al., 2016; Jurgens et al., 2012; Karlsson et al., 2015; Miller et al., 2018). Wenngleich eine Beziehung vorhanden ist, aus der heraus Aktivitäten und Aktionen erfolgen, muss diese nicht dyadischer Natur sein, in der beide Akteure über ein „wir" nach innen und außen kommunizieren (vgl. Bosco, Schneider, Coleston-Shields, Sousa & Orrell, 2019). Dennoch zeigt sich auf der Grundlage der Daten die Bedeutung einer Verbundenheit zwischen der Person mit Demenz und den Angehörigen und einer Bereitschaft zur Verantwortungsübernahme vonseiten der Angehörigen. Diese ist darauf zurückzuführen, dass Angehörige sich ihrer Relevanz als Bezugsperson für die Patienten/Patientinnen mit Demenz durchaus bewusst sind. Ein wesentlicher Beweggrund scheint – mit Blick auf die Strategien der Angehörigen bezüglich der Beteiligung – in dem in Abschnitt 2.2.2.1 beschriebenen Bestreben der Protektion zu liegen: Angehörige übernehmen eine schützende und erhaltende Funktion für die erkrankte Person (Büscher & Schnepp, 2014; Schnell, 2017). Während in der Studie einige Angehörige diese Protektion durch eine umfassende persönliche Anwesenheit (Da-Sein) im Akutkrankenhaus an der Seite des Patienten/der Patientin mit Demenz realisierten, vertrauten andere darauf, dass die medizinischen und pflegerischen Fachpersonen die Protektion aufgrund eines professionellen Verständnisses und Handelns gewährleisteten. Letztere sehen sich zwar als Bezugsperson in der Verantwortung und Pflicht, für eine Protektion zu sorgen, delegieren deren Umsetzung als Pflegemanager (care manager) aber an professionelle Fachpersonen.

Demnach kann nicht von *der* Beteiligung von Angehörigen im Sinne einer allgemeingültigen Aussage gesprochen werden. Die Formen, Arten und der Umfang der Beteiligung sind unter den beteiligten Akteuren zu klären.

---

[3] In der vorliegenden Literatur wurden explizit Angehörige als Pflegeerbringer (pflegende Angehörige) betrachtet – bei diesen kann eine dyadische Form der Beziehung durchaus eine Rolle spielen. Sie ist aber nicht für alle Angehörigen, die sich für die Patienten/Patientinnen mit Demenz engagieren, anzunehmen.

5.2.2 Angehörige von Menschen mit Demenz als Teil des Versorgungssystems im Akutkrankenhaus

Diese Untersuchung hat gezeigt, dass der Krankenhausaufenthalt von Patientinnen/Patienten mit Demenz für alle Beteiligten eine große Herausforderung darstellt. Die Grunderkrankung der Demenz führt zu einer eingeschränkten Interaktionsfähigkeit der Patienten und Patientinnen mit Demenz, zu einer Entfremdung von der Umwelt und Unterstützungsbedarf. Vergleichbares wird bereits in der Literatur beschrieben (Deutsche Alzheimer Gesellschaft, 2019; Kirchen-Peters & Krupp, 2019b). Menschen mit Demenz und insbesondere Patienten/Patientinnen mit Demenz sind daher als vulnerable Personen zu charakterisieren. Das Gleiche gilt für die Personengruppe „Kinder", deren Versorgung und Pflege im Krankenhaus und die Begleitung durch Angehörige (Eltern) hier vergleichend herangezogen werden. Kinder sind ebenfalls vulnerabel, weil sie aufgrund ihres Entwicklungsstadiums oder Gesundheitszustands selbst nicht in der Lage sind, ihre Symptome zu berichten oder Entscheidungen zu treffen (Hao & Ruggiano, 2020).

Aufgrund der Vulnerabilität besteht zwischen den betroffenen Personen einerseits und dem Klinikpersonal bzw. dem System Krankenhaus andererseits eine Lücke, die beide Seiten nicht allein schließen können (vgl. Abschn. 2.3.1 und Abb. 5.1). Dafür kommen aufgrund ihrer engen Verbindung und Beziehung insbesondere Angehörige der vulnerablen Personen in Frage. Für Patientinnen/Patienten mit Demenz zeigen die Ergebnisse dieser Untersuchung, dass Angehörige dazu in der Lage sind. So definieren einerseits ihr Kennen der Person mit Demenz, ihr Wissen über sie, ihre Beziehung zu ihnen und ihre Möglichkeit des kommunikativen Zugangs zu der Person mit Demenz und andererseits ihre Fähigkeit zur Interaktion mit dem Klinikpersonal, ihre Adaptionsfähigkeit an den Krankenhausprozess und ihre bisherigen Erfahrungen im Krankenhaus ihre Gestaltungsmöglichkeiten, für die Patientinnen/Patienten mit Demenz im Krankenhaus wirken zu können. Gemäß bisherigem Forschungsstand sind die gestaltenden Bedingungen auf Seiten der Angehörigen in Bezug zur Person mit Demenz – Kennen, Wissen, Beziehung – durchaus bekannt (vgl. Beardon et al., 2018; Boltz et al., 2015a; de Vries et al., 2019; Hynninen et al., 2015; Jurgens et al., 2012; Kelley et al., 2019; Nufer & Spichiger, 2011). Dennoch kommen Angehörige von Patienten/Patientinnen mit Demenz im Akutkrankenhaus in bisherigen Studien und Modellprojekten lediglich in einer Randbetrachtung vor (vgl. Abschn. 2.2.2.2) und der Beitrag ihrer Begleitung ist bisher kaum erforscht (BMFSFJ, 2016). Dies ist in der pädiatrischen Versorgung in Kinderkliniken anders: Die pädiatrische Pflege nutzt in der Regel einen familienzentrierten

Ansatz (family-centered care – FCC), der die Eltern als Angehörige explizit einbezieht. Die Beteiligung der Eltern an der Betreuung und/oder deren Einbeziehung in die Betreuung wird als grundlegendes Element der FCC verstanden. Die Wirksamkeit der Eltern im Rahmen dieser Einbindung ist belegt (O'Connor, Brenner & Coyne, 2019).

Ein wesentlicher Erkenntnisgewinn der vorliegenden Untersuchung liegt in der Strukturierung der Beteiligung der Angehörigen beim Krankenhausaufenthalt der Patienten/Patientinnen mit Demenz. Diese Strukturierung bezieht sich auf die Arten der Beteiligung: Anwesenheit und Kontakt inkl. des Pendants Absenz sowie die Formen der Beteiligung: die Rollen der Angehörigen als Experte/Expertin, Stellvertreter/-in, Begleiter/-in und Helfer/-in. Diesen wurden entsprechende Aufgaben zugeordnet (vgl. 4.4.1.5, Tab. 4.4 und 4.6). Auf der Ebene der von den Angehörigen im Rahmen des Krankenhausaufenthaltes übernommenen Aufgaben und Tätigkeiten ergibt sich eine weitgehende Deckung mit den Erkenntnissen anderer Untersuchungen (vgl. Bienstein et al., 2009; Gerrard & Jones, 2019; Higgen, 2002; Isfort et al., 2014; Schnepp, 2002b). Diese Darstellungen bilden wesentliche Aspekte ab, stellen jedoch keine Sammlung und erst recht keine Strukturierung und Systematisierung dar. Lediglich in Einzelfällen ist eine Annäherung an Funktionen der Angehörigen erkennbar. So beschreibt Boltz (2015b) das Agieren von Angehörigen im Sinne eines ,Pflegemanagements' als informierende, stellvertretende, korrigierende und pflegeerbringende Person. Des Weiteren geht die Literatur bei der Beteiligung von Angehörigen – ohne dies explizit zu benennen – im Wesentlichen von deren Anwesenheit aus. Die aus der Beteiligungsart Kontakt entspringenden Möglichkeiten zum Informationsaustausch und zur Entscheidungsfindung werden derart nicht betrachtet. Im Rahmen des pädiatrischen familienorientierten Ansatzes bildet die Bereitschaft von Eltern, einige Aspekte der Betreuung zu übernehmen, eine zentrale Voraussetzung. Auch hier sind die Tätigkeiten der Angehörigen (Eltern) vielfältig – sie hängen zusätzlich von Alter und Zustand des Kindes ab. Auch wenn dabei insbesondere die Anwesenheit von Eltern am Krankenbett des Kindes betrachtet wird (O'Connor et al., 2019), müssen diese nicht unter allen Umständen präsent sein – es erfolgt eine Absprache auf Basis der Bedürfnisse aller Beteiligten (Shields, 2019).

Die systematische Bündelung der durch die Angehörigen übernommenen Aufgaben zu Funktionen und dieser zu Rollen als Formen der Beteiligung inklusive ihrer Charakterisierung durch die Beteiligungsarten Anwesenheit oder Kontakt sowie die Darlegung der Limitierungen durch Wollen & Können, Sollen und Dürfen (vgl. Abschn. 4.4.1.5) wird mit dieser Studie erstmalig vorgelegt. Dieses spezifische Wissen eröffnet Spielräume für die gezielte Ermöglichung und Gestaltung der Beteiligung der Angehörigen im Rahmen des Krankenhausaufenthalts der Patientinnen/Patienten mit Demenz (vgl. Abschn. 5.3).

5.2.2.1 Das Bewusstsein des Klinikpersonals für die Bedürfnisse der Patienten und Patientinnen mit Demenz beeinflusst die Einbindung von Angehörigen

Aus den gewonnenen Ergebnissen wird ersichtlich, dass die Qualifikation des Klinikpersonals im Bereich Demenz und dessen Erfahrungen im Umgang mit davon betroffenen Menschen eine hohe Relevanz für die Berücksichtigung dieser Grunderkrankung bei der Behandlung, Pflege und Versorgung haben. Daraus leiten sich ein entsprechendes Vorgehen sowie ein angepasster Umgang mit den Patienten/Patientinnen mit Demenz und den Angehörigen ab. So geht eine hohe Qualifikation und Erfahrung beim Klinikpersonal beispielsweise mit einer eher frühzeitigen, aktiven und strukturierten Einbindung der Angehörigen und einer spezifischen, an der Demenz orientierten Ansprache des Menschen mit Demenz einher. Ist die Demenz hingegen nicht im Fokus der Beteiligten, kann der Umgang mit den Patientinnen/Patienten mit Demenz eskalieren und die Ansprache der Angehörigen durch das Klinikpersonal erfolgt erst reaktiv. Die Bedeutung von im Umgang mit Patienten/Patientinnen mit Demenz geschultem Klinikpersonal zeigt sich ebenfalls in der Literatur (vgl. Boltz et al., 2015a; Hynninen et al., 2015; Jurgens et al., 2012; Moyle et al., 2016; Schütz & Füsgen, 2012). Auch der FCC-Ansatz im pädiatrischen Setting sieht das Verständnis einer familienzentrierten Versorgung und eine entsprechende Haltung – Werte und Einstellungen – von Pflegekräften als notwendige Bedingungen für dessen Anwendung an (O'Connor et al., 2019).

Die Einstellungen und das Verhalten der beteiligten Personen und Gruppen sind zwar nicht unmittelbarer Teil der Auswertung der vorliegenden Untersuchung, dennoch zeigen sich Hinweise darauf, dass Offenheit und Wertschätzung, Umgangsformen und Handlungsweisen Einfluss auf Art, Umfang und Qualität der Beteiligung der Angehörigen haben. Hinweise auf eine entsprechende Relevanz, z. B. einer bewussten Beziehungsgestaltung, eines respektvollen Umgangs zwischen Klinikpersonal und Angehörigen oder die Vermittlung des Gefühls des Willkommen-Seins, finden sich auch in der analysierten Literatur (vgl. Boltz et al., 2015a; de Vries et al., 2019; Hynninen et al., 2015; Jurgens et al., 2012; Kelley et al., 2019; Nufer & Spichiger, 2011). Beim FCC-Ansatz bilden vertrauens- und respektvolle Beziehungen sowie Würde und Respekt die Grundlage für die Zusammenarbeit zwischen Pflegekräften und Angehörigen (O'Connor et al., 2019; Shields, 2019).

Auch Ansatzpunkte für eine bessere Beteiligung und Einbindung der Angehörigen hat die vorliegende Studie herausgearbeitet. So scheinen das Bewusstsein für und die Akzeptanz der spezifischen Expertise der Angehörigen durch das Klinikpersonal – insbesondere durch die Pflegekräfte – einen wesentlichen Schlüssel zu einer besseren Nutzung des Engagements der Angehörigen darzustellen. Eine offenere, stärker wertschätzende, konstruktive und pro-aktivere Einbindung der Angehörigen verspricht auf Basis der Daten eine entsprechend positive Wirkung. Vergleichbare förderliche Faktoren finden sich in der Literatur (vgl. Beardon et al., 2018; Boltz et al., 2015a; Hynninen et al., 2015; Jurgens et al., 2012; Moyle et al., 2016; Nufer & Spichiger, 2011). Im pädiatrischen Setting fußt der FCC-Ansatz auf ähnlichen Prämissen, geht aber in seinen Konzeptbedingungen noch einen Schritt weiter, indem er ausdrücklich die Klärung bzw. Aushandlung von Rollen und Verantwortlichkeiten für jede beteiligte Person fordert, um Konflikte zu vermeiden, und einen Informationsaustausch – auch zur Befähigung von Patienten/Patientinnen und Angehörigen – vorsieht (O'Connor et al., 2019).

Diese Studie zeigt auf, dass das Klinikpersonal die Art und den Umfang der Einbindung von Angehörigen oder die Häufigkeit und Dauer ihrer Anwesenheit z. B. über individuelle Besuchsregelungen oder die Möglichkeit zur Übernachtung (Rooming-in) mitgestalten und dadurch den Möglichkeitsbereich für die Beteiligung der Angehörigen vergrößern kann (vgl. Abschn. 4.5). Im Rahmen des pädiatrischen FCC-Ansatzes finden sich analoge Empfehlungen (O'Connor et al., 2019).

5.2.2.2 Das System Akutrankenhaus und das Klinikpersonal bestimmen Formen, Arten und Umfänge der Beteiligung von Angehörigen mit

Gemäß den Ergebnissen dieser Untersuchung hat das System Akutkrankenhaus (wie auch die relevanten Systemebenen außerhalb dessen, z. B. der Landkreis oder das Gesundheitssystem, vgl. Abschn. 4.4.2 und 4.5) Einfluss und Gestaltungsmöglichkeiten in Bezug auf die Bedingungen und damit auf den Möglichkeitsbereich der Angehörigen, sich zu beteiligen und im Krankenhaus anwesend zu sein. So wirken sich beispielsweise allgemeine formale Besuchszeiten und sonstige Zugangsbeschränkungen oder die Ausstattung an Personal sowie eine knappe Bettenausstattung und/oder eine hohe Bettenbelegung, die Angehörigen keine Möglichkeit zur Übernachtung lassen, einschränkend aus. Derartige Beschränkungen durch starre Besuchszeiten und Stationsabläufe finden sich in der Literatur ebenfalls (Beardon et al., 2018; Hynninen et al., 2015; Kelley et al., 2019). Ein Modellprojekt in Deutschland zeigt indes für den systematischen

praktischen Einbezug von Angehörigen von Patienten/Patientinnen mit Demenz –
inklusive kostenfreiem Rooming-in – deutliche Erfolge (Bohn & Blome, 2019).
Den gestaltenden Einfluss flexibler Besuchsregelungen sieht die kindbezogene
familienzentrierte Versorgung ebenso als relevant an. Hinzu kommen Anregungen wie z. B. Räumlichkeiten, in denen sich die Angehörigen aufhalten, ausruhen
oder essen können (O'Connor et al., 2019).

Das Kennen und Verstehen der Zusammenhänge zwischen den Bedingungen
und Rollen sowie deren Strukturierung und Systematisierung erleichtern es allen
Beteiligten, Überlegungen zur Aufgabenverteilung zwischen Klinikpersonal und
Angehörigen anzustellen, Klärungen zu den Rollen vorzunehmen und entsprechende Absprachen zu treffen (vgl. Abschn. 5.3). Die Notwendigkeit dessen
zeigt sich im Rahmen dieser Untersuchung: einerseits besteht ein hohes Interesse des Klinikpersonals an einer Einbeziehung der Angehörigen. Die Mediziner/
-innen müssen z. B. Aufklärungsgespräche führen und Unterschriften erhalten,
die Pflegekräfte wünschen sich und benötigen die Unterstützung durch die Angehörigen auf den Stationen. Andererseits gibt es bei den betrachteten Fällen keine
erkennbare Regelung oder Struktur zur Einbindung Angehöriger, sondern allen-
falls standortspezifische Vorgehensweisen. So verfolgen die Akutkrankenhäuser
in der Regel nach wie vor den biomedizinischen Ansatz, der die Demenz oft
nicht oder erst spät berücksichtigt und Angehörige nicht einbezieht (Hao &
Ruggiano, 2020). Bislang sind Angehörige kein organisierter Teil des Systems
Krankenhaus und seiner Prozesse (Beardon et al., 2018). Zudem existiert zwischen Krankenhaus und Angehörigen kein Vertragsverhältnis (Schnell, 2017). Der
familienzentrierte Ansatz in der Kinderpflege macht die Verankerung der Angehörigen (Eltern) im Team der Versorgung und Pflege hingegen zum Kern des
Konzepts. Dementsprechend sind die Angehörigen dort fest eingeplanter Teil des
Teams und des Systems, auch wenn ihre jeweilige Rolle fallbezogen ausgehan-
delt und vereinbart wird (Arabiat, Whitehead, Foster, Shields & Harris, 2018;
O'Connor et al., 2019; Shields, 2019).

Über diese formale Grundsatzfrage der Einbindung hinaus ist aus der Literatur ersichtlich, dass insbesondere die Pflegekräfte Schwierigkeiten mit der
Einbindung der Angehörigen haben und diese häufig als Laien im Sinne von
Unkundigen ansehen (Günther, 2019; BMFSFJ, 2016; Schnepp, 2002a). Diese
tendenzielle Einstellung ist den Ergebnissen dieser Studie ebenso zu entnehmen.
Günther (2019, S. 170) weist diesbezüglich auf einen Machtkampf hin, der aus
unterschiedlichen Logiken der informellen und formellen Pflege resultiert:

> *„Die Logik der formellen Pflege ist abgeleitet aus funktionalisierten, versicherungs-
> technisch festgelegten Leistungskatalogen, die zeitweilig abrufbar sind und eine auf die*

Durchführung einer pflegerischen Aufgabe begrenzte Verantwortlichkeit tragen. Dem-
gegenüber lässt sich die Angehörigenpflege als lebensweltorientierte Pflegesituation
verstehen, welche um die Aufrechterhaltung einer weitestgehend alltagsverbundenen
Normalität der Pflegebedürftigen (und der Angehörigen) bemüht ist. "

Fälle, in denen das Klinikpersonal den Eltern die Kompetenz hinsichtlich der
Betreuung des Kindes abspricht, kennt die pädiatrische FCC-Praxis ebenfalls
(O'Connor et al., 2019). Dass gerade diese gegenseitige Anerkennung und Wert-
schätzung essenziell für die Aneignung und Wahrnehmung der Rollen durch die
Angehörigen und die Akzeptanz dessen durch des Klinikpersonal (als Dritte) rele-
vant sind, zeigt das dynamische Modell der Angehörigenpflege und -betreuung
(Scheidegger, Müller, Arrer & Fringer, 2020).

Die vorliegenden Ergebnisse der Untersuchung lassen vermuten, dass die
Begegnung zwischen Pflegekräften als Experten/Expertinnen für Pflege und
Angehörigen als Expertinnen/Experten für die Patienten/Patientinnen mit Demenz
auf Augenhöhe, vielleicht sogar die Bildung eines Teams aus Expertinnen und
Experten, zu einer deutlichen Verbesserung für die Patienten/Patientinnen mit
Demenz, aber auch für die Klinikkräfte und die Angehörigen, führen kann.

5.2.2.3 Die Beteiligung von Angehörigen im Akutkrankenhaus ist für alle Akteure von Nutzen

Die Ergebnisse dieser Studie zeigen, dass die Beteiligung von Angehörigen beim
Krankenhausaufenthalt von Patientinnen/Patienten mit Demenz aus der Sicht aller
beteiligten Akteure von hoher Relevanz ist (vgl. Abschn. 4.5.2). Diese begründet sich daraus, dass ihre Beteiligung entsprechende positive Konsequenzen für
alle Beteiligten – für die Patienten/Patientinnen mit Demenz, für das Klinikpersonal und den Krankenhausprozess sowie auch für die Angehörigen selbst – nach
sich zieht und negative Entwicklungen vermindern oder gar vermeiden kann (vgl.
Abschn. 4.5.1): So bedeutet die Beteiligung ihrer Angehörigen für die Patien-
tinnen/Patienten mit Demenz bei ihrem Aufenthalt im Krankenhaus eine enorme
emotionale Entlastung und Beruhigung sowie einen adäquaten Umgang mit ihnen
und eine verbesserte Versorgung. Außerdem verhindert oder mindert sie Probleme und Krisen bzw. Eskalationen. Klinikpersonal und Krankenhausprozess
profitieren von der Beteiligung der Angehörigen einerseits durch einen leichteren Umgang mit den Patientinnen/Patienten mit Demenz und eine Entlastung
durch die Unterstützung der Angehörigen und andererseits von der Vermeidung
von Problemen und Eskalationen. Dies wird durch die besondere Betrachtung
der Auswirkungen der Covid-19-Pandemie verstärkt, die zeigt, was die durch die
Besuchsbeschränkungen und -verbote erzwungenen Rollenwechsel oder gar die

Abwesenheit der Angehörigen bedeuten (vgl. Abschn. 4.4.2.3, Tab. 4.10). Da bislang nur in Berichten zu Pilotprojekten (vgl. bspw. Bohn & Blome, 2019) gezielt die Wirkung der Beteiligung und Anwesenheit von Angehörigen in den Blick genommen wird, fokussieren die Autorinnen und Autoren der ausgewerteten Literatur ersatzweise auf die potenziell auftretenden negativen Auswirkungen, die aus einer Abwesenheit von Angehörigen resultieren: Vermehrtes Rufen und Suchen durch die Patienten/Patientinnen mit Demenz, die Verweigerung der Einnahme von Nahrung oder Medikamenten und das Abwehren medizinisch-pflegerischer Maßnahmen (Hynninen et al., 2015; Kelley et al., 2019; Nufer & Spichiger, 2011). Schütz und Füsgen (2012) verweisen auf den großen Nutzen von Angehörigen als Vermittlungspersonen, nachdem Probleme mit dieser Patientengruppe aufgetreten sind. Für die vergleichend betrachtete familienzentrierte Versorgung von Kindern im Krankenhaus lassen sich explizit positive Wirkungen des engen Einbezugs der Angehörigen (Eltern) aufzeigen (Arabiat et al., 2018; O'Connor et al., 2019): So ergibt sich für das Kind (als Patientin/Patient) eine Verbesserung von Gesundheit und Wohlbefinden und das Kind fühlt sich gut betreut. Für das Klinikpersonal ergibt sich der Vorteil einer besseren Kommunikation. Das Krankenhaus profitiert von einer größeren Effizienz. Und für die Eltern (als Angehörige) folgt eine höhere Zufriedenheit – sie fühlen sich willkommen und als Teammitglieder wertgeschätzt. Darüber hinaus haben sie weniger Angst und Sorgen um das Wohlergehen ihres Kindes.

Damit ist zu konstatieren, dass Angehörige aufgrund ihrer Bedeutung und Wirkung durch Mitwirkung oder Absenz ein relevanter Teil des Versorgungssystems von Patientinnen/Patienten mit Demenz im Akutkrankenhaus sind. Dies sollten sie auch formal und organisatorisch sein.

5.2.2.4 Einflussfaktoren auf die Beteiligung von Angehörigen im Akutkrankenhaus

Die gewonnenen Ergebnisse zeigen, dass für die Angehörigen im Wesentlichen zwei Aspekte bei ihrer Wahl der Art und Form ihrer Beteiligung beim Krankenhausaufenthalt der Patientinnen/Patienten mit Demenz ausschlaggebend sind: ihre Motivation (Wollen) und ihre Ressourcen (Können). Wie in Abschnitt 5.2.1 bereits erläutert wurde, nehmen die Befragten ihre Beteiligung durchaus unterschiedlich – als Pflegeerbringer oder als Pflegemanager – wahr. Generell legen die Ergebnisse trotz dieser Unterschiede eine hohe Motivation der Angehörigen nahe, die Patienten/Patientinnen mit Demenz im Rahmen ihres Krankenhausaufenthaltes zu unterstützen.

In Bezug auf die Ressourcen der Angehörigen zeigt sich in Rahmen der Studie eine Einflussnahme auf die Möglichkeiten zur Beteiligung im Krankenhaus durch

- zeitliche (insbesondere im Falle einer Arbeitstätigkeit),
- räumliche (z. B. aufgrund der Distanz zum Krankenhaus),
- persönliche (Bildungsstand, Sprachbarriere, eigene Erschöpfung) oder
- finanzielle (eigenes Auto vs. ÖPNV, Nutzung entlastender Pflege- und Betreuungsangebote) Gegebenheiten.

Da Angehörige selbst bisher nicht Gegenstand von Untersuchungen in dieser Hinsicht waren, wird in der analysierten Literatur von einer Einbindung der Angehörigen alleinig aufgrund von deren angenommener hoher Belastung abgesehen (Büscher & Schnepp, 2014).

Im Kontext der Begleitung von Kindern durch ihre Angehörigen werden ebenfalls Ressourcen und Limitationen für die Beteiligung genannt, die sich im Kern mit den oben genannten decken. Als relevante zusätzliche Restriktion kommt in diesem Kontext die Verantwortlichkeit für weitere Geschwisterkinder hinzu (O'Connor et al., 2019). Angesichts der Gesamtbelastung ist es eine zentrale Bedingung des familienzentrierten Konzepts, dass die Eltern die Wahl haben müssen, ob und wie sie teilhaben möchten (Shields, 2019). Die Notwendigkeit der prinzipiellen Entscheidungsfreiheit der Angehörigen über ihre Beteiligung ist auch eine wesentliche Erkenntnis dieser Arbeit. Dies bedeutet im Umkehrschluss, Angehörige sollten nicht verpflichtend zu einer Mitarbeit herangezogen werden, „um die Arbeitslasten der professionellen Akteure zu reduzieren" (Vogd, 2011, S. 268).

In Bezug auf Verbesserungen des Status Quo bildet das Klinikpersonal die Schlüsselstelle zwischen der Organisation des Krankenhauses auf der einen sowie den Patienten/Patientinnen mit Demenz und ihren Angehörigen auf der anderen Seite. Diesbezüglich gibt es in dieser Studie Hinweise darauf, dass das Klinikpersonal insbesondere aufgrund der funktionsorientierten Arbeitsorganisation mit vielen Routineaufgaben und der damit einhergehenden Auslastung und Belastung – welche durch eine knappe Personalausstattung noch verschärft wird – generell gegenüber Veränderungen zurückhaltend sind. In Bezug auf das Thema Demenz wirken sich insbesondere ein fehlendes Bewusstsein der Problematik und Relevanz, ein geringes Wissen über Demenz und mangelnde Erfahrungen im Umgang mit Patientinnen/Patienten mit Demenz sowie eine abgrenzende Einstellung gegenüber Angehörigen hemmend aus. Diese Situation des Klinikpersonals ist aus der Literatur ebenfalls hinreichend bekannt (DNQP, 2019a; Isfort et al., 2014; Kirchen-Peters & Krupp, 2019a; Kirchen-Peters & Krupp, 2019b). In der Konsequenz führen die erschwerte Kommunikation und Interaktion des Klinikpersonals mit den demenziell erkrankten Patienten/Patientinnen ohne entsprechende Qualifikation und Einstellung zu einem Erleben dieser als besonders aufwendig und damit als zusätzliche Aufgabe oder Last (Kirchen-Peters & Krupp, 2019b). Auch dies ist den Beschreibungen der interviewten Personen in dieser Untersuchung zu entnehmen. Bezüglich der Anwendung des pädiatrischen FCC-Ansatzes werden ähnliche Hürden und Grenzen auf Seiten des Klinikpersonals benannt: Qualifikation, Routineorganisation, Personalausstattung und -belastung (Arabiat et al., 2018; O'Connor et al., 2019). Darüber hinaus wird darauf hingewiesen, dass der für die Umsetzung des familienzentrierten Konzepts notwendige Zeitaufwand für die Kommunikation und den Beziehungsaufbau eine Herausforderung darstellt. Dasselbe berichten auch Befragte dieser Studie in Bezug auf einen stärker demenzsensiblen Umgang des Klinikpersonals mit Patientinnen/Patienten und Angehörigen.

In Bezug auf die Einflussfaktoren auf Seiten des Klinikpersonals wie Qualifikation, Haltung und Einstellung (s. o.) ist aus Sicht der Studienergebnisse festzuhalten, dass diese auf der Systemebene Krankenhaus anzustoßen und zu verankern sind. Diese Entwicklungen (Qualifikation) und Veränderungen (Haltung und Einstellung) funktionieren nur, wenn die dafür notwendigen Ressourcen bereitgestellt und die notwendige Führung ausgeübt werden (vgl. Abschn. 5.3). Die Notwendigkeit an beidem zeigt sich auch in dem genannten Modellprojekt (Bohn & Blome, 2019).

Die Erkenntnisse der vorliegenden Untersuchung in Kombination mit dem bereits vorhandenen Wissen liefern Indizien dafür, dass die Veränderung und Verbesserung der Behandlung, Versorgung und Pflege von Patienten/Patientinnen mit Demenz im Krankenhaus einigen Herausforderungen unterliegen. Die Existenz dieser und ihre weitreichenden Auswirkungen haben bisher viele Ansätze und Anläufe verhindert. Gleichzeitig stellen sie aber auch wichtige Hinweise und Anknüpfungspunkte dazu bereit, wo anzusetzen ist, damit Veränderungen künftig gelingen können.

5.2.2.5 Vergleich der Rollen, Funktionen und Aufgaben zwischen Angehörigen von Menschen mit Demenz und Angehörigen als Eltern von Kindern im Akutkrankenhaus

In der vorangegangenen Betrachtung wurde für die Diskussion der Ergebnisse der familienzentrierte Ansatz der pädiatrischen Akutversorgung vergleichend herangezogen. Wie weiter oben in diesem Abschnitt beschrieben wurde, wird die systematische Darstellung von Beteiligungsformen und Beteiligungsarten in dieser Art erstmalig in dieser Studie charakterisiert. Um abschließend eine Übersicht zu dem vorgenommenen Vergleich der Ergebnisse mit dem familienzentrierten Ansatz der Pädiatrie darlegen zu können, erfolgt anhand der Beschreibungen des FCC-Konzepts eine abgeleitete Zuordnung zu den hier ermittelten Rollen, Funktionen und Aufgaben. Tabelle 5.1 stellt die Ansätze schließlich vergleichend gegenüber.

In der Rolle als **Experte/Expertin** für die Person mit Demenz übernehmen Angehörige von Menschen mit Demenz im Akutkrankenhaus die Funktion, *Informationen* zur Person mit Demenz an das Klinikpersonal zu geben. Diesbezüglich entstehen daraus direkte und indirekte Aufgaben, wie die Person zu kennen und zu verstehen und spezifisches Wissen über sie mitzuteilen, um das Klinikpersonal damit zu unterstützen. Vergleichbare Aufgaben schreiben die Ansätze der familienzentrierten Pflege von Kindern den Eltern ebenfalls zu: Die Angehörigen (Eltern) werden als Experten/Expertinnen für ihr Kind betrachtet (vgl. Coyne, Holmström & Söderbäck, 2018; Hao & Ruggiano, 2020; Kokorelias, Gignac, Naglie & Cameron, 2019). Sie kennen und verstehen das Kind und teilen wichtige, spezifische Informationen über das Kind an das Klinikpersonal mit, um damit den Behandlungs- und Pflegeprozess zu unterstützen.

In ihrer Experten-/Expertinnen-Funktion des *Vermittelns und Übersetzens* zwischen der Person mit Demenz und dem Klinikpersonal stellen die Angehörigen die ansonsten beeinträchtigte Kommunikation und Interaktion zwischen beiden her. Im Falle der pädiatrischen Versorgung überwinden die Angehörigen (Eltern) krankheits- und altersbedingte Kommunikationsschwierigkeiten und schließen die Informationsbrücke zwischen Kind und Klinikpersonal (vgl. Hao & Ruggiano, 2020; Welch, Hodgson, Didericksen, Lamson & Forbes, 2022).

Im Rahmen ihrer Rolle als **Stellvertreter/-in** treffen Angehörige *Entscheidungen* mit dem Menschen mit Demenz oder an dessen statt. Dazu tauschen sie sich mit dem Klinikpersonal aus und wirken an Lösungen, Planungen und Entscheidungen mit. Analog tauschen auch Eltern Informationen mit den Klinikkräften aus, beteiligen sich an der Entscheidungsfindung und werden gezielt bei der Planung der Behandlung, Pflege und Entlassung einbezogen. Schließlich treffen sie Entscheidungen für ihre Kinder (vgl. Coyne et al., 2018; Hao & Ruggiano, 2020; Kokorelias et al., 2019; O'Connor et al., 2019; Welch et al., 2022).

Als (rechtliche) *Betreuer* werden Angehörige per Vollmacht durch die Menschen mit Demenz selbst oder per Gericht bestellt. In dieser Funktion agieren Angehörige für die Person mit Demenz, geben Erklärungen für diese ab und leisten an deren Stelle Unterschriften. Nicht volljährige Kinder unterliegen automatisch dem Sorgerecht der Eltern, das nach §1629 BGB auch die gesetzliche Vertretung des Kindes umfasst. Auf dieser Grundlage sind Eltern verpflichtet, für ihr Kind Entscheidungen zu treffen, Erklärungen abzugeben und Unterschriften zu leisten.

Tabelle 5.1 Vergleich der Forschungsergebnisse zur Beteiligung der Angehörigen von Patientinnen/Patienten mit Demenz und der pädiatrischen familienzentrierten Pflege im Akutkrankenhaus

Rolle	Ansatz, Konzept / Funktion	Beteiligung von Angehörigen bei Personen mit Demenz im Akutkrankenhaus	Beteiligung von Angehörigen (Eltern) bei Kindern im Akutkrankenhaus – familienzentrierter Ansatz
Experte/ Expertin für die Person mit Demenz/ das Kind	**Informationen** zur Person mit Demenz bzw. zum Kind an das Klinikpersonal geben	• Person mit Demenz kennen und verstehen • Spezifisches Wissen über Person mit Demenz mitteilen und Pflegekräfte/Mediziner/-innen damit unterstützen	• Kind kennen und verstehen • Wichtige Informationen über das Kind zur Unterstützung von Behandlung und Pflege an das Klinikpersonal geben
	Übersetzen und Vermitteln zwischen der Person mit Demenz bzw. dem Kind und dem Klinikpersonal	• Kommunikation und Interaktion zwischen Person mit Demenz und Klinikpersonal herstellen	• Krankheits-/altersbedingte Kommunikationsschwierigkeiten überwinden und Informationsbrücke zwischen Kind und Klinikpersonal herstellen
Stellvertreter/Stellvertreterin für die Person mit Demenz/ das Kind	**Entscheidungen** mit dem Menschen mit Demenz bzw. dem Kind oder an dessen statt treffen	• An Lösungen, Planungen und Entscheidungen mitwirken • Notwendige Entscheidungen treffen	• Sich gezielt an Beurteilung und Entscheidungsfindung zur Behandlungs-, Pflege- und Entlassungsplanung beteiligen • Entscheidungen treffen
	Als (rechtliche) **Betreuung** agieren	• Als (gesetzlich bestellte) Vertretung der Person mit Demenz Erklärungen abgeben, Unterschriften leisten	• Gesetzliche Vertretung des Kindes als Teil des Sorgerechts (§ 1629 BGB): Erklärungen abgeben, Unterschriften leisten
Begleiter/ Begleiterin für die Person mit Demenz/ das Kind	Als **Bezugsperson** Vertrauen und Vertrautheit vermitteln	• Person mit Demenz beschäftigen und umsorgen, ggf. übernachten • Person mit Demenz begleiten und Therapiefähigkeit herstellen	• Am Krankenbett des Kindes anwesend sein, ggf. übernachten • Kind beschäftigen • Kind begleiten und Therapiefähigkeit herstellen
	Sicherheit geben und mit unbekannter Umgebung vertraut machen	• Person mit Demenz Sicherheit geben und beruhigen • Vertraute Sachen ins Krankenhaus bringen	• Kind Sicherheit vermitteln, beruhigen und Ängste nehmen • Kind das Gefühl guter Betreuung geben
Helfer/ Helferin während des Krankenhausaufenthalts	Die **Pflege** des Menschen mit Demenz bzw. des Kindes im Krankenhaus übernehmen	• Pflegerische Leistungen erbringen • Pflege- und/oder Krankenhaus-Prozess für Person mit Demenz verbessern • Delir vermeiden	• Einige Aspekte der Betreuung übernehmen • Problematische Verhaltensweisen des Kindes verringern oder verhindern, psychosoziale Symptome verbessern
	Unterstützung des Klinikpersonals durch Übernahme von Tätigkeiten	• Pflegekräfte entlasten • Notwendige Sachen ins Krankenhaus bringen	• Pflegekräfte entlasten • Gemeinsam mit Pflegekräften Verantwortung für Pflege und Versorgung des Kindes übernehmen

Als **Begleiter/-in** der Patientinnen und Patienten mit Demenz im Krankenhaus vermitteln die Angehörigen den Betroffenen als *Bezugsperson* Vertrauen und Vertrautheit. Sie umsorgen und beschäftigen die Person mit Demenz und sie begleiten sie zu Untersuchungen, Therapien oder Behandlungen, um eine Therapiefähigkeit zu gewährleisten. In Ausnahmefällen wird eine Übernachtung (Rooming-in) gewünscht oder/und ermöglicht. Eltern sind in dieser Funktion am Krankenbett ihres Kindes anwesend, beschäftigen es und begleiten es im Krankenhausalltag (vgl. Shields, 2019). Eine Übernachtung ist vor allem bei jüngeren Kindern vorgesehen, bei älteren kann diese bei Bedarf erfolgen (vgl. O'Connor et al., 2019; Shields, 2019).

Im Rahmen ihrer Funktion, den Patientinnen/Patienten mit Demenz *Sicherheit* zu *geben* und sie mit der unbekannten Umgebung vertraut zu machen, sind die Angehörigen der Patientinnen/Patienten vor allem anwesend. Mit dieser Anwesenheit im Sinne von Da-Sein geben sie der Person mit Demenz Sicherheit und wirken beruhigend. Auch bringen sie ihnen vertraute Gegenstände mit ins Krankenhaus und erklären die Struktur der ungewohnten Umgebung. Der FCC-Ansatz sieht bezüglich der Einbindung der Eltern analoge Aufgaben vor: So geben sie ihrem Kind Sicherheit, nehmen ihm Ängste und wirken beruhigend (vgl. Coyne et al., 2018; O'Connor et al., 2019). Eltern geben dem Kind mit ihrer Anwesenheit das Gefühl, gut betreut zu sein (vgl. Shields, 2019).

In ihrer Rolle als **Helfer/-in** beim Krankenhausaufenthalt übernehmen die Angehörigen zum einen Aspekte der *Pflege* der Patientinnen/Patienten mit Demenz. Dazu erbringen sie aktiv pflegerische Leistungen und verbessern dadurch den Pflege- und/oder Krankenhausprozess für die Patienten/Patientinnen mit Demenz. Außerdem können sie mit ihrer Anwesenheit helfen, ein Delir und dessen Folgen zu vermeiden oder abzumildern. Im Falle der pädiatrischen Krankenhausversorgung übernehmen Eltern als Angehörige ebenfalls einige Aspekte der Betreuung des Kindes – gezielt abgestimmt und in gemeinsamer Verantwortung mit dem Klinikpersonal (vgl. Hao & Ruggiano, 2020; O'Connor et al., 2019). Dadurch können problematische Verhaltensweisen des Kindes verhindert bzw. verringert und/oder psychosoziale Symptome verbessert werden (vgl. Welch et al., 2022).

Angehörige *unterstützen* als Helfer/-in beim Krankenhausaufenthalt aber auch das Klinikpersonal und hierbei insbesondere die Pflegekräfte. Dies erfolgt durch die Übernahme von pflegerischen Tätigkeiten oder das (Mit-)Bringen notwendiger Hilfs- und Orientierungsmittel ins Krankenhaus. Beides entlastet die Pflegekräfte. Auch die Eltern entlasten beim Krankenhausaufenthalt ihres Kindes durch ihre Einbindung in das Betreuungsteam die Pflegekräfte, indem sie Aspekte der Betreuung übernehmen und sich die Verantwortung für die Pflege und Versorgung des Kindes mit dem Klinikpersonal teilen (vgl. Hao & Ruggiano, 2020; Welch et al., 2022).

5.2.3 Die Übertragbarkeit demenzsensibler Konzepte aus der Langzeitversorgung in das akutmedizinische Setting ist begrenzt

Die Reflexion der Ergebnisse anhand des FCC-Ansatzes im vorangegangenen Abschnitt macht eine zusätzliche Betrachtung des person-zentrierten Ansatzes (person-centered care – PCC) erforderlich, welcher aktuell in unterschiedlichen Varianten in der Pflege und Versorgung von Menschen mit Demenz zur Anwendung kommt und entsprechend im Expertenstandard „Beziehungsgestaltung in der Pflege von Menschen mit Demenz" (DNQP, 2019b) als Versorgungs- und Handlungsansatz der Wahl betrachtet wird. Auch Schütz und Füsgen (2012) weisen explizit darauf hin, dass die personenzentrierte Pflege bei Patienten/Patientinnen mit kognitiven Beeinträchtigungen die Basis für eine adäquate Betreuung bildet. Im Expertenstandard wird dabei eine Unterscheidung zwischen personenzentrierten und person-zentrierten Konzepten pointiert: *Personenzentrierte Pflege* bezieht sich auf die Versorgung von pflegebedürftigen Personen in allen Settings und dient vorrangig der Organisation von Pflege aus deren Perspektive (DNQP, 2019b). Die *person-zentrierte Pflege* wurde von Tom Kitwood (2013) explizit für die Belange von Menschen mit Demenz entwickelt und stellt die betroffene Person selbst in den Mittelpunkt der Betrachtung. Mittlerweile werden unter dieser Bezeichnung ebenfalls andere demenzsensible Konzepte – beispielsweise die Validation oder das Realitäts-Orientierungs-Training – subsumiert (DNQP, 2019b).

In Abschnitt 2.3.1 wurde bereits auf demenzsensible Konzepte in der Versorgung von Menschen mit Demenz hingewiesen. Die vorhandenen Konzepte kommen in der häuslichen und insbesondere in der stationären Langzeitversorgung seit Jahrzehnten zur Anwendung (Boggatz, 2022). Kirchen-Peters und Krupp (2019a) weisen darauf hin, dass diese Ansätze in die akutstationäre Versorgung hingegen kaum Eingang finden und führen dies insbesondere auf die strukturellen Rahmenbedingungen des Settings, eine medizinisch-kurative Fokussierung auf das akut zu behandelnde Geschehen und mangelndes Wissen des Fachpersonals zum Thema Demenz zurück.

In dieser Untersuchung hatte keines der Akutkrankenhäuser, aus denen die interviewten Personen mit ihren Erfahrungen berichteten, auf den Normalstationen ein demenzsensibles Konzept in der Anwendung. In einem Akutkrankenhaus war das Fachpersonal für den Umgang mit demenziell beeinträchtigten Patienten und Patientinnen sensibilisiert. Darüber hinaus berichteten die Teilnehmenden von fehlendem Wissen zu Demenz und zum Umgang mit Patientinnen/Patienten mit Demenz, von strukturellen und organisatorischen Herausforderungen, von Personalknappheit und vor allem von wenig Zeit, die sie bei einzelnen Patienten und Patientinnen verbringen (z. B. nur innerhalb der Rundgänge). Zu ähnlichen Ergebnissen kommt das DNQP (2019a) nach der modellhaften Implementierung des Expertenstandards „Beziehungsgestaltung in der Pflege von Menschen mit Demenz" in mehreren Krankenhäusern auf somatischen Stationen: kein Krankenhaus war vor der Implementation auf den Umgang mit Patienten/Patientinnen mit Demenz spezialisiert; ein Krankenhaus hatte theoretisch ein Demenzkonzept, das allerdings in der Praxis kaum Anwendung fand. Dem Klinikpersonal fehlte es an Wissen zu demenzspezifischen Konzepten und die Denk- und Handlungsweise waren vorwiegend verrichtungsorientiert. Eine person-zentrierte und beziehungsorientierte Haltung des Fachpersonals sowie eine Änderung von Arbeitsabläufen zugunsten einer demenzsensiblen Versorgung wurden als schwierig angesehen. Die kurze Verweildauer der Patientinnen und Patienten stellte sich als zusätzlich hemmender Faktor dar (DNQP, 2019a). Auch nach der Modellphase ließ sich keine grundlegende Änderung der strukturellen und organisatorischen Abläufe erkennen, denn eine Änderung in der Haltung des medizinisch-pflegerischen Fachpersonals benötigt Zeit. Als hilfreich wurde eine verstärkte Aufmerksamkeit auf die Biografie und Lebenswelt der Patienten/Patientinnen mit Demenz erkannt, da sich daraus ein Verständnis für Verhaltensweisen dieser Personen ableiten lässt.

Anders stellte sich die Situation auf gerontopsychiatrischen Stationen dar (DNQP, 2019a): Wissen zu Demenz und zum Umgang mit Personen mit Demenz waren bereits vor der Implementation des Expertenstandards vorhanden. Teilweise war bereits ein person-zentrierter Ansatz im Stationskonzept enthalten. Beziehungsgestaltung gehört grundlegend zum Verständnis des Fachpersonals der gerontopsychiatrischen Stationen. Etwaige Schwierigkeiten in der Anwendung waren hier vor allem auf ein uneinheitliches definitorisches Verständnis der Fachpersonen in Bezug auf Person-Zentrierung zurückzuführen.

Auch in dieser Untersuchung wurde deutlich, dass es Unterschiede in den Ausrichtungen der Abteilungen und damit verbunden in dem Wissen und den Kompetenzen im Umgang mit Patientinnen/Patienten mit Demenz gibt. Die geriatrische Abteilung (vgl. Abschn. 4.4.2.2) verfolgt einen personen- bzw. patientenzentrierten Ansatz. Dafür verfügen die Mitarbeiter/-innen dieser Abteilung über besondere Qualifikationen und Erfahrungen im Bereich Demenz. Aus diesem Grund fragen sie zunächst gezielt spezifische Informationen bei den

Angehörigen ab. In ihren Rollen als Experte/Expertin und Stellvertreter/-in werden die Angehörigen bewusst einbezogen. Basierend auf der Qualifikation, auf den abgefragten Informationen sowie auf dem gänzlich anderen Personalschlüssel von 1:1,5 finden sie einen personenorientierten Zugang zu den Patientinnen/ Patienten mit Demenz. Die Zeit, die der PCC-Ansatz für den Zugang zu Menschen mit Demenz benötigt, steht hier durch Qualifikation, Vorgehen, finanzielle Ressourcen und Personalausstattung zur Verfügung. Angesichts dessen sind die Angehörigen in dieser Abteilung – wie auch die Kontrastierung durch die Covid-19-Pandemie (vgl. Abschn. 4.4.2.3) gezeigt hat – in den Rollen als Begleiter/-in und Helfer/-in deutlich weniger gefordert.

Das geriatrische Team in dieser Studie (vgl. Abschn. 4.4.2.2) wiederum verfolgt eine Mischung aus einem personen- und familienorientierten bzw. personen- und familienzentrierten Ansatz und setzt damit explizit auf die Beteiligung und Einbindung der Angehörigen. Sie erkennen und nutzen bei ihrer stationsübergreifenden Arbeit gezielt die Angehörigen, um die Patienten/ Patientinnen mit Demenz möglichst gut durch den gesamten Krankenhausprozess – von der Aufnahme bis zur Entlassung – zu begleiten. Auf Basis ihrer ebenfalls spezifischen Qualifikation und Erfahrung im Bereich Demenz gehen sie zielgerichteter auf die Angehörigen zu, treffen Absprachen und binden sie ein. Aufgrund der im Vergleich zur geriatrischen Abteilung nicht so hohen zusätzlichen Personalausstattung sind sie bestrebt, die Angehörigen zusätzlich in ihren Rollen als Begleiter/-in und Helfer/-in einzubinden, wann immer dies sinnvoll (Sollen) und möglich (Wollen & Können) ist. Dadurch werden die Angehörigen dort als Teil des Versorgungssystems betrachtet.

Der person-zentrierte Ansatz fokussiert explizit die Beziehungsebene und -gestaltung zwischen dem Klinikpersonal (insbesondere den Pflegekräften) und den Patienten/Patientinnen mit Demenz (Kim & Park, 2017). Weitere (Bezugs-)Personen, wie z. B. Angehörige kommen in diesem Konzept nicht erkennbar vor (Coyne et al., 2018). Der familienorientierte Ansatz des FCC oder eine Mischform aus PCC und FCC, wie es das geriatrische Team in dieser Untersuchung anwendet, erkennen die Bedeutung von Angehörigen für die Patientinnen/Patienten und deren Krankenhausaufenthalt an und beziehen sie gezielt und geplant ein.

5.2.4 Die Abbildung der Beteiligung von Angehörigen in Pflegetheorien und Pflegemodellen

Im Rahmen der Darstellung der Ergebnisse dieser Studie wurde deutlich, dass Pflegekräfte den häufigsten und intensivsten Kontakt zu und mit Angehörigen von Patientinnen/Patienten mit Demenz im Akutkrankenhaus haben. Daher erfolgt an dieser Stelle als Abschluss der Diskussion der theoretischen Relevanz ein Blick auf die vorhandenen Pflegetheorien und -modelle: Werden Angehörige als Teil des Versorgungssystems (im Akutkrankenhaus) potenziell mitbetrachtet? Und wenn ja, wie?

Der Ansatz der Studie resultierte unter anderem aus der Problematik des Zweiklangs Patient/Patientin mit Demenz und Klinikpersonal: beiderseits deutlich eingeschränkte Interaktions- und Adaptionsmöglichkeiten (vgl. Abschn. 2.1.3, Abb. 2.2). Die Ergebnisse der Untersuchung und das theoretische Modell (vgl. Abschn. 5.1, Abb. 5.1) zeigen, dass der Einbezug von Angehörigen im Sinne einer Beteiligung zu einer Reduktion bzw. Kompensation des Interaktions- und Adaptionsdefizits zwischen dem Klinikpersonal und den Patienten/Patientinnen mit Demenz führen kann.

In der Pflege leiten Theorien und Modelle das pflegerische Verständnis und Handeln. Auch wenn es keine einheitliche Zuordnung gibt, ob es sich bei den unterschiedlichen theoretischen Betrachtungen um eine Theorie oder ein Modell (oder ein Konzept) handelt, dienen Theorien im Allgemeinen dazu, generelle Erscheinungen zu beschreiben, zu erklären und Muster abzubilden (Evers, 1997; Meleis, 2015). Sie stellen eine abstrakte Abbildung der Wirklichkeit dar. Modelle sind weniger komplex als Theorien und näher an der Praxis. Sie ermöglichen ein bewusstes Handeln und dienen in der Praxis mitunter als „Werkzeuge", um unterschiedliche Aufgaben zu erfüllen (Meleis, 2015; Moers, Schaeffer & Steppe, 2015).

Die Betrachtung der gängigen Pflegetheorien und -modelle führte in Bezug auf die Beteiligung von Angehörigen bei der Versorgung zu folgenden Erkenntnissen: Im Kern der Theorien und Modelle steht entweder die Beziehung zwischen Pflegekraft und Patientin/Patient oder die pflegeempfangende Person an sich. Angehörige kommen eher – wenn überhaupt – in einer Randbetrachtung vor. So werden beispielsweise beim Interaktionsmodell von Imogene King Angehörige erst dann ersatzweise hinzugezogen, wenn die betroffene Person selbst nicht mehr in der Lage ist, mit dem Pflegepersonal zu interagieren (King, 2015). Beim Adaptionsmodell von Callista Roy steht der Patient/die Patientin im Mittelpunkt pflegerischen Handelns (Roy & Andrews, 1999). Da das Modell aber seinen Ursprung in der Pädiatrie hat (Evers, 1997) und einen systemischen Ansatz verfolgt, können Bezugspersonen (significant others) als Teil eines interpersonalen Systems „zur Erfüllung von Interdependenz-Bedürfnissen beitragen" (Roy & Andrews, 2015, S. 243). Aus diesem Grund wird in dem Modell auch auf Rollen, eine Definition von Rollen und die Bedeutung einer Rollenklärung eingegangen. Dennoch werden Angehörige dabei nicht als Teil einer partnerschaftlichen Versorgung angesehen, sondern als Mithelfende, um den Zustand der erkrankten Person zu verbessern. Ähnlich verhält es sich beim Modell des systemischen Gleichgewichts von Marie-Luise Friedemann (Friedemann & Köhlen, 2018). Allerdings steht in diesem familien- und umweltbezogenen Pflegemodell nicht der Patient/ die Patientin im Mittelpunkt der Betrachtung, sondern die betroffene Person in ihrem familiären Kontext. Entsprechend besteht der Anspruch an die Pflegekräfte, „auf die ganze Familie als Patientensystem" einzugehen (Friedemann & Köhlen, 2018, S. 65). Im Rahmen der pädiatrischen familienzentrierten Versorgung (FCC) führt diese Perspektive zu Kritik, da das erkrankte Kind mit seinen Bedarfen zuweilen zu sehr aus dem Fokus gerät und zudem das beste Vorgehen für die Familie nicht zwangsläufig das Beste für das Kind bedeuten muss (Arabiat et al., 2018; Shields, 2019).

Das Selbstpflegedefizit-Modell von Dorothea Orem (1997) betrachtet hingegen explizit die Beteiligung von „Familienmitgliedern, Freunden oder Freiwilligen" (Evers, 1997, S. 169). Diese treten als Dependenzpflege-Handelnde in Erscheinung, wenn die betroffene Person „gesundheitlich bedingte oder gesundheitsbezogene Einschränkungen der Selbstpflegekompetenz" hat (Orem, 1997, S. 265). Orem nennt dies Dependenzpflege. Angehörigen kommt dabei die Aufgabe zu, bei dem Patienten/der Patientin zu sein (Da-Sein), um ihn/sie zu beschützen, um Hilfe zu leisten oder um ein Gefühl der Geborgenheit zu vermitteln. Genau diese Aspekte kommen in den Ergebnissen dieser Studie als Strategien von Angehörigen zum Ausdruck. Laut Orem (1997) erwerben Angehörige (und Freunde) aufgrund der Hilfsbedürftigkeit der betroffenen Person bei deren Versorgung Kompetenzen – die sogenannte Dependenzpflegekompetenz. Wird der Einbezug professioneller Pflegekräfte notwendig, hat dieser in der Regel einen zeitlich begrenzten Charakter. In der Folge wird die Herstellung einer interpersonalen Einheit notwendig, die einer Vereinbarung zwischen allen Beteiligten bedarf (Orem, 2015). Durch Absprache, Koordination, Kooperation und steter Kommunikation entsteht eine „Pflegeeinheit", um gemeinsam für die betroffene Person und in ihrem Sinne zu sorgen. Auch dies ist ein Ergebnis und eine Schlussfolgerung aus der vorliegenden Untersuchung. Daher kann angenommen werden, dass insbesondere hinsichtlich des Einbezugs und der Beteiligung der Angehörigen von Patientinnen/Patienten mit Demenz im Akutkrankenhaus der theoretische Ansatz von Orem als Ergänzung zum gängigen biomedizinischen Ansatz wertvolle Verständnis- und Handlungshinweise liefern kann.

Ergänzend sei noch das psychobiographische Pflegemodell von Erwin Böhm (2018) erwähnt. Hierbei geht es allerdings nicht um die explizite Beteiligung von Angehörigen, sondern um die Notwendigkeit der Erhebung von Biografien – insbesondere bei Menschen mit Demenz. Die Biografie dient „als Schlüssel zum Verständnis eines Menschen" (Neumann-Ponesch, 2021, S. 173). Entsprechend werden gemäß den Ergebnissen dieser Studie bei Bedarf diesbezüglich Informationen von Angehörigen eingeholt. Wünschenswert wäre, wenn diese Erhebung persönlicher Informationen zu Patienten/Patientinnen mit Demenz im Akutkrankenhaus – im Sinne aller Beteiligten – zunehmend frühzeitig und als Standardverfahren erfolgen würde.

5.3 Praktische Relevanz

Die Herausforderungen einer alternden Gesellschaft in Deutschland und einer damit einhergehenden Zunahme demenzieller Erkrankungen wurden im Abschnitt 2.1.1 (vgl. Tab. 2.1, Abb. 2.1) skizziert. Auch wenn Kirchen-Peters und Krupp (2019b) konstatieren, dass Menschen mit kognitiven Einschränkungen bereits heute zum klinischen Alltag gehören, zeigt diese Studie, dass das System Krankenhaus und seine Mitarbeitenden nicht oder nur bedingt darauf vorbereitet und dafür aufgestellt sind. Diese bedeutsame Entwicklung muss daher künftig deutlich stärker in den Fokus der Strategien und Konzeptionen, aber auch der Organisation, Prozesse und der Mitarbeitenden rücken.

Dabei ist zudem zu berücksichtigen, dass eine Demenz weit mehr als nur eine Nebenerkrankung ist: Denn der richtige Umgang mit dieser Seite der Patienten und Patientinnen entscheidet maßgeblich mit, inwieweit sich ihr Gesundheitszustand wieder normalisiert und ob eine Lebensführung auf dem bisherigen Niveau auch nach dem Krankenhausaufenthalt möglich ist (Angerhausen, 2008). Das bedeutet, dass Konzepte erforderlich sind, welche die aus Sicht der akuten Beeinträchtigung als Nebensache erscheinende Demenz angemessen berücksichtigen, um nicht in diesem Bereich mehr Folgeschäden zu verursachen als unvermeidlich wäre.

Die vorliegende Studie hat aber nicht nur Lücken aufgedeckt, sondern insbesondere Wissen herausgearbeitet, das dazu dient, wesentliche Lücken zu schließen (vgl. Abschn. 4.5 und 5.1):

- Eine wesentliche Erkenntnis ist, dass Angehörige das zentrale Bindeglied zwischen Patienten/Patientinnen mit Demenz einerseits sowie Klinikpersonal und Krankenhausprozess andererseits darstellen können,
- Die Benennung von Aufgaben, Funktionen und Rollen der Angehörigen, die die Einschränkungen in der Interaktion und Adaption zwischen Klinikpersonal und Patientinnen/Patienten mit Demenz überwinden,
- Die Darlegung von förderlichen und hemmenden Bedingungen für die Gestaltung der Beteiligung von Angehörigen (Wollen & Können, Sollen, Dürfen).

Dieses Wissen sowie das Verstehen der ermittelten und aufgezeigten Wirkungszusammenhänge, Optionen und Grenzen ermöglicht den Beteiligten, Handlungs- und Gestaltungsspielräume zu erkennen und zu nutzen.

5.3.1   Grundsätzliche Ableitungen für die Praxis

Zurzeit werden Menschen mit Demenz vom System Krankenhaus oft als Störfaktor angesehen, weil sie die vorgesehene Funktionsweise des Akutkrankenhauses konterkarieren (Angerhausen, 2008; Bickel et al., 2018; Kirchen-Peters & Krupp, 2019b). Das Klinikpersonal, insbesondere die Pflegekräfte, erleben Menschen mit Demenz regelmäßig als besonders aufwendig und damit als zusätzliche Aufgabe oder Last (Kirchen-Peters & Krupp, 2019b). Da Menschen mit einer demenziellen Beeinträchtigung künftig aber eher den Standard- als den Sonder-Fall eines Patienten/einer Patientin darstellen werden, ist es für ein Akutkrankenhaus wichtig, vor dieser Entwicklung nicht die Augen zu verschließen. Vielmehr wird es für das Funktionieren des Systems der Gesundheitsversorgung besonders wichtig sein, sich frühzeitig damit zu befassen, sich darauf einzustellen und sich entsprechend vorzubereiten.

Auf der Seite des Krankenhauses und seiner Mitarbeitenden bedeutet dies, dass zunächst ein Bewusstseinswandel vonnöten ist, um die Herausforderungen, die die Nebenerkrankung Demenz der Patientinnen/Patienten mit sich bringt, zu erkennen und anzunehmen. Dazu gehören Qualifizierungs-, Organisations- und Investitionskonzepte. Außerdem sollte dies von Seiten der Führung intensiv begleitet werden, damit ein solcher Wandel gelingen kann.

Für diesen Entwicklungsprozess sowie auch für bereits umzusetzende Maßnahmen zur unmittelbaren Verbesserung der Lage liefert diese Untersuchung entsprechende Hinweise:

Zunächst bieten die Ergebnisse dieser Studie das Wissen, welche Bedeutung eine Beteiligung der Angehörigen beim Krankenhausaufenthalt von Patientinnen/Patienten mit Demenz hat und welche Wirkungen dadurch erzielt werden können (vgl. Tab. 4.8, Abschn. 4.4.1.5). Diese können als Ausgangspunkt für die Definition und Umsetzung einer entsprechenden Beteiligung im Krankenhaus dienen. Zusätzlich ermöglichen das Bewusstsein und die Akzeptanz, dass Angehörige das zentrale Bindeglied zwischen Patienten/Patientinnen mit Demenz und Klinikpersonal darstellen können, eine vermehrte Inanspruchnahme der Expertise und des Engagements der Angehörigen für die bestmögliche Behandlung und Versorgung der Patientinnen/Patienten mit Demenz. Bislang scheitert dies oft daran, dass die Angehörigen gar nicht als Experte/Expertin für die Patientinnen/Patienten mit Demenz angesehen werden und zumeist erst reaktiv – nach dem Auftreten von Problemen – angesprochen und um Unterstützung gebeten werden. Da die Beteiligung der Angehörigen im Krankenhaus aber eine Schlüsselrolle spielt, ist es wichtig, sie deutlich aktiver anzusprechen und früher sowie strukturierter einzubinden als dies bisher erfolgt.

In dieser Untersuchung wurde festgestellt, dass die Art der Wahrnehmung der Angehörigen durch das Klinikpersonal (insbesondere durch die Pflegekräfte) die Qualität und Intensität der Beteiligung der Angehörigen einschränkt. Wenn von Seiten der Pflegekräfte eher ein „Expertengerangel" mit den Angehörigen entsteht, bleibt das Wissen der Angehörigen zu und über die Patientinnen/Patienten mit Demenz weitgehend ungenutzt – mit den oben beschriebenen Folgen. Stattdessen sollte eine Begegnung zwischen Experten/Expertinnen für Pflege und Expertinnen/Experten für die Patienten/Patientinnen mit Demenz auf Augenhöhe angestrebt und vielleicht sogar bewusst ein Team der Experten und Expertinnen gebildet werden. Hier sind eine Reflexion der eigenen Kompetenz und Rolle sowie ein wertschätzender Umgang mit den Angehörigen notwendig.

Im nächsten Schritt liefern die ermittelten Aufgaben, deren Durchführung im Umgang mit Patientinnen/Patienten mit Demenz im Krankenhaus erforderlich bzw. sinnvoll sind (vgl. Tab. 4.4 und 4.6, Abschn. 4.4.1.5), dem Krankenhaus(personal) eine Grundlage für die Definition des eigenen Rollenverständnisses, für die Festlegung der eigenen Aufgabenwahrnehmung und für deren prozessualen Einbezug. Die Verdichtung der Aufgaben zu Funktionen und zu Rollen der Angehörigen als Formen von deren Beteiligung bieten auf Basis der eigenen Definition jedes Krankenhauses oder jeder Krankenhausstation eine Grundlage für eine klärende Verhandlung und eine Abstimmung der Aufgabenverteilung mit den Angehörigen im Rahmen ihrer Beteiligung.

Die Befragung hat gezeigt, dass speziell die Pflegekräfte in ihrer Ausdrucks- und Darstellungsweise oft wenig konkret (unpräzise) und in ihren Erwartungen verklausuliert (unspezifisch) mit den Angehörigen interagieren. Sie fragen die Angehörigen oftmals nicht direkt, sondern hoffen eher darauf, dass diese auf sie zukommen. Sie scheinen Erwartungen zu haben, ohne sich eindeutig zu positionieren. Dies führt unweigerlich dazu, dass ihre Erwartungen kaum erfüllt werden können. In dieser Konstellation ist die Erfüllung der Erwartungen unmöglich oder wäre Zufall: so ist vielen Angehörigen nicht klar, welche Anforderungen an sie gestellt werden. Sie sind unsicher, ob ihr Wissen zu den Patientinnen/Patienten mit Demenz gewünscht oder zurückgewiesen wird. Zudem ist ihnen regelmäßig unklar, ob und wie sie sich einbringen bzw. welche Rolle sie einnehmen dürfen und sollen (vgl. Kelley et al., 2019; Moyle et al., 2016). Zu gewährleisten ist demnach künftig, dass die Angehörigen sich sicher(er) sein können, was von ihnen erwartet wird bzw. welche Beteiligungsmöglichkeiten ihnen eingeräumt werden. Hier offener, wertschätzender, pro-aktiver und systematischer vorzugehen, hätte deutliche positive Wirkungen auf die Versorgung der Patientinnen/Patienten mit Demenz, aber auch auf die Pflegekräfte selbst, ihre Aufgaben und die Krankenhausprozesse – und nicht zuletzt auf die Angehörigen. Wird eine solche Klärung durch eine gute Kommunikation zum Rollenverständnis vorbereitet und strukturiert durchgeführt, Erwartungen beider Seiten offengelegt und abgeglichen, zusammen über die Verteilung der Aufgaben gesprochen und dann eine gemeinsame Vereinbarung (Absprache) getroffen, sollte der Grundstein für eine gelingende Beteiligung der Angehörigen gelegt sein.

Dabei ist jedoch zu beachten, inwieweit die Angehörigen in der Lage oder willens sind, sich im Rahmen des Krankenhausaufenthaltes der Patientinnen/Patienten mit Demenz zu beteiligen. Dies muss abgefragt und auch akzeptiert werden, denn die Angehörigen sind durch die häusliche Pflege in der Regel hoch belastet, haben begrenzte Ressourcen und brauchen häufig selbst Ruhe und Erholung. Die Nutzung der Angehörigen als Ersatzpflegekräfte im Krankenhaus wäre lediglich eine scheinbare Lösung für die aktuellen Defizite bei der Ausstattung mit professionellem Personal und sie würde sogar die Last und die Probleme der häuslichen Pflege weiter verschärfen. Den Handlungs- und Gestaltungsspielraum aber, den das Wollen und Können der Angehörigen dem Krankenhaus und seinen Mitarbeitenden gibt, könnte und sollte wesentlich gezielter, strukturierter und intensiver genutzt werden. Denn – abgesehen von den absenten Angehörigen – besteht bei vielen eine höhere Bereitschaft zur Beteiligung als ihnen dazu bisher die Gelegenheit gegeben wird.

Für das Klinikpersonal bieten die Rollen der Angehörigen als Experte/Expertin und als Stellvertreter/-in bereits vergleichsweise niederschwellige, aber dennoch wirksame Einstiegsmöglichkeiten in die Beteiligung der Angehörigen. Beide

Rollen erfordern als Mindestvoraussetzung lediglich den Kontakt zu den Angehörigen – notfalls auch nur virtuell. Dazu sind Angehörige auch dann bereit, wenn Anwesenheit für sie nur schwer oder nicht zu gewährleisten ist. Die Gewinnung spezifischer Informationen zu den Patienten/Patientinnen mit Demenz und zum Umgang mit ihnen können bereits zu Entlastungen für das Klinikpersonal und die Krankenhausprozesse führen und den Aufenthalt für die Patienten/Patientinnen mit Demenz weniger kritisch gestalten.

Sind die Angehörigen zur Anwesenheit im Krankenhaus bereit oder wollen dies von sich aus, können sie in den Rollen als Begleiter/-in und Helfer/-in wirksam werden und so deutliche Verbesserungen für die Patientinnen/Patienten mit Demenz sowie Entlastungen für das Klinikpersonal und den Krankenhausprozess erzielen. Wird den Angehörigen „auf Basis einer guten Absprache"[4] dann noch durch die gezielte Gestaltung der ermöglichenden (oder beschränkenden) Bedingungen wie z. B. Besuchszeiten, feste Ansprechpartner, Möglichkeiten des Rooming-in, gesonderte Bereiche für die Beschäftigung der Patientinnen/Patienten mit Demenz usw. Raum gegeben, können sie sich im Rahmen ihres Könnens und Wollens bestmöglich einbringen. Sollte darüber hinaus von Seiten des Krankenhauses dringender Bedarf an der Anwesenheit der Angehörigen bestehen – z. B. zur Vermeidung oder bei Auftreten eines Delirs –, können die Klinikkräfte die Angehörigen direkt anfragen und den Bedarf erklären.

5.3.2 Relevanz für die betrachteten Gruppen

Die ermittelten Ergebnisse und das daraus abgeleitete theoretische Modell ergeben in Bezug auf die untersuchten Hauptgruppen und die Gruppe der Patientinnen/Patienten mit Demenz die folgende praktische Relevanz:

Die Bedeutung der Angehörigen und die ihrer Beteiligung im Rahmen des Krankenhausaufenthalts der Patienten/Patientinnen mit Demenz wurden eingehend dargelegt. Das kann ihre Position stärken, die ihnen gebührende Wertschätzung anstoßen und ihre Beteiligung fördern. Darüber hinaus liefert die Differenzierung in die Arten und Formen der Beteiligung ein deutlich tieferes und präziseres Verständnis ihrer Rollen, Funktionen und Aufgaben. Auf dieser Grundlage sind ein klares Verständnis dessen, was von ihnen erwartet und gewünscht wird, eine eindeutige Klärung ihrer Einbindung und eine Absprache zu Intensität und Umfang der Beteiligung möglich.

---

[4] E2: „[…] wenn es in einer guten Absprache gelaufen ist, werden sie als Entlastungen sehr wohl gesehen" (E2, Pos. 39).

Für die Pflegekräfte bedeuten die Ergebnisse der Untersuchung, dass ihnen mit dem Nachweis der Expertise der Angehörigen in Bezug auf die Patientinnen/Patienten mit Demenz und die Differenzierung der Rollen der Angehörigen die Möglichkeit gegeben wird, die Angehörigen in ihrer Rolle als Experte/Expertin anzunehmen, ohne damit den von ihnen wahrgenommenen Hilfebedarf im fachpflegerischen Bereich in Frage stellen zu müssen. Die Abgrenzung und Beschreibung der Rollen ermöglicht und erleichtert ihnen den Umgang und den Austausch mit den Angehörigen zu den unterschiedlichen Fragestellungen. So können sie ihren Kompetenzbereich schützen und gleichzeitig die Angehörigen dort einbeziehen, wo diese für die Patientinnen/Patienten mit Demenz und sie wertvolle Beiträge leisten: beim Umgang mit den Menschen mit Demenz, durch die Begleitung der Patientinnen/Patienten mit Demenz und durch deren pflegerische Unterstützung. Dadurch kann das Pflegepersonal von einer deutlichen Entlastung profitieren und sich vermehrt anderen Patientinnen/Patienten oder Aufgaben widmen. Dass speziell für die Betreuung von Patienten/Patientinnen mit Demenz eine entsprechende Qualifikation und ausreichend Erfahrungen erforderlich sind, hat diese Studie ebenfalls gezeigt – genauso, dass mit beidem der Umgang mit den Patientinnen/Patienten mit Demenz für die Pflegekräfte deutlich leichter wird: Mit einer guten, demenzbezogenen Qualifikation und einer eindeutigen Rollenklärung mit den Angehörigen können die Pflegekräfte ihrem Pflege- und Versorgungsauftrag, die Patientinnen und Patienten zu ver- und umsorgen sowie den Angehörigen Hilfe anzubieten, leichter und besser folgen.

In Bezug auf die Mediziner/-innen bedeuten die Ergebnisse dieser Untersuchung, dass sie trotz ihres starken Fokus auf das akute Problem und ihrer beschränkten Zeit auf den Stationen gezielter mit ihrer behandlungsorientierten Rolle umgehen können. Sie führen das Aufnahmegespräch durch, das einen zentralen Zeitpunkt für die Einbindung der Angehörigen darstellt bzw. darstellen sollte (s. Abb. 5.2). Dieses erste, direkt bei der Aufnahme stattfindende Gespräch bietet ihnen die Möglichkeit, die Angehörigen frühzeitig und wertschätzend einzubeziehen – insbesondere in ihren Rollen als Experte/Expertin und Stellvertreter/-in. Das sollte bestenfalls geplant, zielgerichtet und strukturiert erfolgen. Dadurch können die Mediziner/-innen bereits zum Beginn des Krankenhausaufenthaltes der Patienten/Patientinnen mit Demenz zu einem guten Übergang für diese beitragen, die relevanten Informationen erheben und erforderliche Entscheidungen vorbereiten oder herbeiführen. Die systematische Aufnahme und Weitergabe dieser Informationen erleichtert dem betroffenen Klinikpersonal den Umgang mit den Patientinnen/Patienten mit Demenz auf allen Ebenen und an allen Stellen. Dadurch können Probleme vermieden oder diese sogar vorgebeugt werden. Angesichts der Bedeutung des medizinischen Personals innerhalb der Krankenhausprozesse macht die Studie auch deutlich, was deren geringe Erreichbarkeit – sowohl für die Angehörigen als auch für die Pflegekräfte – bedeutet. Hier können ggf. organisatorisch-prozessuale Ansätze zu Verbesserungen führen. Auch in Bezug auf die Mediziner/-innen hat die Befragung gezeigt, dass deren Expertise im Bereich Demenz einen enormen Einfluss auf den Umgang mit den Patientinnen und Patienten, die Angehörigen und den (weiteren) Prozess hat.

Für die Patienten und Patientinnen mit Demenz bedeuten die Ergebnisse dieser Untersuchung, dass nicht nur die Relevanz der Beteiligung ihrer Angehörigen im Rahmen ihres Krankenhausaufenthaltes gezeigt wurde, sondern auch – insbesondere vor dem Hintergrund der Covid-19-Pandemie – deren Notwendigkeit. Für sie ist die Nähe der vertrauten Bezugsperson essenziell, um in der fremden Umgebung zurecht zu kommen. Die starken und vielseitigen Wirkungen der Beteiligung auf sie – angefangen vom kooperativeren Verhalten und leichteren Umgang über die Durchführbarkeit von Untersuchungen und Therapien bis hin zum motivierteren Mitmachen oder der Vermeidung von Zustandsverschlechterungen oder einem Delir – sollten zu einer besseren Beachtung und höheren Wertschätzung der Beteiligung ihrer Angehörigen führen. Darüber hinaus könnte eine Demenz-berücksichtigende Grundhaltung und Qualifikation des Klinikpersonals sowie eine entsprechende Verankerung in den Krankenhausprozessen zu einer adäquateren Versorgung der Patienten/Patientinnen mit Demenz beitragen. Das würde voraussichtlich eine Genesung und Wiederherstellung ihres Gesundheitszustandes (Behandlungserfolg) erleichtern und ihre Chancen auf eine Lebensführung auf dem bisherigen Niveau auch nach dem Krankenhausaufenthalt deutlich steigern. Und schließlich könnten sie zusätzlich von einer besseren Abstimmung zwischen Klinikpersonal und Angehörigen profitieren, wenn nämlich deren Stärken im Sinne eines Teams oder einer Einheit besser miteinander kombiniert und koordiniert würden.

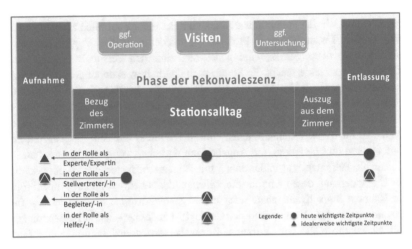

Abbildung 5.2 Darstellung der jetzigen versus der optimalen Zeitpunkte des Wirkens in den jeweiligen Rollen

5.3.3   Implikationen und Empfehlungen für die Praxis

Die Ergebnisse dieser Untersuchung zeigen, dass die beteiligten Gruppen zwar großen Einfluss auf das Setting haben, es aber nicht allein gestalten. Auch das System Krankenhaus und die übergeordneten Systemebenen (Politik, Gesundheitssystem, Verwaltung etc.) haben relevanten Einfluss. Daher erfolgt die zusammenfassende Darstellung der Implikationen und Empfehlungen für die Praxis gegliedert nach den vier Ebenen Politik, Krankenhaus als System, Klinikpersonal und Angehörige. Die Ansätze und Maßnahmen werden dabei in die Stufen Bewusstsein (im Sinne von Sensibilisierung), Qualifizierung, Organisation und Umsetzung (Handlung) strukturiert (vgl. Tab. 5.2).

5.3.3.1   Ebene der Politik

Die Ebene der Politik steht in der Stufe Bewusstseinsschaffung vor der Aufgabe, die sich aus demografischer Entwicklung und Demenz ergebende Herausforderung zum wesentlichen Teil der politischen Agenda zu machen. Auch wenn dies eine schwierige Aufgabe ist, sind die Folgen eines Ignorierens weitaus schlimmer. Ausgehend von der politischen Relevanz stellt die übergreifende Schaffung des Bewusstseins für das Thema in der Bevölkerung – insbesondere dort, wo

Demenz als Tabu-Thema behandelt wird – eine wichtige Aufgabe dar. Erleichtern könnte beides die Bewusstmachung der positiven Wirkungen der Beteiligung von Angehörigen beim Krankenhausaufenthalt von Patienten/Patientinnen mit Demenz, wie die deutlich wahrscheinlichere Rückkehr in die häusliche Pflege und die bessere Effizienz für das Krankenhaus. Letzteres zeigen auch die Studien zum pädiatrischen FCC-Ansatz.

Auf der Stufe der Qualifizierung bietet die gezielte Kommunikation und Aufklärung – einerseits zum Thema Demenz allgemein, andererseits gezielt für Betroffene und Interessierte – Ansatzpunkte für die Politik (vgl. Reifegerste, 2019). Außerdem sollten die Unterstützungs- und Hilfsangebote für Betroffene ausgebaut werden.

Organisatorisch erfordert es politische Anstrengungen und Anregungen, um basierend auf den in dieser Studie herausgearbeiteten Vorteilen eine Integration der Beteiligung der Angehörigen in das System der Versorgung im Krankenhaus zu etablieren. Hilfreich für die Praxis ist es weiterhin, wenn die Entwicklung, Umsetzung und Überprüfung bestehender und neuer Konzepte, Ansätze und Organisationsformen politisch unterstützt und gefördert sowie wissenschaftlich begleitet werden.

Auf der Stufe der Umsetzung ist eine stärkere Ausrichtung der Pflege- und Krankenkassen auf die Unterstützung beim Umgang mit Demenz erforderlich. Dies betrifft einerseits die Ebene der Krankenhäuser, z. B. durch die Finanzierung von Rooming-in, besonders qualifizierten Experten/Expertinnen oder gesonderten Räumlichkeiten. Auf der anderen Seite benötigen die betroffenen Menschen mit Demenz und ihre Angehörigen individuell wie auf der Systemebene Unterstützung, um die Herausforderung auch in der Zukunft zu bewältigen.

5.3.3.2 Ebene des Systems Krankenhaus

Das Krankenhaus als System sollte sich auf der Stufe Bewusstmachung verdeutlichen, dass eine frühzeitige Befassung mit der Herausforderung Patientinnen/ Patienten mit Demenz im Akutkrankenhaus vorteilhafter ist als eine spätere Systemreparatur oder -kompensation. Zu empfehlen ist daher eine frühzeitige, übergreifende Bearbeitung und eine daraus abgeleitete, zukunftsgestaltende Vorbereitung im Sinne eines demenzorientierten Maßnahmenkonzepts. Da dies zur Bewältigung der Herausforderung nötig ist, aber Zeit erfordert, sollte das Krankenhaus sich zudem bewusst machen, dass sofort Maßnahmen ergriffen werden können und sollten, welche zu unmittelbaren Verbesserungen führen. Dafür können die Studienergebnisse direkt genutzt werden (vgl. folgende Stufen).

Unterstützend dürfte auch hier die Erkenntnis wirken, dass die gezielte Beteiligung der Angehörigen zu Verbesserungen führt. Für das System Krankenhaus können das konkret eine bessere Reputation, eine höhere Effizienz, ein besserer Behandlungserfolg (Vermeidung des Drehtüreffekts) oder eine geringere Verweildauer sein.

In Bezug auf die Qualifikation bedeutet das für ein Krankenhaus, den adäquaten Aufbau von Kompetenzen im Bereich Demenz und im Umgang mit Patientinnen/Patienten mit Demenz. Eine wesentliche Herausforderung wird die Veränderung der Einstellung der Mitarbeitenden – und in Summe des Systems – zum Umgang mit Menschen mit Demenz darstellen. Das braucht Zeit, Führung und Begleitung.

Die Krankenhausorganisation steht vor der Herausforderung, ihre Prozesse flexibler zu gestalten und sie dadurch weniger störanfällig zu machen. In Bezug auf die Beteiligung von Angehörigen hat die Betrachtung der theoretischen Relevanz (vgl. Abschn. 5.2) aufgezeigt, dass in anderen Klinikbereichen (z. B. Kinderstation) bereits Konzepte umgesetzt werden, die die Beteiligung der Angehörigen als festen Bestandteil der gemeinsamen Sorge und Versorgung ansehen. Solche oder andere Ansätze wie z. B. neue interne Standards, feste primäre Ansprechpersonen für Angehörige, organisatorische Einheiten mit besonderem Fokus und anderer Ausstattung oder auch neue Konzepte sollten auf der Ebene des Krankenhauses geprüft und etabliert werden. Entscheidend für die erfolgreiche Beteiligung von Angehörigen ist die Berücksichtigung und Verankerung dessen in der Organisation und den Prozessen. In diesem Kontext kann sich das Krankenhaus die Erkenntnisse zunutze machen, die zur Gestaltung des Möglichkeitsbereiches für Beteiligung und Anwesenheit der Angehörigen (Dürfen) ermittelt und vorgestellt wurden. Und schließlich bietet ein Krankenhaus eine geeignete Plattform, um Angehörigen von Menschen mit Demenz Hilfe und Unterstützung – auch über den Krankenhausaufenthalt der Patientinnen/Patienten mit Demenz hinaus – zukommen zu lassen, insbesondere wenn dies politisch und kranken- oder pflegekassenseitig gefördert würde.

Handlungs- und Umsetzungstechnisch sind aus Krankenhaussicht die frühzeitige, gezielte und strukturierte Einbindung der Angehörigen, insb. bei der Aufnahme (Angehörigen-Gespräch, ggf. auch mit Unterstützung eines Dokumentationssystems zur Abfrage demenzrelevanter Informationen, vgl. Abb. 5.2), und die weitergehende Integration von Angehörigen in ein Experten-Team oder eine Pflege-Einheit wichtig. Darüber hinaus sind eine angemessene Führung und Gestaltung des Wandlungsprozesses erforderlich, denn die Klinikkräfte benötigen Rückendeckung und Unterstützung in Form eines „OK von oben".

5.3.3.3 Ebene des Klinikpersonals

Für das Klinikpersonal geht es auf der Stufe der Bewusstseinsbildung und Sensibilisierung zunächst um die Gewinnung und Verankerung des Bewusstseins für die Relevanz und Tragweite des Themas Demenz im Allgemeinen. Deren Relevanz für den Behandlungserfolg und für die Gefahr von Stress, auftretenden Problemen oder Eskalationen schafft eine Basis für Ableitungen und Maßnahmen. Dazu gehört auch, die Bedeutung der Beteiligung von Angehörigen und ihre Expertise als Informationsquelle, als Behandlungs- und Pflegepartner sowie als Entlastung insbesondere der Pflegekräfte zu begreifen und zu verinnerlichen.

Darauf aufbauend ist eine Veränderung der Einstellung des Klinikpersonals zu Menschen mit Demenz sowie zur Beteiligung ihrer Angehörigen im Krankenhaus erforderlich. Das umfasst beispielsweise eine gewisse Willkommenskultur gegenüber den Angehörigen, aber auch die Einstellung, die eigene Zeit gezielt und sinnvoll – gerade zu Beginn – einzusetzen, um im Verlauf des Aufenthaltes der Patientinnen/Patienten mit Demenz Zeit zu sparen. Dazu ist in der Regel auch eine bessere Qualifizierung in Bezug auf das Thema Demenz und den Umgang mit Patienten/Patientinnen mit Demenz erforderlich. Dass bedeutet allerdings nicht, dass alle Mitarbeitenden zu Experten werden müssen – das reicht bei ausgewählten Personen aus. Alle müssen aber grundsätzlich sensibilisiert werden, damit die Expertinnen und Experten sowie die anderen Maßnahmen überhaupt wirken können.

Organisatorisch sollte das Klinikpersonal die Integration der Angehörigen im Rahmen ihrer Beteiligung in die Prozesse umsetzen und leben. Hier entscheidet sich schlussendlich der Erfolg dessen. Dazu stehen den Mediziner/-innen und den Pflegekräften auch die aufgezeigten Möglichkeiten zur Gestaltung des Möglichkeitsbereichs für die Beteiligung und Anwesenheit der Angehörigen (Sollen) zur Verfügung. Dabei ist wichtig, dass die Klinikkräfte die Belastungssituation der Angehörigen (Wollen & Können) erheben, berücksichtigen und beachten. Eine Frage, die für Angehörige und Pflegekräfte Erleichterungen bringen könnte und sich ebenfalls nur organisatorisch lösen lässt, ist die Erreichbarkeit der Mediziner/-innen.

Auf der Stufe der Umsetzung spielt das Klinikpersonal die zentrale Rolle in der Kommunikation mit den Angehörigen. Ihm obliegen damit das aktive Zugehen auf die Angehörigen, ein wertschätzendes, einladendes Verhalten und die Rollenklärung. Das beginnt mit einem geplanten, zielgerichteten und strukturierten Angehörigen-Gespräch gleich zu Beginn, also bei der Aufnahme. Dadurch können Angehörige sofort zu den Patientinnen/Patienten mit Demenz befragt und in Entscheidungen für sie eingebunden werden. Außerdem haben gut informierte Angehörige weniger Angst und Nachfragen. Erfolgen die Beteiligung und das

Einbinden der Angehörigen auf Augenhöhe und in Absprache (ggf. sogar in einem Pflege-Team), kann sich durch die abgestimmte Kooperation eine gegenseitige Entlastung einstellen. Und schließlich sollte das Klinikpersonal wichtige Hilfen, Beratungen und Unterstützungen der Angehörigen anbieten, die oft auch über den Krankenhausaufenthalt wirksam sind.

5.3.3.4 Ebene der Angehörigen

Da viele Angehörige in das Thema Demenz mehr oder weniger hineinwachsen oder gar von einer Tabuisierung in ihrem Umfeld betroffen sind, ist auf der Stufe des Bewusstseins wichtig, dass sie sowohl die Existenz einer Demenz bei ihrem vertrauten Menschen als auch ihre eigene Betroffenheit davon akzeptieren und annehmen. Nur dann können sie sich überhaupt für Informationen und Hilfestellungen öffnen und sich selbst mit dem Umgang mit dieser Herausforderung beschäftigen. Dabei hilft ihnen das Bewusstsein, dass es bereits heute viele hilfreiche Informationen, Angebote und Ansprechpersonen gibt, auch wenn dies sicher noch ausbaufähig ist (s. o.).

In Bezug auf ihr Wissen und Können stehen Angehörigen Qualifizierungsmaßnahmen, Schulungen sowie Ratschläge und Tipps zum Umgang mit Demenz und mit Menschen mit Demenz zur Verfügung. Allerdings bedarf es dafür oft einer gewissen Eigeninitiative. Hilfreich wäre es beispielsweise, wenn etablierte Beratungsangebote nicht nur den finanziell-organisatorischen Teil abdecken, sondern umfassender auf die Fragen und Bedürfnisse der Betroffen eingehen würden.

Organisatorisch ließe sich das im Rahmen bestehender oder spezifisch ausgerichteter zusätzlicher Beratungsstellen – insbesondere auch virtuell, z. B. als Hotline oder Portal – umsetzen. Auch niederschwellige Möglichkeiten zum Austausch zwischen betroffenen Angehörigen wie Communities oder Selbsthilfegruppen verdeutlichen den Angehörigen, dass sie mit dieser Herausforderung nicht allein sind und wo sie Unterstützung erfahren können.

In Bezug auf die Umsetzung ihrer Beteiligung beim Krankenhausaufenthalt der Patienten/Patientinnen mit Demenz gestalten die Angehörigen ihren Möglichkeitsbereich für ihre Beteiligung und Anwesenheit auf Basis ihres Wollens und Könnens. Fühlen sie sich willkommen, wird ihnen die Beteiligung leicht gemacht und mit ihnen Art, Form und Umfang der Beteiligung abgestimmt und vereinbart, werden sie sich entsprechend engagieren und zu einer Entlastung beitragen. Sind sie hingegen unsicher, ob die Patientinnen/Patienten mit Demenz im Krankenhaus adäquat versorgt werden, stellen sie häufiger Fragen, haken nach und versuchen möglicherweise sogar, in die Abläufe einzugreifen.

Zusammenfassend ist für die Praxis festzuhalten, dass mit grundsätzlichen Überlegungen auf der Systemebene begonnen werden muss, auch wenn – oder gerade weil – das Zeit kostet und dauert. Unabhängig davon kann aber bottom-up sofort mit der Umsetzung unmittelbar wirksamer Maßnahmen mit niedriger Einstiegsbarriere begonnen werden:

- Änderung der Haltung des Klinikpersonals gegenüber den Angehörigen von Patientinnen/Patienten mit Demenz,
- Nutzung des aufgezeigten Wissens zu den Rollen, Funktionen und Aufgaben für die Klärung und Abstimmung der Rollen zwischen den Beteiligten,
- Einführung eines geplanten, zielgerichteten und strukturierten Angehörigen-Gesprächs im Rahmen der Aufnahme,
- Überarbeitung der internen Standards (z. B. als Behandlungspfade) zur adäquaten Berücksichtigung der Beteiligung und Einbindung von Angehörigen,
- Schaffung niederschwelliger Voraussetzungen für die Übernachtung von Angehörigen (Rooming-in), z. B. in Form von Klapp- oder Schrankbetten in ausgewählten Zimmern, sowie
- Bereitstellung von Aufenthaltsräumen, die Angehörige für die Beschäftigung der Patienten/Patientinnen mit Demenz nutzen können.

Tabelle 5.2 Implikationen der Studienergebnisse für die Praxis

Ebene / Gruppe	Bewusstsein	Qualifizierung	Organisation	Umsetzung
Politik	• Politische Agenda: Herausforderung von Demografie und Demenz • Allgemeine Bewusstmachung statt Demenz als Tabu-Thema • Wirkung der Beteiligung von Angehörigen (Gesamtvorteil)	• Gezielte Aufklärung und Hilfe für Betroffene von Demenz und Interessierte • Allgemeine Aufklärung über Demenz	• Integration/Verankerung der Beteiligung der Angehörigen in das System der Versorgung im Krankenhaus • Prüfung und Unterstützung bestehender und neuer Konzepte, Ansätze und Organisationsformen	• Ausrichtung der Pflege-/Krankenkassen auf die Unterstützung des Systems Krankenhaus bei Personen mit Demenz; z.B. Kosten für Rooming-in • Ausrichtung der Pflege-/Krankenkassen auf Unterstützung der Angehörigen
Krankenhaus (System)	• Perspektivisch: zukunftsgestaltende, strategische Vorbereitung (Demografie, Demenz) • Sofort: prozessual-organisatorische, systemverbessernde Maßnahmen (Nutzung der Studienergebnisse) • Wirkung der Beteiligung von Angehörigen auf Reputation und Effizienz des Krankenhauses, Behandlungserfolg (kein Drehtüreffekt) und Verweildauer	• Aufbau von Demenz-Kompetenz • Veränderung der Einstellung zum Umgang mit Menschen mit Demenz	• Weiterentwicklung der Prozesse in Richtung Flexibilität • Prüfung und Etablierung neuer Ansätze • Einbau/Förderung der Beteiligung von Angehörigen in die Prozesse • Möglichkeitsraum für Beteiligung und Anwesenheit der Angehörigen gestalten (Dürfen) • Unterstützung der Angehörigen – auch über den Krankenhausaufenthalt hinaus	• Gezielte, strukturierte und frühzeitige Einbindung der Angehörigen, insbesondere bei der Aufnahme (Angehörigen-Gespräch) • Integration von Angehörigen in Experten-Team/Pflege-Einheit • Führung und Gestaltung des Wandlungsprozesses
Klinikpersonal	• Stärkung des Bewusstseins für Relevanz und Tragweite des Themas Demenz (Behandlungserfolg, Stress/Probleme) • Stärkung des Bewusstseins der Bedeutung und der Expertise der Angehörigen (als Informationsquelle, Behandlungs- und Pflegepartner/in, Entlastung)	• Veränderung der Einstellung • Qualifizierung: Sensibilisierung für alle, Expertise für ausgewählte Personen	• Integration der Angehörigen in die Prozesse • Möglichkeitsraum für Beteiligung und Anwesenheit der Angehörigen gestalten (Sollen) • Erreichbarkeit von Mediziner/-innen	• Kommunikation und Rollenklärung: aktives Zugehen auf Angehörige, wertschätzendes Verhalten • Angehörigen-Gespräch direkt zu Beginn • Einbinden von Angehörigen auf Augenhöhe (Pflege-Team/-Einheit) und Absprache • Unterstützung der Angehörigen, auch über Krankenhausaufenthalt hinaus
Angehörige	• Akzeptanz des Themas Demenz und der Betroffenheit davon • Vorhandensein von Informationen, Angeboten und Ansprechpersonen	• Qualifizierung, Schulung, Tipps zum Umgang mit Demenz (selbst) und Menschen mit Demenz • Beratung – nicht nur finanziell-organisatorisch	• Hilfen, Unterstützung • Beratungsstellen • Austausch, Community	• Möglichkeitsraum für Beteiligung und Anwesenheit gestalten (Wollen & Können) • Abstimmung mit Klinikpersonal; ggf. Absprache/Vereinbarung

5.4 Ausblick und weiterführender Forschungsbedarf

Die alternde Gesellschaft und damit eng verknüpft das Thema Demenz stellen bereits heute sowohl für die Angehörigen von Menschen mit Demenz als auch für die mit ihnen umgehenden Systeme wie Pflege- und Krankenkassen, Alten- und Pflegeheime und Krankenhäuser sowie deren Mitarbeiter/-innen eine große Herausforderung dar. Diese wird sich in den kommenden Jahren noch deutlich verschärfen. Die große Herausforderung ist den Beteiligten zwar mehr oder weniger bewusst, darauf vorbereitet sind sie aber nicht.

Die Nationale Demenzstrategie (BMFSFJ & BMG, 2020) bewertet die Demenz als eine der größten Herausforderungen für die Gesellschaft – die eigentliche Größe ist aber nicht bekannt. So werden statistisch bislang ausschließlich pflegebedürftige Personen mit einem festgestellten Pflegebedarf nach dem Elften Sozialgesetzbuch (SGB XI) erfasst. Das bedeutet angesichts einer Vielzahl weniger ausgeprägter Fälle und einer Verdrängung des Themas (Tabu) in manchen Bereichen der Bevölkerung eine enorme Dunkelziffer. Hier eine belastbare Informationsgrundlage zu schaffen, ist die Basis für fundiertes Entscheiden und Handeln.

Neben der Anzahl der Betroffenen zeigt sich außerdem Aufklärungs-, Forschungs- und Handlungsbedarf in Bezug auf die Qualität der Herausforderung. Dabei existieren bereits Erkenntnisse, dass die unzureichende Berücksichtigung einer Demenz – auch wenn sie im akuten Fall lediglich eine Grund- oder Nebenerkrankung darstellt – maßgeblich dafür ist, ob und inwieweit sich der allgemeine Gesundheitszustand wieder normalisiert und eine selbstständige Lebensführung nach einem Krankenhausaufenthalt überhaupt oder auf dem vorherigen Niveau möglich ist (Angerhausen, 2008). Eine für Menschen mit Demenz im Vergleich zu kognitiv unbeeinträchtigten älteren Menschen 600-mal höhere Wahrscheinlichkeit nach einem Krankenhausaufenthalt in einem Pflegeheim leben zu müssen (Boltz et al., 2018), sollte nicht nur aus Fürsorge für die betroffenen Patientinnen/Patienten mit Demenz und ihre Angehörigen zu einer entsprechenden Berücksichtigung führen, sondern auch aus Sorge um das soziale Versorgungssystem als Ganzes.

Diese wie andere Studien liefern Ansatzpunkte und Konzepte, um die Lage für die Menschen mit Demenz und ihre Angehörigen wie auch für Klinikpersonal und Krankenhaus als System zu verbessern. Bei der Auseinandersetzung mit den Publikationen fiel jedoch auf, dass die Mehrzahl der Studien diesbezüglich nicht aus dem deutschsprachigen Raum stammt. Hier besteht also großer Nachholbedarf an entsprechenden Forschungs- und Untersuchungsaktivitäten. Erleichtert werden könnte dies dadurch, dass sich Ideen, Ansätze und Ergebnisse mitunter unabhängig von den unterschiedlichen Gesundheitssystemen in den Ländern stark ähneln und daher eine (teilweise) Übertragbarkeit in Frage kommen könnte. Aber auch diese bedürfte einer Prüfung.

Darüber hinaus zeigt diese Studie, dass Einheiten der Praxis (Abteilungen, Krankenhäuser, regionale Verbünde) aus ihrer Betroffenheit heraus Modell- und Pilotprojekte initiieren und damit durchaus vielversprechende Erfahrungen sammeln. Die Praxis sollte dabei stärker politisch und wissenschaftlich unterstützt werden.

Das Ziel der vorliegenden Untersuchung lag in der Analyse der Bedeutung der Beteiligung von Angehörigen beim Krankenhausaufenthalt von Patientinnen/ Patienten mit Demenz. Über die gewonnenen Erkenntnisse hinaus bzw. aus diesen ergeben sich ebenfalls weiterführende Forschungsfragen und Entwicklungshinweise.

Angesichts der Diskrepanz zwischen der strategischen Herausforderung und Relevanz einerseits und dem praktischen Status Quo andererseits benötigen Krankenhäuser dringend Unterstützung und Begleitung bei der Entwicklung und Umsetzung strategischer demenzbezogener Konzepte wie bei der Konzeption und Einführung niederschwellig zu akzeptierender und umzusetzender Qualifizierungs- und Entwicklungsmaßnahmen auf der Ebene des Klinikpersonals.

Darüber hinaus sollten die durchaus zahlreichen, bereits existierenden sowie neu hinzukommenden Ideen, Konzepte und Modellprojekte systematisch erfasst, aufbereitet und auch in Bezug auf ihre Wirksamkeit, ihre Umsetzbarkeit und ihre wirtschaftliche Tragfähigkeit überprüft und bewertet werden. Die Ergebnisse dessen sollten der Krankenhauspraxis leicht und verständlich zugänglich gemacht werden.

Angesichts der in dieser Studie belegten Relevanz der Angehörigen sollte ihre Berücksichtigung und Integration in die Versorgung und Pflege der Patienten/ Patientinnen mit Demenz im Krankenhaus auf der Systemebene verankert und auf der Prozessebene implementiert und umgesetzt werden. Da dafür verschiedene Varianten und Formen in Frage kommen, wäre auch hier eine übergreifende Informationsbereitstellung und wissenschaftliche Begleitung von Nutzen.

Aus Gründen der Komplexität und Kapazität wurde im Rahmen dieser Untersuchung darauf verzichtet, noch zusätzlich die Ebene des Verhaltens der beteiligten Personen und Gruppen zueinander detailliert zu erheben und auszuwerten. Die vorliegenden Daten machen jedoch bereits deutlich, dass die

Beziehungsebene großen Einfluss auf die Zusammenarbeit zwischen den Angehörigen und dem Klinikpersonal zu haben scheint. Welcher Art und Intensität dieser Einfluss ist und welche Ansatzpunkte sich für eine zielführende Gestaltung eignen, sollte näher untersucht werden.

Und schließlich gab es im Rahmen dieser Untersuchung auch Anzeichen dafür, dass die festgestellten Wirkungen der Beteiligung der Angehörigen beim Krankenhausaufenthalt der Patientinnen/Patienten mit Demenz auf die betroffenen Gruppen und auf das Krankenhaus als System relevante weitergehende Auswirkungen haben könnten. In Bezug auf die Patienten/Patientinnen mit Demenz wären das beispielsweise Auswirkungen auf den Therapieerfolg, die Genesungsdauer, ein mögliches Delir-Risiko oder die nach dem Krankenhausaufenthalt resultierende Schwere der Demenz. Dies würde auch die Hinweise von Angerhausen und Boltz (s. o.) überprüfen. Für das Krankenhaus und seine Mitarbeitenden könnte der geringere Stress und Aufwand eine bessere Versorgung auch bei anderen Patientinnen und Patienten implizieren, was sich in Bezug auf die medizinische Erfolgsquote, die Reputation und die wirtschaftliche Situation bemerkbar machen könnte. Und für die Angehörigen könnten solche Effekte eine höhere Zufriedenheit mit dem Krankenhausaufenthalt, eine empfundene Entlastung oder eine verbesserte pflegerische Versorgung des Menschen mit Demenz auch nach dem Krankenhausaufenthalt bedeuten. Dies kann vertiefend untersucht werden.

Zusammenfassung

6

Diese Dissertation beantwortet die Frage, welche Bedeutung Angehörige für die Begleitung von Patientinnen und Patienten mit Demenz im akutstationären Setting aus der Sicht der beteiligten Akteure – der Pflegekräfte, der Mediziner/-innen, der Patienten/Patientinnen mit Demenz und der Angehörigen selbst – haben. Gemessen an ihren Wirkungen konnte für die Beteiligung der Angehörigen im Rahmen des Krankenhausaufenthaltes von Patientinnen/Patienten mit Demenz gezeigt werden, dass diese aus der Sicht aller beteiligten Akteure von hoher Relevanz und Wichtigkeit ist.

Problemdarstellung
Demografisch bedingt steigt die Zahl der von einer demenziellen Erkrankung betroffenen Menschen stark an. Die Folgen einer Demenz wie die zurückgehende Interaktionsfähigkeit und die zunehmende Entfremdung von der Umwelt haben starke Auswirkungen auf die Betroffenen und ihr Umfeld, aber auch auf mit ihnen umgehende Systeme wie ein Akutkrankenhaus. So können Patientinnen/Patienten mit einer Demenz nur sehr eingeschränkt oder gar nicht mit dem Krankenhauspersonal interagieren und sich nicht an die Krankenhausprozesse adaptieren, was zu einem sogenannten herausfordernden Verhalten oder auch zu einer Verschlechterung ihres Zustandes führen kann. Das Klinikpersonal kann hingegen aufgrund von oft mangelnder Qualifikation und Erfahrung im Bereich Demenz, starren Strukturen, definierten Abläufen und hoher Auslastung ebenfalls nur begrenzt oder gar nicht mit den Menschen mit Demenz interagieren und sich auch nicht an diese und ihre Bedürfnisse anpassen. Diese Lücke kann zu Konflikten bis hin zu Eskalationen führen und negative Auswirkungen auf alle Beteiligten haben. Daher

sollte der Option nachgegangen werden, ob diese Lücke durch den Einbezug von Angehörigen verringert oder sogar ganz geschlossen werden könnte.

Stand der Literatur

Auch wenn zum Thema Demenz eine Vielzahl von Publikationen existiert, finden sich nur wenige, die diesbezüglich explizit die Angehörigen im akutstationären Setting in den Blick nehmen. So wird die besondere Bedeutung von Angehörigen im Rahmen des Aufenthaltes von Patientinnen/Patienten mit Demenz im Akutkrankenhaus bislang oftmals nicht oder zumindest nicht bewusst wahrgenommen – sie kommen in den bisherigen Studien und Modellprojekten lediglich in einer Randbetrachtung vor. In der Regel werden Angehörige primär als Besucher/-innen gesehen, weniger als Unterstützer/ -innen, Fürsprecher/ -innen oder Stellvertreter/-innen der Patientinnen und Patienten mit Demenz. Als Dyade im Sinne einer Einheit werden Betroffene und ihre Angehörigen im Akutkrankenhaus bislang gar nicht betrachtet.

Zielsetzung und Forschungsfragen

Angesichts dieser Forschungslücke werden bei dieser Untersuchung die Angehörigen im Rahmen der Krankenhausbegleitung von Patientinnen und Patienten mit einer Demenz explizit in den Mittelpunkt der Betrachtung gestellt. Primäres Ziel ist es, die Bedeutung von Angehörigen während eines Krankenhausaufenthaltes einer Patientin oder eines Patienten mit einer demenziellen Erkrankung zu untersuchen und aus den unterschiedlichen Perspektiven der beteiligten Akteure (Patienten/Patientinnen mit Demenz, Pflegefachkräfte, Mediziner/-innen und Angehörige) zu beleuchten. Dadurch soll ein möglichst umfassendes Verständnis der Situation gewonnen werden, um darauf basierend Empfehlungen zur möglichen Gestaltung oder zu Anpassungen bzw. Änderungen abzuleiten.

Die Forschungsfragen befassen sich – über die Bedeutung der Angehörigen beim Krankenhausaufenthalt der Patientinnen/Patienten mit Demenz hinaus – auch mit den Rollen und Funktionen, die sie einnehmen und erfüllen, sowie den Aufgaben, die sie innerhalb dieser übernehmen. Außerdem haben sie zum Inhalt, wie sich Kontakt und Austausch zwischen den Angehörigen und dem Klinikpersonal gestalten und in welchen Situationen der Einbezug der Angehörigen besonders relevant ist. Und schließlich geht es um die Fragen, in welcher Hinsicht die Beteiligung der Angehörigen hilfreich ist und welche Auswirkungen diese – insbesondere auf die Patientinnen/Patienten mit Demenz – hat.

Methodisches Vorgehen

Der vorliegenden Arbeit liegt die Forschungsperspektive des symbolischen Inter-aktionismus zugrunde, da es sich um die Ermittlung subjektiver Sinn- und Zusam-menhangszuschreibungen von Personen zu ihrem Handeln und ihrer Umgebung handelt. So sollen die individuellen Bedeutungszuschreibungen, Handlungen und Interaktionen der unterschiedlichen Personengruppen rund um die Person „Mensch mit Demenz" in der Umgebung „Akutkrankenhaus" in Verbindung mit der Rolle „Angehörige" erfasst und dargestellt werden. Dafür wurde ein quali-tatives Forschungsdesign gewählt. Das methodische Vorgehen orientiert sich am Vorgehen des thematischen Kodierens nach Uwe Flick. Bei diesem Ansatz wird die Methode des theoretischen Kodierens – der Grounded Theory – dahingehend modifiziert, dass vorab festgelegte Gruppen einbezogen und ihre Sichtweisen vergleichend analysiert werden können.

Die Befragung der definierten Gruppen erfolgte durch leitfadengestützte episodische Interviews, um die befragten Personen anzuregen, selbstgewählte Episoden bzw. Situationen mit Relevanz zum Untersuchungsgegenstand zu erzäh-len. Insgesamt wurden 23 Interviews mit 21 Teilnehmenden (4 Angehörigen, 3 Patientinnen/Patienten mit Demenz, 6 Pflegefachkräften, 5 Mediziner/-innen und 3 ergänzenden Teilnehmenden) geführt. Mit zwei Angehörigen erfolgten zwei Gespräche: eines während des Krankenhausaufenthaltes und eines nach der Entlassung der demenziell beeinträchtigten Person, um eine möglichst viel-schichtige Perspektive zum Untersuchungsgegenstand zu erhalten. Die Analyse der so gewonnenen Daten erfolgte mittels des thematischen Kodierens, welches Elemente des theoretischen Kodierens beinhaltet. Ziel dieses analytischen Vor-gehens ist im ersten Schritt die Abbildung von gruppenspezifischen Sicht- und Erfahrungsweisen, um im zweiten Schritt daraus gruppenübergreifende Verall-gemeinerungen abzuleiten und im dritten Schritt ein theoretisches Modell zum Untersuchungsgegenstand zu entwickeln.

Da es sich bei Patientinnen/Patienten mit Demenz eindeutig um schutzbe-dürftige Personen handelt, wurde das Forschungsvorhaben vor dem Beginn der Datenerhebung der Ethikkommission der Fakultät für Verhaltens- und empirische Kulturwissenschaften an der Ruprecht-Karls-Universität Heidelberg zur Begut-achtung vorgelegt und mit einem positiven Votum ohne Veränderungswünsche beschieden.

Ergebnisse

In dieser Studie wurde die Beteiligung der Angehörigen beim Krankenhausauf-enthalt der Patienten/Patientinnen mit Demenz als thematischer Kern erarbeitet. Dabei zeigten sich die Anwesenheit der Angehörigen im Krankenhaus und der

Kontakt zwischen ihnen und dem Klinikpersonal bzw. den Patientinnen/Patienten mit Demenz als Arten ihrer Beteiligung. Für die Form ihrer Beteiligung konnten vier Rollen mit jeweils zwei Funktionen abgeleitet werden: die Rolle der Angehörigen

- als Experte oder Expertin für den Menschen mit Demenz mit den Funktionen Informationen geben und Übersetzen und Vermitteln,
- als Stellvertreterin oder Stellvertreter für den Patienten/die Patientin mit Demenz mit den Funktionen Entscheidungen treffen und als Betreuung agieren,
- als Begleiter oder Begleiterin für die behandelte Person mit Demenz mit den Funktionen Bezugsperson sein und Sicherheit geben sowie
- als Helferin oder Helfer beim Krankenhausaufenthalt mit den Funktionen Pflege des Menschen mit Demenz und Unterstützung des Klinikpersonals.

Für die Ausübung der Rollen als Experte/Expertin und als Stellvertreter/-in ist als Mindestvoraussetzung der Kontakt zwischen Angehörigen und Klinikpersonal bzw. Patienten/Patientinnen mit Demenz notwendig. Bei den Rollen als Begleiter/-in und als Helfer/-in ist hingegen die Anwesenheit der Angehörigen zwingend erforderlich. Der Möglichkeitsbereich der Angehörigen, im Krankenhaus anwesend zu sein, wird dabei einerseits durch ihre Motivation (Wollen) und ihre Möglichkeiten und Ressourcen (Können) und andererseits durch die spezifischen Regelungen des Klinikpersonals (Sollen) sowie die allgemeinen Festlegungen des Krankenhauses und übergeordneter Systeme (Dürfen) bestimmt.

In der Gesamtbetrachtung zeigt sich, dass aus Sicht fast aller Gruppen die Rolle der Angehörigen als Begleiter/-in zentral ist. Für die Patientinnen/Patienten mit Demenz ist sie essenziell und die einzig relevante. Auch alle anderen weisen ihr (mit Ausnahme der Mediziner-/innen) die höchste Bedeutung zu. Die Pflegekräfte legen einen gleich starken Fokus auf die Rolle der Angehörigen als Helfer/-in für die Patienten/Patientinnen mit Demenz und das Klinikpersonal. Aus Sicht der Mediziner/-innen hat die Rolle als Stellvertreter/-in aufgrund der formalen Gestalt der Unterschriftsleistung der Angehörigen zentrale Bedeutung. Außerdem benötigen sie für die medizinische Arbeit insbesondere das spezifische Wissen der Angehörigen über die Patientinnen/Patienten mit Demenz als Experte/Expertin.

Durch ihre spezifische Expertise in Bezug auf die Patientinnen/Patienten mit Demenz, ihre Motivation und ihren Einsatz können die Angehörigen die zwischen den Patientinnen/Patienten mit Demenz und dem Klinikpersonal (und dem Krankenhausprozess) bestehenden Interaktions- und Adaptionsdefizite verringern bzw. überwinden. Das hat entsprechende Auswirkungen auf alle Beteiligten und die

Krankenhausprozesse: Für die Patientinnen/Patienten mit Demenz bedeutet die Beteiligung ihrer Angehörigen eine enorme emotionale Entlastung, sie gibt ihnen Sicherheit und beruhigt sie, stellt einen adäquaten Umgang und eine angemessene Versorgung sowie eine auf sie abgestimmte Behandlung sicher, motiviert sie und lässt sie an Untersuchungen mitwirken. Außerdem verhindert oder mindert die Beteiligung der Angehörigen für die Patienten/Patientinnen mit Demenz Probleme und Eskalationen. Davon profitiert das Klinikpersonal genauso wie auch von einem leichteren Umgang mit den Patientinnen/Patienten mit Demenz, der formalen Erledigung der Prozesse (z. B. Unterschriften erhalten) sowie einer Entlastung aufgrund der Begleitung der Menschen mit Demenz durch die Angehörigen und der Übernahme pflegerischer und organisatorischer Tätigkeiten. Auf den Krankenhausprozess wirken sich die Vereinfachung des Umgangs mit den Patientinnen/Patienten mit Demenz, die Vermeidung von Problemen und Eskalationen sowie die Entlastung des Klinikpersonals aus. Die Angehörigen selbst profitieren von ihrer Beteiligung durch eine entsprechende Einbindung in Planungen und Entscheidungen, Sicherheit hinsichtlich einer angemessenen Versorgung der Patientinnen/Patienten mit Demenz, den Erhalt von Hilfe und Ratschlägen durch das Klinikpersonal sowie ggf. die Möglichkeit, selbst Entlastung vom Pflegealltag zu erfahren.

Diskussion

Auf Basis der im Rahmen dieser Studie erhobenen und analysierten Daten sowie der daraus abgeleiteten Ergebnisse wurde ein Modell der Beteiligung von Angehörigen bei einem Krankenhausaufenthalt einer Person mit Demenz entwickelt. Dieses beschreibt, wie Angehörige zur Überwindung oder zur Verringerung des Interaktions- und Adaptionsdefizits zwischen Patientinnen/Patienten mit Demenz auf der einen Seite sowie dem Klinikpersonal und dem Krankenhaus auf der anderen Seite beitragen und als Bindeglied zwischen beiden fungieren können. Das Modell formuliert weiterhin, von welchen Bedingungen (Wollen und Können, Sollen und Dürfen) die Beteiligung der Angehörigen und insbesondere ihre Anwesenheit im Krankenhaus abhängen. Zudem veranschaulicht das Modell die Arten der Beteiligung der Angehörigen über ihre Anwesenheit im Krankenhaus oder ihren Kontakt zum Klinikpersonal bzw. den Patientinnen/Patienten mit Demenz sowie die damit korrespondierenden Rollen der Angehörigen als Experte/Expertin, als Stellvertreter/-in, als Begleiter/-in und als Helfer/-in mit den zugehörigen Funktionen. Das Modell erläutert die Funktionsweise der Beteiligung der Angehörigen beim Krankenhausaufenthalt von Patienten/Patientinnen mit Demenz und deren wesentliche Einflussfaktoren auf eine Beteiligung sowie Ansätze zur gezielten Gestaltung und Verbesserung.

Die Diskussion der theoretischen Relevanz verortet die Ergebnisse dieser Studie in Bezug auf die bestehende Literatur sowie auf verschiedene Theorien, Modelle und Konzepte. Dazu erfolgt eine vergleichende Kontrastierung mit dem familienzentrierten Pflegeansatz in der Pädiatrie (family-centered care – FCC), der die Beteiligung und Einbeziehung von Angehörigen in unterschiedlichen Varianten vorsieht und ermöglicht. Sowohl zur Literatur als auch zum FCC-Ansatz in der Pädiatrie zeigen sich deutliche Anknüpfungspunkte und Parallelen, die die abgeleitete Notwendigkeit und Förderlichkeit der Beteiligung und Einbindung von Angehörigen beim Krankenhausaufenthalt von Patientinnen/Patienten mit Demenz unterstreichen. Darüber hinaus erfolgt eine Diskussion der Übertragbarkeit bekannter, demenzsensibler Konzepte in Form person(en)-zentrierter Ansätze (person-centered care – PCC) aus der Langzeitversorgung in das akutmedizinische Setting. Dabei zeigt sich, dass im untersuchten Setting diverse Hürden für eine Übertragung existieren, die in der Spezifik der Grunderkrankung Demenz, in der diesbezüglichen Qualifikation des Klinikpersonals, in der Ressourcenknappheit und in der gegebenen bzw. starren Ablauforientierung des Systems Krankenhaus liegen. Den Abschluss bildet die Verortung der Ergebnisse in Bezug auf Pflegetheorien und -modelle hinsichtlich der Beteiligung von Angehörigen im Akutkrankenhaus. Dabei wurde offenbar, dass Angehörige in diesen eher – wenn überhaupt – in einer Randbetrachtung vorkommen. Lediglich die Dependenzpflege im Selbstpflegedefizit-Modell von Dorothea Orem betrachtet explizit die Beteiligung von Angehörigen.

Die Diskussion der praktischen Relevanz leitet aus den dargestellten Ergebnissen, dem entwickelten Modell und der theoretischen Diskussion Implikationen, Schlussfolgerungen und Handlungsempfehlungen für die Praxis ab. Sie legt dabei zunächst grundsätzliche Überlegungen zu den heutigen und künftigen Herausforderungen dar und erläutert die prinzipiellen Gestaltungsmöglichkeiten auf Basis des Modells. Darauf aufbauend wird die Relevanz der gewonnenen Ergebnisse und Erkenntnisse für die einzelnen untersuchten Gruppen dargestellt. Schließlich werden Handlungsempfehlungen und Maßnahmenansätze für die vier Ebenen Politik, Krankenhaus (als System), Klinikpersonal und Angehörige anhand von den vier Stufen Bewusstsein(sbildung), Qualifizierung, Organisation und Umsetzung/Handeln abgeleitet und dargelegt.

Der abschließende Ausblick weist auf weiterführende Forschungsthemen und -fragen hin.

Literatur

Alzheimer Europe. (2019). *Dementia in Europe Yearbook 2019. Estimating the prevalence of dementia in Europe.* Download von Luxemburg: https://www.alzheimer-europe.org/sites/default/files/alzheimer_europe_dementia_in_europe_yearbook_2019.pdf

Angerhausen, S. (2008). Demenz – eine Nebendiagnose im Akutkrankenhaus oder mehr? Maßnahmen für eine bessere Versorgung demenzkranker Patienten im Krankenhaus. *Zeitschrift für Gerontologie und Geriatrie, 41*(6), 460–466. doi:https://doi.org/10.1007/s00391-008-0018-0

Arabiat, D., Whitehead, L., Foster, M., Shields, L. & Harris, L. (2018). Parents' experiences of Family Centred Care practices. *Journal of Pediatric Nursing, 42,* 39–44. doi:https://doi.org/10.1016/j.pedn.2018.06.012

Bartholomeyczik, S. & Halek, M. (2017). Pflege von Menschen mit Demenz. In K. Jacobs, A. Kuhlmey, S. Greß, A. Schwinger & J. Klauber (Hrsg.), *Pflege-Report 2017. Schwerpunkt: Die Versorgung der Pflegebedürftigen* (S. 51–62). Stuttgart: Schattauer.

Bartholomeyczik, S. & Schrems, B. (2018). Pflegeforschungsethik. In H. Brandenburger, E.-M. Panfil, H. Mayer & B. Schrems (Hrsg.), *Pflegewissenschaft 2. Lefr- und Arbeitsbuch zur Einführung in die Methoden der Pflegeforschung* (3., vollständig überarbeitete und erweiterte Auflage, S. 235–258). Bern: Hogrefe Verlag.

Bauernschmidt, D. & Dorschner, S. (2018). Angehörige oder Zugehörige? – Versuch einer Begriffsanalyse. *Pflege, 31*(6), 301–309. doi:https://doi.org/10.1024/1012-5302/a000634

Bayer, O., Cascant Ortolano, L., Hoffmann, D. & Schweizer, S. (2019). Praxisleitfaden Systematische Literaturrecherche der Universitätsmedizin Mainz. Version 1. Dezember 2019. *Version 1. Dezember 2019.*

Beardon, S., Patel, K., Davies, B. & Ward, H. (2018). Informal carers' perspectives on the delivery of acute hospital care for patients with dementia: a systematic review. *BMC Geriatr, 18*(1), 23. doi:https://doi.org/10.1186/s12877-018-0710-x

Bickel, H. (2020). *Die Häufigkeit von Demenzerkrankungen. Informationsblatt 1.* Download von Berlin: https://www.deutsche-alzheimer.de/fileadmin/Alz/pdf/factsheets/infoblatt1_haeufigkeit_demenzerkrankungen_dalzg.pdf

Bickel, H., Hendlmeier, I., Heßler, J. B., Junge, M. N., Leonhardt-Achilles, S., Weber, J. & Schäufele, M. (2018). Prävalenz von Demenz und kognitiver Beeinträchtigung in Krankenhäusern. Ergebnisse der General Hospital Study (GHoSt). *Dtsch Arztebl Int, 115*(44), 733–740. doi:https://doi.org/10.3238/arztebl.2018.0733

Bienstein, C., Budroni, H., Fringer, A. & Schnepp, W. (2009). Die Bedeutung von Familie in Gesundheitsversorgung und Pflege. *Gesundheits- und Sozialpolitik (G&S), 63*(2), 34–39.

Bloomer, M., Digby, R., Tan, H., Crawford, K. & Williams, A. (2016). The experience of family carers of people with dementia who are hospitalised. *Dementia (London), 15*(5), 1234–1245. doi:https://doi.org/10.1177/1471301214558308

Blotenberg, I. & Thyrian, J. R. (2022). *Die Häufigkeit von Demenzerkrankungen. Informationsblatt 1.* Download von Berlin: https://www.deutsche-alzheimer.de/fileadmin/Alz/pdf/factsheets/infoblatt1_haeufigkeit_demenzerkrankungen_dalzg.pdf

Blumer, H. (1973). Der methodologische Standort des symbolischen Interaktionismus. In Arbeitsgruppe Bielefelder Soziologen (Hrsg.), *Alltagswissen, Interaktion und gesellschaftliche Wirklichkeit* (S. 80–101). Reinbek bei Hamburg: Rowohlt.

Boggatz, T. (2022). Konzepte zur Pflege und Betreuung von Menschen mit Demenz: Theorie – Methode – Kritik. In T. Boggatz, H. Brandenburg & M. Schnabel (Hrsg.), *Demenz. Ein kritischer Blick auf Deutungen, Pflegekonzepte und Settings* (S. 67–103). Stuttgart: W. Kohlhammer GmbH.

Böhm, E. (2018). *Biographisches Pflegemodell nach Böhm* (5., vollständig überarbeitete Auflage). Wien: facultas Universitätsverlag.

Bohn, A. & Blome, S. (2019). Das Projekt „Doppelt hilft besser bei Demenz": Aus der Region, mit der Region und für die Region. In M. Löhr, B. Meißnest & B. Volmar (Hrsg.), *Menschen mit Demenz im Akutkrankenhaus. Innovative Konzepte für eine multiprofessionelle Betreuung und Versorgung* (S. 163–172). Stuttgart: Verlag W. Kohlhammer.

Boltz, M., Chippendale, T., Resnick, B. & Galvin, J. E. (2015a). Anxiety in family caregivers of hospitalized persons with dementia: contributing factors and responses. *Alzheimer Dis Assoc Disord, 29*(3), 236–241. doi:https://doi.org/10.1097/WAD.0000000000000072

Boltz, M., Chippendale, T., Resnick, B. & Galvin, J. E. (2015b). Testing family-centered, function-focused care in hospitalized persons with dementia. *Neurodegener Dis Manag, 5*(3), 203–215. doi:https://doi.org/10.2217/nmt.15.10

Boltz, M., Kuzmik, A., Resnick, B., Trotta, R., Mogle, J., BeLue, R., . . . Galvin, J. E. (2018). Reducing disability via a family centered intervention for acutely ill persons with Alzheimer's disease and related dementias: protocol of a cluster-randomized controlled trial (Fam-FFC study). *Trials, 19*(1), 496. doi:https://doi.org/10.1186/s13063-018-2875-1

Bosch, C. & Schnepp, W. (1998). *Vertrautheit.* Wiesbaden: Ullstein Medical.

Bosco, A., Schneider, J., Coleston-Shields, D. M., Sousa, L. & Orrell, M. (2019). Dyadic construction of dementia: meta-ethnography and behaviour-process synthesis. *Aging & Mental Health, 23*(6), 651–659. doi:https://doi.org/10.1080/13607863.2018.1450836

Brodaty, H. & Donkin, M. (2009). Family caregivers of people with dementia. *Dialogues in Clinical Neuroscience, 11*(2), 217–228. doi:https://doi.org/10.31887/DCNS.2009.11.2/hbrodaty

Bundesinstitut für Arzneimittel und Medizinprodukte (BfArM) im Auftrag des Bundesministeriums für Gesundheit (BMG) unter Beteiligung der Arbeitsgruppe ICD des Kuratoriums für Fragen der Klassifikation im Gesundheitswesen (KKG). (2020). ICD-10-GM Version 2021, Systematisches Verzeichnis, Internationale statistische Klassifikation der Krankheiten und verwandter Gesundheitsprobleme, 10. Revision, Stand: 18. September 2020. Download von https://www.dimdi.de/static/de/klassifikationen/icd/icd-10-gm/kode-suche/htmlgm2021/block-f00-f09.htm

Bundesministerium für Familie/Senioren/Frauen und Jugend (BMFSFJ) & Bundesministerium für Gesundheit (BMG). (2020). *Nationale Demenzstrategie.* Download von Berlin: https://www.nationale-demenzstrategie.de/fileadmin/nds/pdf/2020-07-01_Nationale_Demenzsstrategie.pdf

Burgstaller, M., Saxer, S., Mayer, H. & Zeller, A. (2020). Die Betreuung von Menschen mit Demenz im Akutkrankenhaus aus Sicht des Behandlungs- und Betreuungsteams. *Pflege, 33*(1), 25–31. doi:https://doi.org/10.1024/1012-5302/a000708

Büscher, A. & Schnepp, W. (2014). Die Bedeutung von Familien in der pflegerischen Versorgung. In D. Schaeffer & K. Wingenfeld (Hrsg.), *Handbuch Pflegewissenschaft. Studienausgabe* (S. 469–487). Weinheim und Basel: Beltz Juventa.

Clissett, P., Porock, D., Harwood, R. H. & Gladman, J. R. F. (2013). Experiences of family carers of older people with mental health problems in the acute general hospital: a qualitative study. *Journal of Advanced Nursing, 69.* doi:https://doi.org/10.1111/jan.12159 M4 – Citavi

Coyne, I., Holmström, I. & Söderbäck, M. (2018). Centeredness in Healthcare: A Concept Synthesis of Family-centered Care, Person-centered Care and Child-centered Care. *Journal of Pediatric Nursing, 42*, 45–56. doi:https://doi.org/10.1016/j.pedn.2018.07.001

de Vries, K., Drury-Ruddlesden, J. & Gaul, C. (2019). ‚And so I took up residence': The experiences of family members of people with dementia during admission to an acute hospital unit. *Dementia (London), 18*(1), 36–54. doi:https://doi.org/10.1177/1471301216656097

Denzin, N. K. (2005). Symbolischer Interaktionismus. In U. Flick, E. v. Kardorff & I. Steinke (Hrsg.), *Qualitative Forschung. Ein Handbuch* (5. Auflage, S. 136–150). Reinbek bei Hamburg: Rowohlt Taschenbuch Verlag.

Deutsche Alzheimer Gesellschaft. (2019). *Patienten mit einer Demenz im Krankenhaus. Begleitheft zum „Informationsbogen für Patienten mit einer Demenz bei Aufnahme ins Krankenhaus".* Download von Berlin: https://www.deutsche-alzheimer.de/fileadmin/Alz/pdf/Broschueren/patienten_mit_demenz_im_krankenhaus_komplett.pdf

Deutsche Alzheimer Gesellschaft. (2022a). *Inzidenz und Inzidenzrate von Demenzerkrankungen in Deutschland nach Altersgruppe im Jahr 2021.* Download von https://de-statista-com.uni-wh.idm.oclc.org/statistik/daten/studie/328783/umfrage/inzidenz-und-inzidenzrate-von-demenzerkrankungen-in-deutschland-nach-altersgruppe/?locale=de

Deutsche Alzheimer Gesellschaft. (2022b). *Mittlere Prävalenzrate von Demenzerkrankungen nach Alter und Geschlecht im Jahr 2021.* Download von https://de-statista-com.uni-wh.idm.oclc.org/statistik/daten/studie/246021/umfrage/praevalenzrate-von-demenzerkrankungen-in-deutschland-nach-alter-und-geschlecht/?locale=de

Deutsche Gesellschaft für Psychiatrie und Psychotherapie Psychosomatik und Nervenheilkunde (DGPPN) & Deutsche Gesellschaft für Neurologie (DGN) (Hrsg.). (2016). *S3-Leitlinie "Demenzen". Langversion.* Download von Köln, Bonn: https://www.awmf.org/uploads/tx_szleitlinien/038-013l_S3-Demenzen-2016-07.pdf

Deutsches Netzwerk für Qualitätsentwicklung in der Pflege (DNQP). (2019a). *Die modellhafte Implementierung des Expertenstandards Beziehungsgestaltung in der Pflege von Menschen mit Demenz. Projektberichte und Ergebnisse.* Osnabrück.

Deutsches Netzwerk für Qualitätsentwicklung in der Pflege (DNQP). (2019b). *Expertenstandard „Beziehungsgestaltung in der Pflege von Menschen mit Demenz".* Osnabrück.

Döring, N. & Bortz, J. (2016). *Forschungsmethoden und Evaluation in den Sozial- und Humanwissenschaften* (5). Berlin Heidelberg: Springer-Verlag.

Dresing, T. & Pehl, T. (2018). *Praxisbuch Interview, Transkriptionen und Analyse. Anleitungen und Regelsysteme für qualitativ Forschende* (8. Auflage). Marburg.

Dunger, C., Schmidt, J. & Schulz-Quach, C. (2019). Was ist Grounded Theory? – Der Kodierprozess. In M. W. Schnell, C. Dunger & C. Schulz-Quach (Hrsg.), *Behandlungsabbruch am Lebensende. Die Beziehung zwischen kurativer und palliativer Behandlung – Eine Grounded Theory* (S. 11–37). Wiesbaden: Springer VS – Springer Fachmedien.

Eurostat. (2022). *Euro-Zone: Altersstruktur von 2011 bis 2021*. Download von https://de-sta tista-com.uni-wh.idm.oclc.org/statistik/daten/studie/361168/umfrage/altersstruktur-in-der-euro-zone/

Evers, G. C. M. (1997). *Theorien und Prinzipien der Pflegekunde*. Berlin/Wiesbaden: Ullstein Mosby.

Fischer, B. & Müller, K.-U. (2020). Bessere Vereinbarkeit von Beruf und Pflege kann Zielkonflikt zwischen Renten- und Pflegepolitik lösen. *DIW Wochenbericht, 87(46)*, 844–860. Download von https://www.diw.de/documents/publikationen/73/diw_01.c.803079.de/20-46-1.pdf

Flick, U. (1996). *Psychologie des technisierten Alltags. Soziale Konstruktion und Repräsentation technischen Wandels in verschiedenen kulturellen Kontexten*. Opladen: Westdeutscher Verlag.

Flick, U. (2005a). Design und Prozess qualitativer Forschung. In *Qualitative Forschung. Ein Handbuch* (4, S. 252–264). Reinbek bei Hamburg: Rowohlt Taschenbuch Verlag.

Flick, U. (2005b). *Qualitative Sozialforschung. Eine Einführung* (vollst. überarbeitete und erw. Neuausgabe, 3. Aufl.). Reinbek bei Hamburg: Rowohlt Taschenbuch Verlag.

Flick, U., Kardorff, E. v. & Steinke, I. (2005). *Qualitative Forschung. Ein Handbuch* (4). Reinbek bei Hamburg: Rowohlt Taschenbuch Verlag.

Förstl, H. (2021). *Alzheimer und Demenz. Grundlagen, Diagnose, Therapie*. München: Verlag C.H. Beck.

Freytag, S. (2013). Eine Systematik der Erträge des Krankenhauses. In J. F. Debatin (Hrsg.), *Krankenhausmanagement. Strategien, Konzepte, Methoden* (2., aktualisierte und erw. Aufl., S. 243–281). Berlin: MWV, Medizinisch Wissenschaftliche Verlagsgesellschaft.

Friedemann, M.-L. & Köhlen, C. (2018). *Familien- und umweltbezogene Pflege. Die Theorie des systemischen Gleichgewichts und ihre Umsetzung* (4., überarbeitete und ergänzte Auflage). Bern: Hogreve Verlag.

Füsgen, I. (2012). *Menschen mit kognitiven Störungen im Krankenhaus*. Vortrag gehalten bei der Fachtagung: Auf dem Weg zum demenzsensiblen Krankenhaus. Problemstellungen und Lösungsansätze, Telgte.

GBD 2019 Dementia Forecasting Collaborators. (2022). Estimation of the global prevalence of dementia in 2019 and forecasted prevalence in 2050: an analysis for the Global Burden of Disease Study 2019. *The Lancet Public Health, 7(2)*, e105–e125. doi:https://doi.org/10.1016/S2468-2667(21)00249-8

Gerrard, N. & Jones, J. (2019). Rolle und Bedeutung von Betreuenden in der Klinik. In *Menschen mit Demenz im Krankenhaus versorgen. Praxisbuch zur professionellen Begleitung von Betroffenen und Angehörigen* (S. 21–28). Bern: Hogreve Verlag.

Geyer, J. & Schulz, E. (2014). Who cares? Die Bedeutung der informellen Pflege durch Erwerbstätige in Deutschland. *DIW Wochenbericht, 81(14)*, 294–301. Download von https://www.diw.de/documents/publikationen/73/diw_01.c.441657.de/14-14-2.pdf

Glaser, B. G. & Strauss, A. L. (2005). *Grounded Theory. Strategien qualitativer Forschung.* Bern: Verlag Hans Huber, Hogreve.

Greskötter, J. M. (2021). Angehörige von Patienten mit Demenz als Bindeglied und Vermittler im Akutkrankenhaus. *Z Gerontol Geriatr, 54*(7), 651–658. doi:https://doi.org/10.1007/s00391-021-01892-w

Günther, H. (2019). „Pathogenic Vulnerability" in der Angehörigenpflege älterer Menschen. Diskussionsansätze für eine sorgende Gesellschaft. In M. Schmidhuber, A. Frewer, S. Klotz & H. Bielefeldt (Hrsg.), *Menschenrechte für Personen mit Demenz. Soziale und ethische Perspektiven* (S. 165–186). Bielefeld: transcript Verlag.

Hansis, M. & Hansis, D. (2021). *Das Krankenhaus verstehen. Ein Unternehmen mit Auftrag zur Daseinsvorsorge.* Stuttgart: W. Kohlhammer GmbH.

Hao, Z. & Ruggiano, N. (2020). Family-centeredness in dementia care: what is the evidence? *Social Work in Health Care, 59*(1), 1–19. doi:https://doi.org/10.1080/00981389.2019.1690089

Haubrock, M. (2018). Strukturen und Funktionen ausgewählter Versorgungssysteme. In M. Haubrock (Hrsg.), *Betriebswirtschaft und Management in der Gesundheitswirtschaft* (6. vollständig überarbeitete und erweiterte Auflage, S. 277–476). Bern: Hogrefe Verlag.

Higgen, M. (2002). Die Situation von Angehörigen sterbenskranker Menschen während der stationären Versorgung. In W. Schnepp (Hrsg.), *Angehörige pflegen* (S. 112–134). Bern: Verlag Hans Huber.

Hopf, C. (2005a). Forschungsethik und qualitative Forschung. In U. Flick, E. v. Kardoff & I. Steinke (Hrsg.), *Qualitative Forschung. Ein Handbuch* (4. Auflage). Reinbek bei Hamburg: Rowohlt Taschenbuch Verlag.

Hopf, C. (2005b). Qualitative Interviews – ein Überblick. In U. Flick, E. v. Kardorff & I. Steinke (Hrsg.), *Qualitative Forschung. Ein Handbuch* (S. 349–368). Reinbek bei Hamburg: Rowohlt Taschenbuch Verlag.

Hynninen, N., Saarnio, R. & Isola, A. (2015). Treatment of older people with dementia in surgical wards from the viewpoints of the patients and close relatives. *Journal of Clinical Nursing, 24*, 3691–3699. doi:https://doi.org/10.1111/jocn.13004

Iseringhausen, O. & Staender, J. (2012). Das Krankenhaus als Organisation. In M. Apelt & V. Tacke (Hrsg.), *Handbuch Organisationstypen.* Wiesbaden: Springer Fachmedien.

Isfort, M., Klostermann, J., Gehlen, D. & Siegling, B. (2014). *Pflege-Thermometer 2014. Eine bundesweite Befragung von leitenden Pflegekräften zur Pflege und Patientenversorgung von Menschen mit Demenz im Krankenhaus.* Köln: Deutsches Institut für angewandte Pflegeforschung e. V.

Jurgens, F. J., Clissett, P., Gladman, J. R. & Harwood, R. H. (2012). Why are family carers of people with dementia dissatisfied with general hospital care? A qualitative study. *BMC Geriatr, 12*, 57. doi:https://doi.org/10.1186/1471-2318-12-57

Karlsson, S., Bleijlevens, M., Roe, B., Saks, K., Martin, M. S., Stephan, A., . . . Hallberg, I. R. (2015). Dementia care in European countries, from the perspective of people with dementia and their caregivers. *Journal of Advanced Nursing, 71*, 1405–1416. doi:https://doi.org/10.1111/jan.12581 M4 – Citavi

Kastner, U. (2018). Demenzformen. In U. Kastner & R. Löbach (Hrsg.), *Handbuch Demenz. Fachwissen für Pflege und Betreuung* (4, S. 1107–1468). München: Elsevier GmbH.

Kelley, R., Godfrey, M. & Young, J. (2019). The impacts of family involvement on general hospital care experiences for people living with dementia: An ethnographic study. *Int J Nurs Stud, 96,* 72–81. doi:https://doi.org/10.1016/j.ijnurstu.2019.04.004

Kim, S. K. & Park, M. (2017). Effectiveness of person-centered care on people with dementia: a systematic review and meta-analysis. *Clin Interv Aging, 12,* 381–397. doi:https://doi.org/10.2147/cia.S117637

King, I. M. (2015). Ein systemischer Bezugsrahmen für die Pflege. In D. Schaeffer, M. Moers, H. Steppe & A. Meleis (Hrsg.), *Pflegetheorien. Beispiele aus den USA* (2., ergänzte Auflage, S. 181–196). Bern: Verlag Hans Huber, Hogreve AG.

Kirchen-Peters, S. & Krupp, E. (2019a). Demenzsensibilität in Akutkrankenhäusern. *Z Gerontol Geriatr, 52*(S4), 291–296. doi:https://doi.org/10.1007/s00391-019-01631-2

Kirchen-Peters, S. & Krupp, E. (2019b). *Praxisleitfaden zum Aufbau demenzsensibler Krankenhäuser.* Download von Stuttgart: https://www.bosch-stiftung.de/de/publikation/praxis leitfaden-zum-aufbau-demenzsensibler-krankenhaeuser

Kitwood, T. (2013). *Demenz. Der person-zentrierte Ansatz im Umgang mit verwirrten Menschen.* (6., ergänzte Auflage). Bern: Verlag Hans Huber.

Kleina, T. & Wingenfeld, K. (2007). *Die Versorgung demenzkranker älterer Menschen im Krankenhaus*: Veröffentlichungsreihe des Instituts für Pflegewissenschaft an der Universität Bielefeld (IPW).

Klimke, D., Lautmann, R., Stäheli, U. & Wienold, H. (2020). *Lexikon zur Soziologie* (6. überarbeitete und erweiterte Auflage). Wiesbaden: Springer VS / Springer Fachmedien.

Klostermann, J. (2004). Zuwendung braucht Kompetenz und Zeit. *Pflegezeitschrift: Fachzeitschrift für stationäre und ambulante Pflege, 57*(12), 841–844.

Kokorelias, K. M., Gignac, M. A. M., Naglie, G. & Cameron, J. I. (2019). Towards a universal model of family centered care: a scoping review. *BMC Health Services Research, 19*(1), 564. doi:https://doi.org/10.1186/s12913-019-4394-5

Kruse, A. (2005). Selbstständigkeit, bewusst angenommene Abhängigkeit, Selbstverantwortung und Mitverantwortung als zentrale Kategorien einer ethischen Betrachtung des Alters. *Zeitschrift für Gerontologie und Geriatrie, 38*(4), 273–287. doi:https://doi.org/10.1007/s00391-005-0323-9

Kuckartz, U. (2014). *Qualitative Inhaltsanalyse. Methoden, Praxis, Computerunterstützung* (2., durchgesehene Auflage). Weinheim und Basel: Beltz Juventa.

Kuckartz, U. & Rädiker, S. (2019). *Analyzing Qualitative Data with MAXQDA. Text, Audio and Video.* doi:https://doi.org/10.1007/978-3-030-15671-8

Kurz, A., Freter, H.-J., Saxl, S. & Nickel, E. (2019). *Demenz. Das Wichtigste. Ein kompakter Ratgeber.* Download von Berlin:

Lamnek, S. & Krell, C. (2016). *Qualitative Sozialforschung* (6., überarbeitete Auflage). Weinheim, Basel: Beltz Verlag.

Mayer, H. (2019). *Pflegeforschung anwenden. Elemente und Basiswissen für Studium und Weiterbildung* (5., vollständig überarbeitete Auflage). Wien: facultas Verlag.

Mayer, H., Panfil, E.-M., Fringer, A. & Schrems, B. (2018). Gütekriterien von Datenerhebungsmethoden. In H. Brandenburg, E.-M. Panfil, H. Mayer & B. Schrems (Hrsg.), *Pflegewissenschaft 2* (3., vollst. überarb. u. erw. Auflage 2018, S. 153–168). Bern: Hogreve Verlag.

Meinefeld, W. (2005). Hypothesen und Vorwissen in der qualitativen Forschung. In U. Flick, E. v. Kardoff & I. Steinke (Hrsg.), *Qualitative Forschung. Ein Handbuch* (S. 265–275). Reinbek bei Hamburg: Rowohlt Taschenbuch Verlag.

Meleis, A. (2015). Die Theorieentwicklung der Pflege in den USA. In D. Schaeffer, M. Moers, H. Steppe & A. Meleis (Hrsg.), *Pflegetheorien. Beispiele aus den USA* (2., ergänzte Auflage, S. 17–38). Bern: Verlag Hans Huber, Hogreve AG.

Merkens, H. (2005). Auswahlverfahren, Sampling, Fallkonstruktion. In U. Flick, E. v. Kardoff & I. Steinke (Hrsg.), *Qualitative Forschung. Ein Handbuch* (4, S. 286–299). Reinbek bei Hamburg: Rowohlt Taschenbuch Verlag.

Miller, L. M., Lee, C. S., Whitlatch, C. J. & Lyons, K. S. (2018). Involvement of hospitalized persons with dementia in everyday decisions: a dyadic study. *Gerontologist, 58*(4), 644–653. doi:https://doi.org/10.1093/geront/gnw265

Ministerium für Familie Senioren Frauen und Jugend (BMFSFJ). (2016). *Siebter Bericht zur Lage der älteren Generation in der Bundesrepublik Deutschland. Sorge und Mitverantwortung in der Kommune – Aufbau und Sicherung zukunftsfähiger Gemeinschaften*. Berlin: Deutscher Bundestag

Moers, M., Schaeffer, D. & Steppe, H. (2015). Pflegetheorien aus den USA – Relevanz für die deutsche Situation. In D. Schaeffer, M. Moers, H. Steppe & A. Meleis (Hrsg.), *Pflegetheorien. Beispiele aus den USA* (2., ergänzte Auflage, S. 281–296). Bern: Verlag Hans Huber, Hogreve AG.

Moyle, W., Bramble, M., Bauer, M., Smyth, W. & Beattie, E. (2016). 'They rush you and push you too much … and you can't really get any good response off them': A qualitative examination of family involvement in care of people with dementia in acute care. *Australas J Ageing, 35*(2), E30–34. doi:https://doi.org/10.1111/ajag.12251

Müller-Hergl, C. (2008). Ein Versuch der Anpassung. *ProCare, 13*(11), 20–24. doi:https://doi.org/10.1007/s00735-008-0074-0

Neumann-Ponesch, S. (2021). *Modelle und Theorien in der Pflege* (5., aktualisierte und ergänzte Auflage). Wien: facultas Verlag.

Niebuhr, M. (2004). *Interviews mit Demenzkranken* (71). Köln: Kuratorium Deutsche Altershilfe.

Nordhausen, T. & Hirt, J. (2019). Methoden und Theorienecke. One size does not fit all – systematische Literaturrecherche in Fachdatenbanken Schritt 1: Festlegung des Rechercheprinzips. *Klinische Pflegeforschung, 5*(5–6), 4–5. doi:https://doi.org/10.6094/klinpfleg.5.5

Nufer, T. W. & Spichiger, E. (2011). Wie Angehörige von Patientinnen mit Demenz deren Aufenthalt auf einer Akutstation und ihre eigene Zusammenarbeit mit Fachpersonen erleben: Eine qualitative Studie. *Pflege, 24*(4), 229–237. doi:https://doi.org/10.1024/1012-5302/a000130

O'Connor, S., Brenner, M. & Coyne, I. (2019). Family-centred care of children and young people in the acute hospital setting: A concept analysis. *J Clin Nurs, 28*(17–18), 3353–3367. doi:https://doi.org/10.1111/jocn.14913

Orem, D. E. (1997). *Strukturkonzepte in der Pflegepraxis* (G. Bekel Hrsg.). Berlin/Wiesbaden: Ullstein Mosby.

Orem, D. E. (2015). Eine Theorie der Pflegepraxis. In D. Schaeffer, M. Moers, H. Steppe & A. Meleis (Hrsg.), *Pflegetheorien. Beispiele aus den USA* (2., ergänzte Auflage, S. 85–98). Bern: Verlag Hans Huber, Hogreve AG.

Parke, B., Hunter, K. F., Strain, L. A., Marck, P. B., Waugh, E. H. & McClelland, A. J. (2013). Facilitators and barriers to safe emergency department transitions for community dwelling older people with dementia and their caregivers: a social ecological study. *International Journey of Nursing Studies, 50*(9), 1206–1218. doi:https://doi.org/10.1016/j.ijnurstu.2012.11.005

Pati, D. & Lorusso, L. N. (2018). How to Write a Systematic Review of the Literature. *HERD: Health Environments Research & Design Journal, 11*(1), 15–30. doi:https://doi.org/10.1177/1937586717747384

Pinkert, C. & Holle, B. (2012). Menschen mit Demenz im Akutkrankenhaus. Literaturübersicht zu Prävalenz und Einweisungsgründen. *Zeitschrift für Gerontologie und Geriatrie, 45*(8), 728–734. doi:https://doi.org/10.1007/s00391-012-0319-1

Reifegerste, D. (2019). *Die Rollen der Angehörigen in der Gesundheitskommunikation. Modelle, Funktionen und Strategien.* doi:https://doi.org/10.1007/978-3-658-25031-7

Roden, M. & Simmons, B. B. (2014). Delirium Superimposed on Dementia and Mild Cognitive Impairment. *Postgraduate Medicine, 126*(6), 129–137. doi:https://doi.org/10.3810/pgm.2014.10.2827

Roes, M., Purwins, D., Dreyer, J., Serbser, J. & Völz, S. (2019). Literaturstudie. In Deutsches Netzwerk für Qualitätsentwicklung in der Pflege (DNQP) (Hrsg.), *Expertenstandard „Beziehungsgestaltung in der Pflege von Menschen mit Demenz"* (S. 70–203). Osnabrück.

Roy, S. C. & Andrews, H. A. (1999). *The Roy Adaptation Model* (second edition). Stamford, Connecticut: Appleton & Lange.

Roy, S. C. & Andrews, H. A. (2015). Das Adaptionsmodell. In D. Schaeffer, M. Moers, H. Steppe & A. Meleis (Hrsg.), *Pflegetheorien. Beispiele aus den USA* (2., ergänzte Auflage, S. 227–250). Bern: Verlag Hans Huber, Hogreve AG.

Sachdev, P. S., Blacker, D., Blazer, D. G., Ganguli, M., Jeste, D. V., Paulsen, J. S. & Petersen, R. C. (2014). Classifying neurocognitive disorders: the DSM-5 approach. *Nature Reviews Neurology, 10*(11), 634–642. doi:https://doi.org/10.1038/nrneurol.2014.181

Sadak, T., Foster Zdon, S., Ishado, E., Zaslavsky, O. & Borson, S. (2017). Potentially preventable hospitalizations in dementia: family caregiver experiences. *Int Psychogeriatr, 29*(7), 1201–1211. doi:https://doi.org/10.1017/s1041610217000217

Schatzmann, L. & Strauss, A. (1973). *Field Research*. Englewood Cliffs: NJ: Prentice-Hall Inc.

Scheidegger, A., Müller, M., Arrer, E. & Fringer, A. (2020). Das dynamische Modell der Angehörigenpflege und -betreuung. *Zeitschrift für Gerontologie und Geriatrie, 53*(4), 318–326. doi:https://doi.org/10.1007/s00391-019-01574-8

Schnell, M. W. (2005). Pflege als Stellvertretung und Fürsprache. In A. Abt-Zegelin & M. W. Schnell (Hrsg.), *Sprache und Pflege* (2. Auflage, S. 77–82). Bern: Verlag Hans Huber.

Schnell, M. W. (2012). Ethik der Interpersonalität in der Gesundheitsversorgung. *Imago Hominis, 19*(2), 107–113.

Schnell, M. W. (2014). Die Grounded Theory im Licht der Wissenschaftstheorie. In M. W. Schnell, C. Schulz, A. Heller & C. Dunger (Hrsg.), *Palliative Care und Hospiz: Eine Grounded Theory* (S. 11–34). Wiesbaden: Springer VS.

Schnell, M. W. (2017). *Ethik im Zeichen vulnerabler Personen. Leiblichkeit – Endlichkeit – Nichtexklusivität.* Weilerswist: Velbrück Wissenschaft.

Schnell, M. W. (2019). Die Grounded Theory als Methodologie. In M. W. Schnell, C. Dunger & C. Schulz-Quach (Hrsg.), *Behandlungsabbruch am Lebensende. Die Beziehung zwischen kurativer und palliativer Behandlung – Eine Grounded Theory* (S. 1–10). Wiesbaden: Springer VS.

Schnell, M. W. (2020). *Das Ethische und das Politische. Sozialphilosophie am Leitfaden der Vulnerabilität.* Weilerswist: Velbrück Wissenschaft.

Schnell, M. W. & Dunger, C. (2017). Über Wahrheit und Ethik in der Pflegeforschung. *Pflege & Gesellschaft, 22*(4), 293–294.

Schnell, M. W. & Dunger, C. (2018). *Forschungsethik. Informieren – reflektieren – anwenden* (2., vollständig überarbeitete und ergänzte Auflage). Bern: Hogreve Verlag.

Schnell, M. W. & Heinritz, C. (2006). *Forschungsethik. Ein Grundlagen- und Arbeitsbuch für die Gesundheits- und Pflegewissenschaft.* Bern: Verlag Hans Huber, Hogreve.

Schnepp, W. (2002a). *Angehörige pflegen.* Bern: Verlag Hans Huber.

Schnepp, W. (2002b). Bedeutungen und Praktiken der Pflege in russlanddeutschen Familien. In W. Schnepp (Hrsg.), *Angehörige pflegen* (S. 178–195). Bern: Verlag Hans Huber.

Schnepp, W. & Budroni, H. (2009). Angehörig sein in der letzten Lebensphase. *Praxis Palliative Care, 03*, 22–23.

Schnepp, W. & Budroni, H. (2010, 11.08.2021). Die Entdeckung der Angehörigen. *Die Schwester / Der Pfleger, 49(3),* 218–221.

Schrems, B. (2017). Vulnerabilität im Kontext der Pflegeforschung. Ein Essay. *Pflege & Gesellschaft, 22*(4), 308–321.

Schütz, D. & Füsgen, I. (2012). *Patienten mit Gedächtnisstörungen im Krankenhaus. Umgang mit therapeutischen und pflegerischen Problemen.* Frankfurt am Main.

Schütz, D. & Füsgen, I. (2013). Die Versorgungssituation kognitiv eingeschränkter Patienten im Krankenhaus. *Zeitschrift für Gerontologie und Geriatrie, 46*(3), 203–207. doi:https://doi.org/10.1007/s00391-013-0482-z

Shields, L. (2019). Die Familie im Fokus. *JuKiP – Ihr Fachmagazin für Gesundheits- und Kinderkrankenpflege, 08*(03), 106–109. doi:https://doi.org/10.1055/a-0883-4655

Simon, M. (2017). *Das Gesundheitssystem in Deutschland* (6., vollständig aktualisierte und überarbeitete Auflage). Bern: Hogrefe Verlag.

Statistisches Bundesamt. (2022). *Bevölkerung – Zahl der Einwohner in Deutschland nach relevanten Altersgruppen am 31. Dezember 2021 (in Millionen).* Download von https://de-statista-com.uni-wh.idm.oclc.org/statistik/daten/studie/1365/umfrage/bevoelkerung-deutschlands-nach-altersgruppen/?locale=de

Statistisches Bundesamt (Destatis). (2019). *Statistisches Jahrbuch 2019. Deutschland und Internationales.* Download von https://www.destatis.de/DE/Themen/Querschnitt/Jahrbuch/statistisches-jahrbuch-2019-dl.pdf?__blob=publicationFile

Statistisches Bundesamt (Destatis). (2022a). *Grunddaten der Krankenhäuser 2020.* Download von https://www.destatis.de/DE/Themen/Gesellschaft-Umwelt/Gesundheit/Krankenhaeuser/Publikationen/Downloads-Krankenhaeuser/grunddaten-krankenhaeuser-2120611207004.pdf?__blob=publicationFile

Statistisches Bundesamt (Destatis). (2022b). *Pflegestatistik 2021. Pflege im Rahmen der Pflegeversicherung – Deutschlandergebnisse.* Download von https://de-statista-com.uni-wh.idm.oclc.org/statistik/studie/id/130470/dokument/datenreport-zum-pflegewesen-2021/?locale=de

Steinke, I. (2005). Gütekriterien qualitativer Forschung. In U. Flick, E. v. Kardoff & I. Steinke (Hrsg.), *Qualitative Forschung. Ein Handbuch* (4, S. S. 319–331). Reinbek bei Hamburg: Rowohlt Taschenbuch Verlag.

Stiefler, S., Dunker, E., Schmidt, A., Friedrich, A.-C., Donath, C. & Wolf-Ostermann, K. (2022). Krankenhauseinweisungsgründe für Menschen mit Demenz – ein Scoping-Review. *Zeitschrift für Gerontologie und Geriatrie*. doi:https://doi.org/10.1007/s00391-021-02013-3

Strauss, A. L. (1998). *Grundlagen qualitativer Sozialforschung: Datenanalyse und Theoriebildung in der empirischen und soziologischen Forschung* (2. Aufl.). München: Fink.

Strauss, A. L. (2003). *Qualitative Analysis for Social Scientists* (Vol. 14). Cambridge Cambridge University Press.

Strauss, A. L. & Corbin, J. (1996). *Grounded Theory: Grundlagen Qualitativer Sozialforschung*. Weinheim: Beltz Psychologie Verlags Union.

Strübing, J. (2013). *Qualitative Sozialforschung. Eine komprimierte Einführung für Studierende*. München: Oldenbourg Verlag.

Strübing, J. (2014). *Grounded Theory: Zur sozialtheoretischen und epistemologischen Fundierung eines pragmatischen Forschungsstils* (3. Auflage). Wiesbaden: Springer VS – Springer Fachmedien.

Strübing, J., Hirschauer, S., Ayaß, R., Krähnke, U. & Scheffer, T. (2018). Gütekriterien qualitativer Sozialforschung. Ein Diskussionsanstoß. *Zeitschrift für Soziologie, 47*(2), 83–100. doi:https://doi.org/10.1515/zfsoz-2018-1006

The National Commission for the Protection of Human Subjects of Biomedical and Behavioral Research. (1979). *The Belmont Report. Ethical Principles and Guidelines for the Protection of Human Subjects and Research*. Download von Washington, DC:

Verband der Ersatzkassen (vdek). (2022). *Basisdaten des Gesundheitswesens in Deutschland*. Download von Berlin: https://www.vdek.com/presse/daten/_jcr_content/par/pub licationelement_1479644990/file.res/VDEK_Basisdaten2022_210x280_RZ-X4_ohne_S chnittmarken.pdf

Vogd, W. (2004). *Ärztliche Entscheidungsprozesse des Krankenhauses im Spannungsfeld von System- und Zweckrationalität. Eine qualitativ rekonstruktive Studie unter dem besonderen Blickwinkel von Rahmen (»frames«) und Rahmungsprozessen*. Berlin: VWF.

Vogd, W. (2011). *Zur Soziologie der organisierten Krankenbehandlung*. Weilerswist: Velbrück Wissenschaft.

Welch, M. L., Hodgson, J. L., Didericksen, K. W., Lamson, A. L. & Forbes, T. H. (2022). Family-Centered Primary Care for Older Adults with Cognitive Impairment. *Contemp Fam Ther, 44*(1), 67–87. doi:https://doi.org/10.1007/s10591-021-09617-2

Wolff, S. (2005). Wege ins Feld und ihre Varianten. In U. Flick, E. v. Kardoff & I. Steinke (Hrsg.), *Qualitative Forschung. Ein Handbuch* (S. 334–349). Reinbek bei Hamburg: Rowohlt Taschenbuch Verlag.

World Health Organization. (2021). *Global status report on the public health response to dementia*. Download von Geneva: https://www.alzheimer-europe.org/sites/default/files/2021-11/Global%20status%20report%20on%20the%20public%20health%20response%20to%20dementia.pdf

Zegelin, A. (2019). Den Familienbesuch aufwerten. Angehörige im Krankenhaus. *Die Schwester / Der Pfleger, 58(11)*, 10–11.

Printed in the United States
by Baker & Taylor Publisher Services